国医大师

夏桂成

妇科临证心悟

主　编　谈　勇

副主编　赵可宁　胡荣魁

编　者　（以姓氏笔画为序）

任青玲　李玉玲　陈　婕　罗倩倩

施艳秋　夏　云　钱　菁　殷燕云

黄海霞

人民卫生出版社

·北京·

图书在版编目（CIP）数据

国医大师夏桂成妇科临证心悟 / 谈勇主编 . —北京 ：
人民卫生出版社，2021.12（2024.3重印）
ISBN 978-7-117-31173-1

Ⅰ. ①国… Ⅱ. ①谈… Ⅲ. ①中医妇科学 – 中医临床
– 经验 – 中国 – 现代 Ⅳ. ①R271.1

中国版本图书馆 CIP 数据核字（2020）第 264712 号

人卫智网	**www.ipmph.com**	医学教育、学术、考试、健康，
		购书智慧智能综合服务平台
人卫官网	**www.pmph.com**	人卫官方资讯发布平台

国医大师夏桂成妇科临证心悟
Guoyi Dashi Xia Guicheng Fuke Linzheng Xinwu

主　　编：谈　勇
出版发行：人民卫生出版社（中继线 010-59780011）
地　　址：北京市朝阳区潘家园南里 19 号
邮　　编：100021
E - mail：pmph @ pmph.com
购书热线：010-59787592　010-59787584　010-65264830
印　　刷：保定市中画美凯印刷有限公司
经　　销：新华书店
开　　本：710 × 1000　1/16　印张：15　插页：4
字　　数：231 千字
版　　次：2021 年 12 月第 1 版
印　　次：2024 年 3 月第 2 次印刷
标准书号：ISBN 978-7-117-31173-1
定　　价：69.00 元

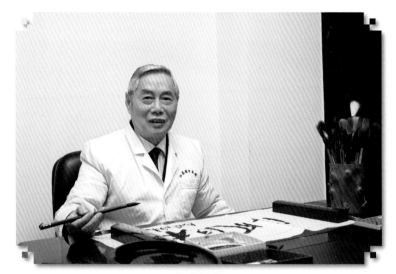

伏案挥毫

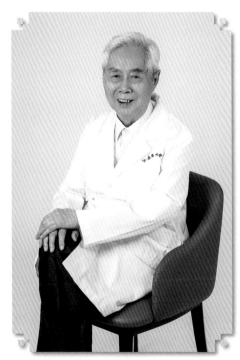

诊间小恬

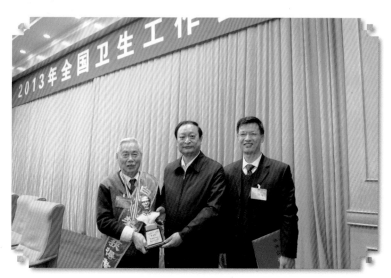

获得白求恩奖章

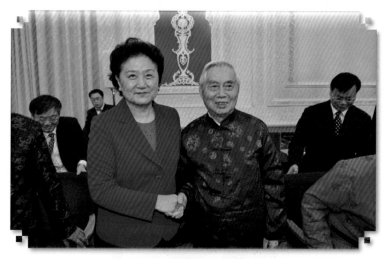

获得国医大师称号

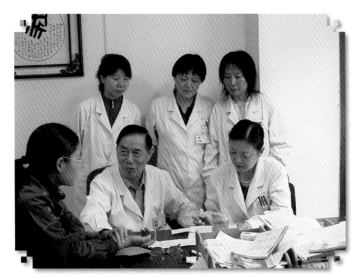

2014 年夏老及弟子

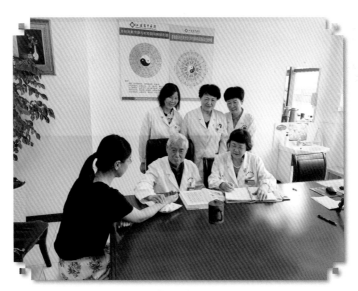

2020 年夏老及弟子

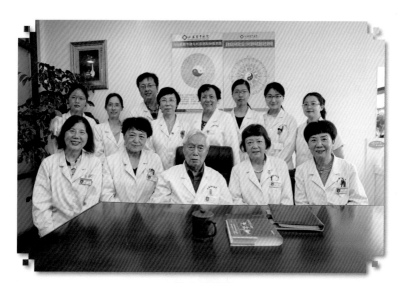

三代参编者们

前　言

时光飞逝，国医大师夏桂成教授步入九十高寿，依旧精神矍铄。他每周3次门诊，悉心诊察、精心辨治，让每位经历千辛万苦求诊的病人满意而归；他的谆谆教导让在他身边学习的高级职称医师、中医优才、领军人物都铭记在心；他治心、补肾、调肝、健脾的方法，地地道道的遣方用药独具匠心；周期疗法、阴阳平衡、时辰节律、奇偶数律，原汁原味所展示的中医高层次思维。这些无不记录了国医大师不息的追求。何谓"滴水穿石"？何云"铁杵磨针"？没有这兢兢业业的日日夜夜，怎能铸就高超的医术！夏老一生执着地追求，不懈地探究，始终地实践，为我们作出了最好的表率！

我们感悟着他永不停顿的学习，深入的思考，不断翻新的认识，别具一格的论释，其根本来源于对变迁了的疾病谱的认识，钟情于对疑难病症的研究，从中论证求实中医理论和临床的价值。如何适应现代社会的发展，实施更加精准地调治，建立回归自然的生活方式，纠正和消除来自外界种种因素对女性的危害和影响，都需要用智慧、医技造福于民。所以本次编写，我们在夏老创立的"心（脑）-肾-子宫轴"理论基础上，增加了夏老对脏腑功能、天癸的新认识；治疗法则上对其周期疗法进一步深层次的细化；对于女性盆腔炎性疾病，提出"改邪养正"的新理念，将"同病异治，异病同治"以及防治"未病"等贯穿到妇科疾病调治的全过程。

在医案部分不仅强调了对早发性卵巢功能不全的不孕症、黄体功能不全的不孕症的治疗，将绝经前后诸证按照现代社会女性高龄化趋势，分早、中、晚期，分别予以相应的符合生理要求的治疗，还增加了妊娠皮肤瘙痒（妊娠期肝内胆汁淤积症）、产后情志异常（抑郁症）、带下过多的HPV感染症等疑难病例，以启迪同道如何借鉴其思路方法，更好地开展对这些疾病的治疗。

下篇的医话部分重点介绍了他对"五运六气""心-肾-子宫轴"理论

的再认识,进一步阐明"心(脑)肾 - 肝脾 - 子宫"生殖轴的功能活动,进一步发展了女性生殖轴理论,以及对多囊卵巢综合征的调经、助孕、安胎治疗,对复发性流产相应诊治方法以及妊娠的重要调治经验。同时,将夏老70年的最新学术心得融入其中,增加了多种现代疾病的中医诊疗方案及验案赏析,正如赵恒在《励学篇》中所言"书中自有颜如玉",而我们必须"五经勤向窗前读",才能领悟国医大师夏老的临证内涵。

　　恩师夏桂成教授七十载杏林耕耘,虽已耄耋之年,仍然雄心勃勃,他以科学朴实、精益求精的态度,犹如红烛,又似春蚕,努力工作!习近平主席指出:中医药事业必须"传承精华,守正创新"。这将永远激励着我们不负当今,砥砺前行!

国医大师夏桂成工作室　谈　勇

2020 年 7 月 1 日

目　录

下篇　医　话

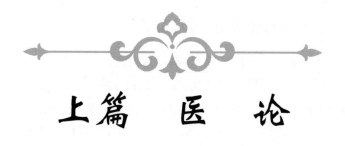

上篇 医论

第一章 "经间期学说"是女性月经周期节律调节的关键枢纽

一、源于临床提出经间排卵期

历代的古医籍中,凡记载有妇科疾病的,都有行经期、经前期、经后期的论述,唯独没有"经间期"的说法,中医妇科学中原本没有这一概念,可是我们在临床上经常见有经间期出血、腹痛,甚至有头痛、烦躁、吐衄,更加严重者出现精神障碍等病理症状。20世纪80年代,夏桂成教授在临床发现这些病症后仔细分析,认为经间期是月经周期的一个重要的时期,不可忽略,"排卵期"虽是西医学的概念,但在月经周期中就是同样的阶段,不可忽略。夏桂成教授根据临床实际,首次提出"经间期"学说,不仅是指两次月经的中间时期,而且主要是指重阴必阳所出现锦丝状带下,以及氤氲状活动的时期,具有特殊意义。

经间期与排卵期既有区别又有联系:经间期是中医周期学说中的一个特定时期,排卵期是西医妇产科学中的一个生理名词,二者名称不同。夏桂成教授通过长期临床观察发现,生殖功能健康的女性大多数的排卵均发生在经间期,这与排卵期基本上是一致的。因此夏桂成教授把两者连在一处,提出了"经间排卵期"的概念。

夏桂成教授对经间排卵期阶段判定的认识。

1. 以基础体温(BBT)观察经间期阶段,把握关键环节 前人提到过经前、经后、经期3个时期,而对于经间排卵期缺乏具体记载。20世纪60年代初,我国协和医科大学妇产科葛秦生教授将基础体温预测月经周期及其排卵知识传授来以后,夏桂成教授认真学习并开始通过观察基础体温曲线的不同表现,来了解月经周期的变化。体温曲线低温相反映经后期阴长情况,高温相反映经前期阳长情况。而低温相与高温相的交替以及高温相上升的速度则反映这一时期女性卵巢排卵过程气血的剧烈变化。夏桂成教授在长期的临床观察中亦发现，2次月经的中间时期，在月经周期节律变化中产生强烈变动，这一特征与经前、经后、经期均不相同，揭示了经间排卵期在月经周期气血变化过程中的重要作用，提升了我们对女性月经周期中这个关键阶段的认识。借助 BBT，有助于我们制定更加恰当的促排卵助孕方法，以便在宏观整体分析的前提下抓住主要矛盾，与微观局部辨证结合，处理经间期排卵的问题，为中医妇科学增添重要的内容，从而更好地辨治月经病，更好地认识女性月经周期规律，更好地制订有效的中医或者中西医结合诊治方案，顺应自然的生态理念，调整月经周期。

2. 刷新传统调经思想，健全对月经周期规律活动的认识 圆运动是自然界物质运动的普遍形式，前人在医疗实践过程中，以取类比象的方法看待自然界存在的生物现象，如《本草纲目·论月水》中载："女子，阴类也，以血为主，其血上应太阴(月亮)，下应海潮。月有盈亏，潮有朝夕，月事一月一行，与之相符，故谓月信、月水、月经。经者，常也，有常规也，女人之经，一月一行，其常也。"《景岳全书·妇人规》中云及："月以三旬而一盈，经以三旬而一至，月月如期。经常不变，故谓之经，又谓之月信。"将月经的周期与月亮的盈亏规律等同起来，指出了月经周期与月节律变动具有同样的规律可循。随着对月经周期及生殖节律认识研究的深入，夏桂成教授发现，月经周期中四期变化与阴阳消长转化有关，且周期变化终而复始，如环无端。经间排卵期是月经圆周期运动整个环节中的一环，经后和经前期为两个阴阳消长阶段，行经期和经间期为两个阴阳转化阶段，与太极所勾勒的阴阳鱼图、八卦图所示意的相吻合。基于上述认识，夏桂成教授提出了"经间排卵期"的概念，这样就形成了行经期—经后期—经间期—经前期，然后再转回到行经期的4期分类，既有每一阶段的特点，整体上又形成循环无端的圆运动规律。

"经间排卵期"概念的提出，使中医妇科学理论增添了新的内容，它给人以全新的周期认识，对客观掌握生殖周期规律变化，起到极大的促进作用。

二、经间排卵期的生理特点

1. 重阴必阳，氤氲状活动排出精卵 经间排卵期表面上看是气血活动的外在表现,其内涵主要还是阴阳的变动。最主要的生理特点是重阴必阳,氤氲状活动排出精卵。

"重阴必阳"载于《素问·阴阳应象大论》:"天有四时五行,以生长收藏……人有五脏化五气,以生喜怒悲忧恐……故重阴必阳……"夏桂成教授认为,所谓"重阴",包含重叠、双重两种含义。"重叠"是指含有两倍以上水平的一种性质之阴,主要是癸水之阴,正如《女科经纶》引陈良甫所说:"女子二七而天癸至,癸为壬癸之水……癸为阴水。"阴长至重,实质上是癸水之阴长至两倍以上的高水平,发挥其生理作用;"双重"是指除一种阴之外,还包括其他类似阴的物质,既包括高水平的癸水之阴,也包括成熟之精卵,丰厚之血海内膜,脏腑之津液充盈,周身之水液代谢。又由于阳生阴长,低水平的阳不可能保证阴长达重,或者偶尔达重,那是无根之重阴,将迅速退降返回到经后期,谈不上转化。故重阴必需包含近重的阳。所以重阴者,在癸阴即雌激素达重,精卵发育成熟的前提下,除血海即子宫内膜盈满、津、液、水的充盈外,尚需有旺盛近重的阳,较旺的血气在内。由于女性的禀赋不同,环境差异,气候变迁,营养、生活、工作、情绪,甚至种族等不同,其重阴水平是有差异的。高水平的重阴,即锦丝状带下完全符合要求,血中雌激素及阴道涂片也符合高标准,B超探查示卵泡发育成熟健康,血海内膜较丰厚,预示重阴转阳顺利,转化后阳长迅速,容易受孕,且机体免疫功能较强,呈现出健康的生殖功能状态。

所谓"氤氲状",是指经间排卵期特有的血气生理活动,在外则表现为分泌出一定量的锦丝状带下并维持一定时间,BBT由低温相较快地上升到高温相,两者相差0.4℃以上,可伴有少腹胀痛、胸闷烦躁、乳房或乳头胀痛、夜寐较差、性欲较强等反应。氤氲状活动较强,则重阴转阳顺利,排卵亦顺利;若由于外界精神刺激,或工作学习紧张等因素,干扰了氤氲状气血活动,影响转化与排卵,则属于病理。

阴长达重,阴阳的不平衡已发展到顶点,按太极阴阳钟的运动规律,必须通过转化,将有余之阴让位于阳长,从而纠正这种不平衡已达极限的状态,重新趋向相对性的总体平衡,开始新的消长运动。没有"必阳"的阶段,自然无法推动周期及生殖节律的正常演变。经间排卵期重阴必阳,首先取决于重阴——癸水之阴,成熟精卵,但也取决于阳——癸水之阳,脾肾阳气;其次取决于氤氲血气活动,更为重要的是取决于阴阳圆运动生物钟的生殖节律。

时相规律指时间上的阴阳运动规律,以日相而言,日中午时是重阳的时间,半夜子时是重阴的时间。因此,重阴转化排卵的时间应在半夜子时。《灵枢·营卫生会》说:"日中而阳陇为重阳,夜半而阴陇为重阴,故太阴主内,太阳主外……与天地同纪。"《素问·金匮真言论》亦说:"平旦至日中,天之阳,阳中之阳也;日中至黄昏,天之阳,阳中之阴也;合夜至鸡鸣,天之阴,阴中之阴也;鸡鸣至平旦,天之阴,阴中之阳也。故人亦应之。"据统计,2/3 以上的女性黄体生成素峰值出现在午夜至上午 8 点之间。夏桂成教授在临床上观察亦发现,大多数女性排卵在夜间发生。

《类经·藏象类·本神》指出:"两精者,阴阳之精也,媾者,交结也……凡万物生成之道,莫不阴阳交而后神明见,故人之生也,必合阴阳之气,构父母精,两精相搏,形神乃成。"清楚地说明父母之精,交媾结合,从而能受孕生殖。《广嗣纪要·协期》亦云:"夫男女未交合之时,男女精动,彼此神交,然后行之,则阴阳和畅,经血合凝,有子之道也,若男精已至,而女精未动,则精早泄,谓之孤阳,女精已至,而男精未动,女兴已过,谓之寡阴。"说明男女之精的结合,需要掌握时机,掌握性兴奋的时间,使之易于受孕。夏桂成教授认为,女精者,实即卵子也,乃生殖之精。卵子与排卵,是西医学的名词,而女精与排精,乃中医学的名词。夏桂成教授立足于中医生殖医学,把精与卵结合在一处,阐发中医学理论,提高治疗的深度和广度,更好地为临床服务。

2. 氤氲状动态中动静、升降、藏泻三大矛盾 经间排卵期动静、升降、泻藏三大矛盾的结合,形成了这一时期的显著特色。

(1)动静结合,以动为主。经间排卵期的氤氲状活动是绝对的、主要的,只有动,才能促发排卵,达到受孕。但没有静,就不可能有动,动中有静,静中有动,才能保障动之正常。经间排卵期动态反应包括心脑活动、冲任厥少活动、子宫活动和精卵自身活动。

心脑活动是排卵活动的主要方面。肾藏精而司生殖,天癸与肾亦有着密切的关系,生殖之精(卵)的生成和发育成熟依赖于肾阴癸水;心为君主之官,藏神而主血脉,脑为元神之府,与心密切关联。经间排卵期,在重阴的冲击下,心脑出现阴阳气血旺盛的氤氲状活动,几经升降迂回螺旋式的冲击以促发排卵。

冲任厥少等活动是排卵活动的基本方面。冲盛任通则月经来潮,反之则月经不能来潮;厥者,足厥阴肝之经脉也,少腹部属于肝经脉的所在地;少者,少阴经脉也,主要为足少阴肾经,亦包括手少阴心经。卵巢、输卵管均在少腹部,排卵时卵巢、输卵管活动,卵子从卵巢表面突破而排出,输卵管蠕动以助卵子受孕而种植于子宫内,故精卵的游移、受孕和种植,亦需心、肝、肾经络的支持。

精卵自卵巢表层突破后,自身亦存在着一定的活动力,必然游移活动,当从卵巢上排出后,被输卵管伞部捡拾,进入输卵管,一旦与精子结合成为受精卵,就将经输卵管蠕动推进之力送入子宫,种植于宫腔内。

(2)升降结合,以升为主。重阴者,阴盛极也,极则必反,由阴转阳,故由降而升。所谓上升为主,有两种含义:一是重阴的冲击状态,二是阳长时的上升运动。阴本主降,但重阴者,阴极似阳也,降极而升也。肾(卵巢)居于下焦,心脑神明居于上焦,脑居于最高处。重阴癸水几经上升,上承于心脑最高之处,心脑神明在重阴触动之下,呈亢奋状态,亦如一种阳升状态。心脑神明下达指令,肾(卵巢)才能排卵。重阴的同时,已开始必阳的上升运动,排卵时与排卵后,BBT迅速上升呈高温相,远较阴降运动迅猛,反映了"必阳主升"的形式和特点。

(3)泻藏开阖,以开泻为主。子宫在经间排卵期,一面行"泻"的作用,开放宫颈口,排出黏液,使重阴下泄,让位于阳长;一面行"藏"的作用,固纳受精卵种植于子宫内,促进孕育。泻为了藏,泻之利,藏之好;反之亦然,藏为了泻,藏之好,泻之利。

3. "7、5、3"奇数律在排卵转化中的特异性　女性生殖节律运动与自然界生物钟有着密切的关联,既有共性,又因为个体差异而复杂多变。夏桂成教授经过多年观察发现,"7、5、3"奇数律,基本上概括了所有女性的生殖节律特点。所谓7数律者,行经期排尽经血需7天,经间排卵期锦丝状带排出的时间亦是7天,代表7数律女性生殖功能正常者;5数律者,行经期排尽经血需5天,经间排卵期锦丝状带排出亦需5天,代表5数律女性生殖功能正常者;3数律者,行经期排尽经血需3天,经间排卵期锦丝状带排出亦需3天,代表3数律女性生殖功能正常者。这里要说明的是,尽管重阴必阳的转化一般需5天,长则7天,短则3天,但真正排卵只有1天。行经期和排卵期具有平衡一致的特点,然而由于阴静阳动的特点,重阳必阴的行经期排出经血较为迅猛或畅利一些,而重阴必阳的经间排卵期排出的锦丝状带相对更少一些。

三、经间排卵期的病理特点

排卵失常是经间排卵期最主要的病理特点,包括排卵困难和排卵不协调两个方面。

1. 排卵困难 排卵困难主要与重阴不足,血气活动欠佳,氤氲状活动不良以及其他因素干扰有关。

(1)重阴失常,癸水失调:重阴失常又分为三种情况:一是阴虚癸水不足。精卵的发育,全在乎肾阴癸水的滋养。肾阴癸水不足,必然影响精卵发育成熟。重阴不足,势必给阴阳转化活动带来困难,或转化乏力,或转化延长,或转化后阳长不力等。二是重阴偏盛,可见锦丝状带下过多,时间过长,水湿状带下亦多,反影响阴阳转化及排卵。重阴有余,还常易刺激乳房组织增生,致子宫痰浊蕴结,形成癥瘕等器质性病变。三是阳弱阴虚。阳在经间排卵期时有三大作用:一是阴阳互根互用,阳生阴长;二是阳主动,经间排卵期的氤氲状显著活动,需要大量阳的支持;三是重阴转阳,必然需要阳长。在阳弱的情况下,不仅阴长不足,氤氲状的显著活动也必然受到影响,导致排卵转化困难。

(2)氤氲状失常:氤氲状失常主要反映在两个方面:一是氤氲状不足,二是氤氲状过强。氤氲状不足存在虚实两种情况:虚者,气血不足,活动欠佳,常与重阴稍差有关;实者,与痰、湿、郁、瘀、寒五大干扰因素有关。氤氲状过强、过早、过频,一是重阴不足,转阳不利,但排卵势在必行,因而需加强血气活动,故氤氲状显著;二是干扰因素的存在,必须加强血气活动,才能使转化排卵顺利。

2. 排卵不协调 排卵不协调是指排卵或早或晚,没有一定的规律,首先表现为排卵或先或后,月经周期紊乱,如月经先期,排卵提前,一般与阳热有关;月经后期,排卵落后,一般与阴血虚或血寒有关;月经前后不一,排卵或前或后,一般与肝郁化火有关。其次是"7、5、3"奇数律的失常,反映出癸水之重阴下,卵泡、内膜、津液不一致。再次是卵泡发育成熟程度失常,未成熟的卵泡被迫排出,或卵泡发育过大而不易排出等。

3. 五大干扰因素 夏桂成教授临床长期观察发现,痰、湿、郁、瘀、寒是对排卵干扰较大的五大因素。痰者,痰浊、脂肪也,主要与以下三方面因素有关:一是肾阳虚,肾阴亏虚,久必及阳,阳虚则气化不利,津液凝结为痰浊,进而凝结成脂肪;二是肾虚肝郁,肝为肾之子,肾阳命门火衰,肝气亦疏泄失常,肝气郁滞,气机不利,壅而生痰,痰浊脂肪蕴阻,闭塞子宫,不仅影响排卵,而且还将影响整个月经周期中的阴阳消长转化,导致月经周期延长或闭经;痰脂凝结在卵巢局部之处,导致卵巢多囊样改变,或形成卵巢囊肿,酿成癥瘕;三是脾肾阳虚,阳气虚则津液水湿不能输化,津液凝结为痰脂,水湿不得转输则壅聚为水肿。

湿者,湿热、寒湿也。女性疾病大多在下腹盆腔部位,湿性趋下,下部阴道感染外邪者,均以湿邪为主。脾肾气阳有所不足,水湿容易滞留,必然下犯任、带脉,以致不能约束。湿浊化热,蕴阻于盆腔厥少之经络,阻滞脉络血行,成为炎症类癥瘕疾患,或湿浊久蕴,反过来转变为湿浊阳虚,每于经间排卵期时,水湿偏盛,必然要干扰排卵活动,影响孕育。

郁者,气郁也,主要指精神情志的因素,有肝郁、心郁之别。女子以肝为先天,是以情志因素的刺激,首先激动肝,导致肝郁气滞。肝有协助排卵排经、分泌乳汁的作用,肝郁气滞,势必影响排卵,此肝郁。心郁,如《素问·阴阳别论》中说:"二阳之病发心脾,有不得隐曲,女子不月。"又如《素问·评热病论》中说:"月事不来者,胞脉闭也,胞脉者,属心而络于胞中。今气上迫肺,心气不得下通,故月事不来也。"心气不得下通,胞脉闭塞,冲任厥少经脉不得活动,氤氲状无法形成,是以排卵转化也无法形成,故干扰排卵心郁较之肝郁尤为明显和重要。

瘀者,血瘀也。《女科经纶·月经门》引楼全善言:"妇人经闭,有污血凝滞胞门。"胞门至关重要,前人认为,胞脉经血不得下行,则闭经。实际上诸多因素导致瘀血,影响卵巢功能,瘀浊阻塞,影响排卵才导致月经不得来潮。心(脑)的部位的血瘀阻滞,直接引起心-肾-子宫轴的功能失常,干扰排卵,引起月经后期量少,甚至经闭。

寒者,有虚实内外之别,外寒多实,内寒多虚。前人重视风寒、风冷等致不孕,如《妇人大全良方》云:"寒气客于血室,以致血气凝滞",说明外寒入侵,必将凝滞血气,犯于胞门,干扰排卵。经间排卵期忽然外感发热,病毒侵害,不仅干扰排卵,而且有影响排出卵子质量的可能,导致胎儿体弱,出生缺陷。内寒者,多与阳虚有关。阳虚则阴亦弱,阴阳水平均有所不足,卵泡发育欠佳,是以排卵期有困难,转化不顺利。

4. 三大矛盾的病变　矛盾一为动静失常。动静失常主要可以出现三种病变:一是动之不足,静之有余,是主要病变,也是排卵困难的主要机理。究其原因:①心脑(神)的活动欠佳,包括排卵信号上冲和下达的失常,以致排卵困难;②冲任厥少活动欠佳;③精卵活动不良。

二是动之过甚,静之不足。动之有余者,气火有余也;静之不足者,大多阴虚程度较重。动之有余,一般又有两种情况:①真动,即动之力量大范围广;②假动,即动的力度范围小,但频度增加,动而无力,反致排卵困难,转化时节律失常。

三是动静失调,又有三种情况:①动之有余为主,少数出现动之不足;②动之不足为主,少数出现动之有余;③有余与不足相间。

矛盾二为升降失常,表现为升之不足,降之有余,或降之不足,升之有余两个方面。升之不足,降之有余:动与升是一致的,一般升之不足与动之不足有关联。所谓升者,亦有两个方面的意义:一是重阴冲击心脑不够,因而影响排卵,此乃降之有余升之不足所致;二是冲任厥少阴经在排卵时的升动不足,因为排卵时上升运动进入腹腔,动升不及,不仅影响排卵运动,而且影响孕育。降之不足,升之有余:升动剧烈,必将促使排卵过早,排卵过剧,带来腹痛、出血、月经先期、不孕不育等病症;或者由于升之过剧,引起头疼、乳头乳房胀痛、心烦失眠、情绪不宁等病症。

矛盾三为泻藏失常,表现为藏之有余,泻之不足,以及泻之有余,藏之不及两方面。藏之有余,泻之不足,锦丝状带下偏少,津液水湿排出亦少,影响排卵,轻则滞留为湿浊,甚则侵害脏腑胞络而为囊性癥瘕。泻之有余,藏之不及,不仅排泄过多,耗伤重阴津液,同时亦将损耗阳气。更为重要的是藏之不及,不仅影响排卵,而且影响受孕及受孕后子宫的固藏,导致流产甚则滑胎。

四、经间排卵期的治疗

1. 调节心肾子宫轴以促排卵　经间排卵期的治疗,主要是围绕促进排卵顺利进行,必须建立在调节心肾子宫轴的前提下,既有整体性,又有局部性。整体性者,以调节心肾阴阳,主要是重阴转阳的失调为主,涉及肝脾冲任血气的活动;局部性者,以调节冲任厥少等血气活动为主,涉及心肾之重阴,包括诸多的病理物质。

经间排卵期的具体治疗方法,重点在于活血通络,以促进局部的冲任厥少等血气活动,形成氤氲状,排出精卵。夏桂成教授临床观察发现,中国育龄女性在经间排卵期时,大多重阴有所不足,因而必须运用补肾促排卵的方法,重在补肾提高属于肾范围内的癸水阴阳水平,才有可能推动正常的排卵活动。

(1)活血通络以促排卵,重在调心:该法适用于氤氲状血气活动欠佳、排卵有所困难者,或重阴稍有不足、锦丝状带下稍有减少者,或卵泡尚未发育成熟,但排卵势在必行者。夏桂成教授自拟"夏氏促排卵汤"(当归、丹参、赤芍、泽兰叶、红花、五灵脂、柏子仁、川芎、川牛膝各10g),本方药具有以下特点:一是立足于血分,所用药物几乎全是血分的活血通络药物,丹参一味,功同四物。赤芍、五灵脂、红花是常用的活血通络药物。心主血,经间排卵期的血气活动与心有着很大的关系,排卵是有形物质从卵巢表层突破,是以从血从心,是活血通络的特点之一。二是注意部位,卵巢、输卵管处在少腹部,而心脑部的较强活动,才有可能导致少腹卵巢输卵管处活动。方中赤芍、五灵脂专为肝经少腹部的活血通络药物,丹参、柏子仁、红花发挥活血通络作用,且与心气阳活动有关,必要时尚需加入川芎以助之。三是注意以升为主的升降特点,方中用荆芥、川芎之升,复用川牛膝、柏子仁之降,且升降药物的归经及作用趋势重点在于心脑。

(2)补肾燮理阴阳,佐活血以促排卵:该法适用于重阴有所不足、锦丝状带下有所减少,或转化时相延长,"7、5、3"数律失常,或伴有明显的肾虚症状,或转化过程中阳升缓慢,BBT示高温相上升缓慢,或延迟上升者。夏桂成教授自拟补肾促排卵汤(丹参、赤白芍、山药、山萸肉、熟地、炒丹皮、茯苓、川断、菟丝子、鹿角片^{先煎}各10g,五灵脂^{包煎}12g,红花6g,或加川芎6g,荆芥5g),本方药亦具有以下一些特点:一是阴阳并重。就升、动来说,阳起主导作用,特别是上升的冲击状活动,更需阳起主导作用;其次是转化后阳长运动,也需要大量阳药。二是稍加活血通络的药物。经间排卵期是一个非常活跃的时期,故方中加入赤芍、五灵脂促排卵,以应这一时期的需要。三是以升为主的升降运动特点。经间排卵期升降运动的形式是以升为主,故方中加入荆芥,或稍加川芎以符合要求,并照顾到肾阴阳包括癸水阴阳的特性。

2. 五大兼证的处理 五大兼证,即五大干扰因素,即痰、湿、气、血、寒五者,均有其复杂性和特点,有的兼治照顾到即可;有的急则治标,反客为主,需作主证论治;有的还要从这类干扰因素的根本原因方面着手治疗,才能收效;有的还要从这类干扰因素所致癥瘕积聚方面去治疗;有的尚需配合心理疏导,放下思想包袱,抛弃所存在的一切忧虑,才能获取效果,巩固疗效。

(1)痰脂证的处理:夏桂成教授常选用越鞠丸或越鞠二陈汤随证加减。同时由于经间排卵期有重阴和氤氲状活动两大特点,经间排卵期阴长需要达到高水平,如遇痰脂证则有碍阴长,为了保证气血的正常活动,进入此期需加入五灵脂、赤芍、川续断、川芎、荆芥等1~2味;若痰脂证显著,当从主因论治,必须考虑到肾肝而顾脾,一面用补肾促排卵汤合越鞠丸,同时加入防己黄芪汤一类药物;若痰脂日久结为癥瘕,当从化痰消癥着手,体质壮实者,当以攻消为主,经间排卵期、行经期均可选用桂枝茯苓丸、防风通圣丸因势利导。

(2)浊证的处理:夏桂成教授常于排卵汤或补肾促排卵汤中,适当地加入制苍白术各10g、薏苡仁15g、陈皮6g、车前子10g、泽泻9g等。如偏湿热者,加入黄柏9g、马鞭草10g等;如属湿热偏甚者,当以清利湿热为主,常用红藤败酱散合四妙丸;湿浊偏甚者,带下甚多,当以蠲湿利浊为主,常用止带方、四苓散等方药,必要时需配合熏洗方药;寒湿明显者,当治以温阳利湿,可用五苓散、温经汤加味等。

(3)气郁证的处理:治疗心郁,夏桂成教授常用远志菖蒲饮(炙远志6~9g、石菖蒲6~10g、丹参10g、赤白芍各12g、合欢皮10g、广郁金10g、茯苓神各10g、川芎6g、川续断10g、荆芥10g),舒解心郁,促发排卵;治疗肝郁,常用加减柴胡疏肝饮(柴胡5g、广郁金10g、制香附10g、炒枳壳6g、炒当归10g、赤白芍各10g、川续断12g、川芎6g、陈皮6g),疏肝解郁,助促排卵。

(4)瘀证的处理:若仅仅是血瘀者,夏桂成教授常加重排卵汤的药物用量,或扩充活血通络的药物组成,或者在补肾促排卵汤中增加活血通络的药物组成或加大用量;如发展为湿性瘀阻者,如盆腔粘连,可选用红藤败酱汤加入利湿通络之品,或健脾助阳之品;如发展为干性血瘀者,如盆腔附件组织机化,则需选用大黄䗪虫丸、银甲散一类方剂。

(5)风寒证的处理:夏桂成教授常在补肾促排卵汤中或兼用荆防桑菊饮,或兼用桂枝汤,根据病情可酌加板蓝根、贯众等品;如风寒证很明显者,当根据急则治标原则,用疏解法先治邪毒外感,或麻黄汤、桂枝汤等,同时适当兼顾排卵期的特点,加入川断、五灵脂、赤芍等品。

3. 三大矛盾的处理

(1)动静矛盾的处理:经间排卵期动静矛盾方面的病变,主要在于"动"之乏力,或有静无动,或动之失常,导致排卵障碍,甚则无排卵。为此,促"动"以促排卵,最为重要。促动促排卵的含义有二,方法有五。

含义有二,一是指母体的子宫冲任的血气活动,通过血气的有力活动,排出精卵,前人称之为"氤氲乐育之气"。二是精卵的自身活动力。精卵排出后的游移活动,一方面固然依赖母体冲任子宫的血气活动,另一方面尚需精卵自身的动力。

其方法有五:一般(轻度)促动法,属于轻的一种促排卵方法,常用补肾促排卵汤,也可采用耳针、小剂量穴位注射法等。中度促动法,即使用稍强的补肾活血通络药物,来促进子宫冲任等血气活动力加强,达到促发排卵的目的,一般将补肾促排卵汤合活血通络的促排卵汤合为一方使用,也可采用针刺疗法或复方当归注射液肌注。冲击疗法,即以重剂促发排卵,所谓重剂,指药物药量大,服药次数多,或用较多的复方当归注射液,或集合中西促排卵药物等。补肾助阳法,在滋阴药物中加入较多的助阳药物,意在于动,常在补肾促排卵汤中加入鹿角片、鹿角胶、仙灵脾、巴戟天、海狗肾、锁阳等1~2味。动静结合法,经间排卵期如动之过者,在处理上既要保证动,又要以静制其过动。肾虚而心肝郁火明显者,在补肾促排卵汤中加入二至丸、丹栀逍遥散,动静结合,补理兼施;肾虚偏阴,兼夹湿热,出现阴痒者,加入四妙丸、黑山栀、碧玉散等清热利湿方药;若动之过甚或过频,引起的症状颇多,反而导致排卵功能不良者,当以静制动。情志异常,失眠、头痛、烦热口渴等症状极为明显者,当予滋阴降火,或滋水清肝法治之。滋阴降火者,除用大补阴丸或知柏地黄汤外,尚需加入钩藤、青龙齿、莲子心等镇静安神之品。郁火明显者可用滋水清肝法,除用滋水清肝饮外,亦当加入钩藤、莲子心、炒枣仁等安神清心之品。但毕竟处于经间排卵期,仍当静中稍动,静中稍升,加入五灵脂、赤芍、荆芥等品;若经间排卵期已到来,气血活动亦十分明显,但动而乏力,应静中求动,以补天种玉丹加入炙龟板、炙鳖甲、合欢皮、钩藤等或以二甲地黄汤加川断、菟丝子、杜仲等。以静为主,先静后动,待 B 超探查见卵泡发育成熟后,予以补肾促排卵汤促其排卵。

(2)升降矛盾的处理:经间排卵期,重阴必阳,阴本下降,极则反升,而且必上升冲击心脑才能顺利排卵,故上升状的活动是主要的。升、动不利,升、动乏力是主要的,但如升之太过,升之过频,有升无降,亦为病变。故当促动促升,促发排卵,在活血通络以促排卵的方药中均须照顾到上升状的特点,如复方当归注射液、加减排卵汤中所用当归、川芎等药均有上升性;补肾燮理阴阳以促排卵的方药中亦当加入上升的药物,如补肾促排卵汤中加入荆芥、川芎等品,以适应这一时期的要求。

脾肾不足,阳虚气弱,在经间排卵期时更需升动,才能达到顺利排卵的目的。一般在健脾补肾促排卵汤或补肾促排卵汤中加入荆芥、川芎、省头草、防风、黄芪等品,最为合适。

阴虚者,经间排卵期锦丝状带下偏少,卵子发育不够成熟,或卵子虽大而不壮实,以致排卵有所困难,是以动之乏力,升之不足,故不得不用滋阴补肾,降中求升的方法,可取益肾通经汤,加入杜仲、荆芥等品促之,但应着重经后期治疗。

阴虚火旺者,体内呈现升、动现象,反而影响排卵的升、动,治当滋阴降火,欲升先降,方取知柏地黄汤或杞菊地黄汤加入钩藤、青龙齿、川续断、菟丝子等品。

(3)泻藏矛盾的处理:子宫之藏泻是统一的,泻中有藏,藏中有泻。经间排卵期主在于泻,若泻之不利,泻之不及,抑或泻之太过,皆为病态。处理方法有二,一是促泻为主,意在孕育。子宫之泻受制于心,因而降心气安心神,才能使子宫泻之顺利。泻者,不仅能排出过多的阴液水湿,且子宫开放亦有利于精卵种植于子宫内,促进孕育,夏桂成教授常在补肾促排卵汤中加入柏子仁、合欢皮、丹参、怀牛膝等品;若心气不舒,精神思想上压力过大,紧张过度,致使排卵障碍者,常选用疏解心郁而又有促排卵作用的远志菖蒲饮,再加入生茜草、茺蔚子、怀牛膝等品。二是泻中寓藏,开阖有度。如泻之过度,子宫开放过早过快过甚者,将会导致出血、滑胎等病证,治疗上不得不以泻藏结合、泻中寓藏的方法治之,常用补肾促排卵汤加二至丸、大生地、五味子等品;如出血较多,带下质稀,量甚多者,必须加补肾固纳之药,如补肾促排卵汤加入三甲、阿胶、水陆二仙丹等药以藏之。

五、经间排卵期是妇科未病论治的最佳时期

中医学的最大特点,除了整体观念、辨证论治以外,更重要的是"治未病"的观念。就治未病而言,有三个方面的意义:一是根据病证的演变规律,切断传变途径,使病证无法传变而愈;二是根据圆周运动生物钟节律论治未病;三是根据大生物钟规律,运用推导的方法,科学地预测疾病。

夏桂成教授认为,经间排卵期是论治妇科某些病证未病治疗的最佳时期,如崩漏、痛经、月经前后病证以及妇科的器质性疾病。

1. 崩漏　崩漏的病程机转常常是有阴无阳,阴长不利,不能达重,但血海盈满,子宫内膜增生过厚,不能排卵,阴不转阳,谈不上阳长,因而阴浊内结于子宫,此乃出血之源,中医学谓之瘀血占据血室。前人多从肾虚、脾气虚、血热、血瘀论治,依然不能有效地控制出血。重视经间排卵期的治疗,调整恢复月经周期节律,恢复排卵功能,是从根本上调治、控制出血的方法,谓之治本之法。

2. 痛经　痛经与血瘀有关。化瘀止痛,通则不痛,是治标的方法。而瘀浊的产生,与阳长不利有关。重视经间排卵期的治疗,使重阴必阳转化顺利,则阳长顺利,阳转化阴,瘀浊蠲除,经行通利,气血运行顺畅,子宫内无瘀浊组织物,不会形成痉挛性收缩,从而不会形成痛经。是以经间排卵期为治疗痛经的最佳阶段。

3. 月经前后病证　经行乳房胀痛,从表面上看病由肝郁气滞而致,实际上是与肾虚阳弱有关。肾阳虚则肝气不发,自然形成肝郁,此也反映出经间排卵期补肾调气血治疗的重要性。经间排卵期虽无症状出现,但确是治疗的重点时期;但如已形成肿块者,尚须加入疏肝通络、软坚化瘀、除痰利湿、消散局部肿块的药物为最好。

行经出血量多,经期延长,其根本的原因还在于"血瘀子宫",而血瘀的原因与肾虚偏阳有关。这类膜样血瘀不清除,不溶化,是导致月经过多,经期延长的主要原因。行经期需用化瘀脱膜、缩宫止血等方法,虽有疗效,但有时并不理想。因此,着重经间排卵期的论治,使重阴转阳良好,阳长水

平较高较健康,阳长则瘀浊化,使膜样血瘀溶化而排出,是最为理想的治疗方法。

4. 妇科器质性疾病 子宫肌瘤的形成,虽与血瘀有关,血瘀属于阴邪,与阳相对立,但与阳又相关联,或阴邪过盛,或阳之不足,阳不足则必显阴之有余,实非阴之过盛也,阴盛或阳虚,致阳长不利,从而使瘀浊增生,久而结为癥瘕。从经间排卵期论治,加强补肾促排卵药的应用,有针对性地加入化瘀消癥之品,助阳抑阴,阳长则阴消,阴浊消散,才能有效地控制子宫肌瘤的发作及其生长,达到真正的治未病。

子宫腺肌病是当前临床上较为多见的疑难病症之一。子宫内膜样血瘀组织,流注于子宫内腔之外的肌肉腺体之内,随阴长而长,阳长而消,故一般痛经论治,着重在行经期,或者加入活血化瘀、消癥散结的方药,效果虽有,但不理想。以着重经间排卵期转化论治,补肾促排卵,扶助阳长,使BBT高温相稳定,符合阳长健康标志,较行经期治疗效果为佳。

慢性盆腔炎或盆腔输卵管积水积液,采用活血通络、清热利湿等方法治疗,虽有一定效果,但并不稳固。本病证的形成,虽与"湿热瘀浊"有关,但之所以经久不能祛除者,又与脾肾之阳气不足有关。经间排卵期补肾促排卵,扶助阳长,增强气血活动,使生殖免疫功能增强,才能较好地控制症状,巩固疗效。不治已病,注重扶正,在于增强气血活动,或者加入活血通络、清利湿热的药物,通过坚持治疗,达到理想的疗效。

第二章 基于"脏腑学说"斡旋女性生殖节律的调节

女性健康的性周期活动的建立,按照《素问·上古天真论》中"二七而天癸至,任脉通,太冲脉盛,月事以时下"之说,当月经的初潮来临,就标志进入青春发育期。月经来潮,说明性周期的活动开始建立,这一期间持续35~40年,到绝经年龄,月经停闭、性周期活动逐渐消失。这一生命阶段担负着生育繁衍的重任,从传统中医学的角度来看,月经的产生是脏腑、经络、气血共同作用于子宫的结果,而月经主要表现为血气的流畅,定时蓄溢,同时需要脏腑配合。五脏之中,心主血脉,肝藏血,脾统血,肾藏精,精化血,肺主气,气帅血。血是月经的物质基础,气是血脉运行的动力,气血调和,则经候如期。这其中脏腑功能是保障气血充盛、调畅的根本。概而论之,五脏之中,肝气条达,定期疏泄,则经候如期;脾主运化、水谷精微得以化生血气,使血海充盈,则经血有源;肾气盛、天癸至,促使冲任二脉通盛;心主血脉,主神明,唯有五脏配合,协调气血,协同冲任、子宫的共同作用,才能完成女性周期功能活动。夏桂成教授尤为注重脏腑功能对女性周期活动的影响,他精心研究脏腑之间关系,通过大量的临床实践,认识不断深入,提出心-肾-子宫生殖轴学说,以这一观点为指导,在更深层次辨别妇科病症间的特殊性、复杂性,进而把握关键,有效地进行治疗。

一、心-肾-子宫轴的理论依据

1. 经络之间直接联系奠定基础 子宫排泄月经,妊育胎孕的生理功能是由脏腑的支持而实现的,其联系的基础是与经络上有着一定关联。如肝与任脉交会于"曲骨",与督脉交会于"百会",与冲脉交会于"三阴交";脾则与任脉交会于"中极",与冲脉交会于"三阴交";肺则"上额,循巅,下项中,循脊,入骶,是督脉也,络阴器,上过毛中,入脐中,上循腹里,入缺盆,下注肺中"与督脉、任脉相通,并借此与子宫相联系;但是五脏之中心与子宫有一条直通的经络联系,早在《素问·评热病论》所云:"胞脉者,属心而络于胞中";《素问·骨空论》又有督脉"上贯心入喉",心经督脉与子宫相联系;另一直接的经络通途是肾,《素问·奇病论》云:"胞络者,系于肾",又肾脉与任脉交会于"关元",与冲脉下行支相并而行,与督脉同是"贯脊属肾",所以肾通过冲、任、督三脉与子宫直接相系,可见与子宫具有直接通络的脏腑主要是心与肾,经络上的联系,为脏腑功能活动奠定了基础。

2. 心肾对诸脏功能活动具有统领作用,是生殖轴的核心　肾是阴阳之宅,主髓而出伎巧,心主血脉而藏神明。心肾相济,对调节阴阳极为重要。肾为先天之本,藏精气,肾中精气的盛衰,主宰着人体的生长发育及生殖功能的成熟和衰退,如《妇人大全良方》所说:"肾气全盛,冲任流通,经血既盈,应时而下"。《女科经纶》引马元台曰:"天癸者,阴精也。盖肾属水,癸也属水,由先天之气蓄积而生,故谓阴精为天癸也"。天癸来自肾之精气,先天即有,天癸充足,月经才有可能来潮。到 50 岁左右,天癸竭而经断。在整个女性的发育过程中,肾气、天癸起着极为重要的作用。

月经来潮后,一月一次很有规律,与冲任血气阴阳的消长有关,均依赖于肾。行经期与经后期,主要是血与阴的不断滋长,经前期,主要是阳气的不断旺盛(长),由于不能受孕,经血来潮。这是奇经阴阳在肾的支持下消长转化的结果。故有肾为奇经八脉之本,以及八脉皆属于肾之说。

其次,肾阴阳与肝脾血气之间密切相关。肾藏精而生髓,精是化生血液的主要所在。肝为藏血之脏,冲脉之本,司血海而主疏泄,具有储藏血液、调节血流的作用。肝藏血的功能,依赖于肾,乙癸同源,滋水涵木,母子之藏。同样肝气的条达,生理状态下也依赖于肾气抒发才可条达,肾之气阳、命火为元阳,如张景岳说:"命门为元气之根……五脏之阳气,非此不能发"(《景岳全书》)。

脾(胃)为后天之本,气血生化之源,是升降之枢纽,又有统血及运化水湿的作用。但其必得肾阳命火才能运化不衰,同样肾阴的濡润协助脾胃阴精化物,因此,归根到底,肝脾之气血依赖于肾之阴阳。

肝脾之间,也必须处于协调状态。肝对脾,有着疏泄以助运化的作用,脾对肝,也有着生化以供藏血的作用。这种相互间的协调关系,能够调节任何一方的有余和不足,从而也就调整了血气之间的有余和不足,维持着气血阴阳的动态平衡。

心为五脏六腑之大主,神明出矣,有调节肝脾气血的作用,通过胞脉与子宫有直接的联系,与冲任等奇经亦有直接的关系。《妇人大全良方》作者陈自明认为:"盖冲任二脉,皆起于胞中,为经络之海,与手太阳小肠经,手少阴心经为表里,上为乳汁,下为月水"。

必须指出的是,心肾相济,对调理阴阳在月经周期中的演变,有着重要意义。《女科经纶》曰:"胞络下系于肾,上通于心"。心肾与胞络(胞脉)紧密相联。"心者,君主之官,神明出焉""肾者,作强之官,伎巧出焉。"肾藏精,而主骨髓,脑为髓之海,神明伎巧出于心脑,而源于肾,肾中阴阳平秘,心肾相交则精神、神志活动正常,从而对月经妊娠的生理活动起主导作用。

月经来潮及其周期性的演变,正是在这种心肾交济、肝脾协调的整体配合下周而复始完成的。心肾燮理阴阳,肝脾协调气血,气血阴阳在演变过程中,心(脑)在上,统一管辖下方诸脏腑,其必须得到肾元阴、元阳的呼应,心肾相交,阴阳平秘,精神乃治;肝疏泄以条达、脾运化以摄藏,加以奇经之调节,集气血下注胞宫血,调摄有度月经周期圆运动节律适常。所以,心肾驾驭阴阳,肝脾调理气血,冲任督带共同作用,以完成月经周期、生殖节律的调控。正是由于肾阴有涵养肝血(阴)的作用,肾阳有暖土运脾的作用,故肾阳亦能够抒发肝气,肾阴亦可滋养脾土,濡润化物。反过来,脾血亦有培养肾阴(精)的作用,脾气又有培护肾阳的作用,以及肝气对肾阳,脾胃之阴对肾阴亦均有一定的反作用,这种作用与反作用,联系与制约,维持了月经及生殖的自然调控,构成女性生理核心组成。

二、心(脑)- 肾 - 子宫轴对月经周期及生殖的影响

肾为生殖之本,藏精之脏,内寓真阴真阳,在五行上属水,居于下焦,为足少阴经脉,肾气、天癸亦与肾有关,任督冲带等奇经八脉亦属于肾;心为五脏六腑之大主,神之所舍也;脑为元神之府,实际上亦概括心神的功能在内,主宰一身之血脉,在五行上属火,居上焦,为手少阴经脉,在经脉上与足少阴肾相联系相贯通;子宫为育子之腑,是月经胎孕的场所,具有藏的作用,又有泻的功能,亦藏亦泻,定时开合,似脏似腑,非脏非腑,故谓奇恒之

腑,借胞脉胞络与心肾相连,所谓下系于肾,上通于心,因此形成了心肾子宫之间的密切关系。

子宫与心肾相连,受心肾所主宰。因此,子宫的藏泻功能亦与心肾有关,子宫之藏,实乃肾之封藏也,故经后期、经前期阴阳消长的活动与肾之阴阳有关也;子宫之泻,实乃心气之动也,故行经期、经间排卵期阴阳转化活动亦与心神心气有关也。子宫之藏,肾主之,子宫之开(即泻),心主之,子宫之藏泻(即开合),由心肾所主,又必须建立在心肾交合的基础上,心肾交合,才能推动阴阳消长的正常活动。心肾的交合活动,如《慎斋遗书》中曰:"心肾相交,全凭升降,而心气之降,由肾气之升,肾气之升,又因心气之降。夫肾属水,水性润下,如何而升? 盖因水中有真阳,故水亦随阳而升至心,则生心中之火;心属火,火性炎上,如何而降? 盖因火中有真阴,故亦随阴降至肾则生肾中之水。升降者水火,其所以使之升降者,水火中之真阴真阳也,真阴真阳者,心肾中之真气也。"由此可知心肾相交,水火既济,精神合一,亦即阴阳升降运动的统一,同时贯通子宫,形成月经周期生殖的节律。当阴阳消长到一定阶段时,即达重阴重阳时,由子宫反馈到心肾,特别是心,主宰子宫之泻(开),排出卵子或经血,实际上是排泄达重的阴或阳,纠正偏盛偏衰的不平衡状态,以维持动态的平衡,起到一个总统管辖的作用,所以称之为生殖轴。

在女性周期的演变过程中,当月经一次行止,进入经后期阶段,这一时期由于行经期排泄月经,必会耗损一定的血液,所以此时子宫呈空虚之状,经脉之间亦呈血虚状态。女子以血为主,血藏之于肝,生化于脾胃,汇聚于血海冲任子宫,排泄月经之后,体内呈现血少气多现象,需依赖阴精以化生,而阴精源于天癸,为无形之水,实与肾阴(水)相一致,《傅青主女科》在月经病证之中,强调"经水出诸肾""肾水足则月经多""以肾水少则月经少",经水之多少与肾阴(水)密切相关。西医学认为,行经后,卵泡发育已开始,卵巢分泌雌激素以供养,并随雌激素分泌达峰值,卵泡渐发育充盛至排卵前状态,这与肾阴(水)与天癸的泌至作用相一致。由于天癸的分泌,促进阴长,通过血以养精,此"精"亦包含卵泡卵子,"精卵"在阴长基础上发育,成熟而能顺利进入经间期而排卵。这一过程亦需要脏腑之协调,比如肾水为元阴,因乙癸同源,故肾阴(水)涵养肝木,肝疏泄适常,肝血藏泻有度;肾水上济心火,使心火不亢,心神宁谧;心主血行,溉于百脉,心为五脏六腑之大主,管辖全体。因此经后期,阴长阳消运动,必须建立在心肾交济前提下,反之则心火偏旺,或者肝火上亢,心肝之火相煽或阴虚火旺,反过来影响心肾的水火交济,前人谓"有动乎中,必摇其精""心动则精泄",心肾不交,心肝火旺,不仅使阴阳失衡,而且耗损阴精,使得经后期阴长不利。

临床上夏桂成教授立足于心肾的关系,对月经病中闭经、崩漏、月经前后的诸证,更年期综合征,不孕症,甚至先兆流产类疾患,尤其注重心肾水火之交济作用,注意对阴精肾水的顾护。大凡见有烦躁,精神紧张,容易激动,失眠多梦等心神不宁症状者归属于心肾失济范畴,在治疗上,以补养阴血为前提,宁心养血或宁心敛精为法,再根据前贤方药记载,夏桂成教授多以清心莲子饮、坎离既济丹、柏子养心丸、酸枣仁汤等为基础,自拟宁心敛精汤,选药如炙龟板、煅牡蛎、山药、山萸肉、炒枣仁、莲子心、五味子、夜交藤、干地黄、钩藤等味,动态观察治疗后性激素水平都能够由原本的低、中度上升到较高程度。因此,从心肾交合立法,不仅能调理阴阳,恢复、维持阴阳的动态平衡,并且能达到藏精敛阴,保护精卵健康发育之目的,说明肾者藏精而不泻;心者藏神为君主,神驾驭精,心神妄动必泄其精,心火妄动,心神失宁必耗其阴精,所以宁心安神,对肾之元阴、元精固藏有重要作用。

月经周期的调节是一个非常复杂的过程,涉及下丘脑 - 垂体 - 卵巢及子宫,西医学合称为 HPOA 轴,现代中医学将肾包揽下焦的范畴,其功能范围归属于泌尿生殖系统,囊括了子宫、卵巢等生殖器官;心位上焦主神明,实属脑之功能,相当于下丘脑、垂体的作用。心与肾的相互协调关系历以水火既济理论来阐明,西医学强调来自中枢对下级器官性腺、子宫的主导作用,以及子宫等靶器官对上级中枢的正、负反馈作用,下丘脑、垂体与卵巢激素彼此相互依存,又相互制约,调节着正常的月经周期,而其他内分泌腺与月经周期的调节也密切相关,这些生理活动并非孤立地进行,而是统一受大脑皮质神经中枢的控制。所以心(脑)肾之间水火既济,协调子宫的藏泻功能与之相类似。

传统中医妇科理论认为,脏腑、天癸、经络、气血是构成女性月经周期生理活动的主导。夏桂成教授通过长期深入临床实践和理论研究,针对社会、心理、环境因素导致女性生殖障碍性疾病高发的时代特征,首次提出了"心(脑) - 肾 - 子宫"轴学说,强调心(脑)对肾及诸脏的调控作用,阐明"心

（脑）- 肾 - 子宫"轴是影响女性生殖节律的核心，更新了传统中医妇科重在肝脾肾调治的观念，阐明了心肾既济与子宫藏泻的关系，丰富和完善了中医女性生殖节律调节理论。

三、肝脾协同对月经周期及生殖的影响

心 - 肾 - 子宫轴虽是女子生殖轴的核心，但肝脾居于心肾之间，发挥着条畅气机、升清降浊的功能，为后天他脏提供养济，是不可忽视的另外一条生殖枢纽。

《女科经纶》云："妇人以血为本，妇人从于人，凡事不得行，每致忧思忿怒，郁气思多……"。七情伤肝，直接影响肝之条达，气滞则血行不畅，渐而血停成瘀，气阻成郁；气不行则津液停聚，进而积久成痰。故疏泄失职，久郁则化火，痰凝血瘀为之变，终成他病之咎也！若夹湿邪，湿性下趋，损任伤带，可见带下色黄阴痒；郁热化火，火扰冲任，则发崩中漏下，气火上炎可伴面部痤疮，肝经循行之处体毛浓密，经前乳房胀痛、急躁易怒等。

肝与肾的关系非常密切。武之望《济阴纲目》载："骆氏曰：'……肝藏血，受天一之气以为滋荣'"，故有乙癸同源之说。肝喜条达，唯有肾水之滋始能畅达，故有肾水绝则木气不荣之说，临床表现为多怒易郁、月事失调也。肝与肾同居下焦，精血互资。

心为肝之子，居上焦，肝藏血以上供其统领、调配之用。肝为心之母，若肝体不充，下则血虚无以援肾，故无血养精，血亏精弱不得有子也。肝体不柔，虚阳上亢则扰心，则心神失养又受虚火干扰，故易寐浅多梦、精神萎顿；若肝郁化火则母病及子，郁火扰神，常有入睡困难，梦多不寐，口干口苦，烦躁易怒等症。

脾胃位居中焦，是太极阴阳圆运动之枢纽，后天资血之源也。脾主升清，胃主降浊，经脉相连，互为表里，居五脏之中也。然心与脾胃，火生土也，中焦精微化赤能养心。女子以血为本，冲脉又隶属于阳明，若阳明生化乏源，血海不得按时盈溢，久则冲任失调，所以月事不得依时而下。故张景岳亦曰："调经之要，贵在补脾胃以滋血之源，养肾气以安血之室。"

心主神明，脾主思虑，思出于心而脾应之，思则气结，久则暗耗营阴，气血生化乏源，进而殃及肝不藏血，肝体失养则阳亢有余；气火上扰，则心失

濡养又心肝火炽,若夹痰则生痰热,若夹湿则成湿热,若热迫冲任则迫血妄行,再添脾虚失司、统摄无权,则崩漏时作也。若脾虚生湿,则阻滞气机,郁久化火成痰,壅塞胞脉,气滞日久,终成痰瘀互结。肝若疏泄失职,则影响脾胃运化功能,临床多见精神抑郁、腹胀腹痛、泄泻便溏等症。

盖肝之体阴,受益于脾胃后天气血之源与肾水之滋,故上可养心安神;得肾阳之力,阳旺则气旺,亦有助于肝气之舒发。肝之用阳,若失阴血之濡则易过亢,上亢则累及心。

脾与胃,一阴一阳,一升一降,是成全太极阴阳圆运动的中焦枢纽。若失居中协调之职,则气血生化乏源,并酿生水湿、痰浊等病理产物。若兼心肝气郁,则可表现为阳亢于上,飧泄于下,致虚实夹杂之候;旁则及肝,木旺必乘土,可致无血可藏或湿热兼夹;向下则久病及肾,气虚及阳,脾肾两虚,命门火衰,火不暖土,久则胞宫虚寒,痰湿血瘀遂交结难解,屡孕屡堕之为病也。

因此,我们现在提出"心(脑)-肾-肝脾-子宫生殖轴"是调控阴阳节律运动、调整生殖周期的关键所在。

第三章 关于月经周期节律调节的物质基础及深入认识

一、圆运动是生命活动中生物钟的普遍运动形式

圆运动(易学中指圆道)不仅包括形象的圆,更重要的是强调内在的运动是呈圆而复始的规律进行着的,或者说事物是以圆的形式相互联系、发展的,是万事万物运动的普遍规律。生物钟指生物的周期节律现象,生物钟是一种普遍现象,无论从低级到高级,从简单到复杂的生物都存在着生物节律现象。人体内部存在着气机升降、经络循环、脏腑间的联系制约等周而复始的运动,均有节律现象。月经周期的演变,更体现了太极阴阳消长运动及两次明显的转化节律现象,与圆运动生物钟的关系极为密切。

二、女性生物钟节律的特征表现

1. 月经周期的循环 月经周期的建立是健康女性性成熟的标志。两次月经间隔时期为一个周期,一般为 28 天,其提前或延后不超过 7 天者,属正常范畴,所以正常周期的界定在 21~35 天之间,将经历行经期、经后期、经间期及经前期的顺序变化,完成一个周期演变进程,受阴阳消长规律支配,表现为行经期重阳必阴,转化开始,排出经血,标示着本次月经结束,新的月经周期开始;经后期阴长阳消,阴愈长阳愈消,推动月经周期的发展;经间期重阴必阳,转化开始,排出卵子,开始阳长的新时期;经前期阳长阴消,阳愈长阴愈消,推动经前期进展;行经期重阳必阴,又形成新的周期。如此循环往复,如环无端,自 14 岁左右来经,至 49 岁左右绝经,每一次的循环,并不是简单的重复,而都有所不同,尽管有 1~2 次转化不利,不能排卵,排出经血少,但在总体圆运动规律影响下,依然可以向前发展。这种阴

阳消长的激烈运动维持在一定生理范围内,形成月节律性,从而也反映出月经的周期循环呈一定节律。

2. 阴阳消长的循环　月经周期中阴阳消长运动的形式,一直是夏桂成教授极为关注的理论问题,也是运用调整月经周期节律法时所必须要了解掌握的理论。最初他曾认为:阴阳消长的形式是呈斜直线上升的,即阴长或阳长,从低水平到中水平,再到高水平,是持续上升的,渐进形式的,没有起伏,没有间歇,到达高水平时,即前人所谓重阴、重阳,重则转化;但他在实践中发现,这种消长形式不符合客观实际,观察雌激素(即阴分的物质)水平的变化,发现雌激素的水平提高,存在低、中、高三阶段,由此认为阴长的形式应为三阶段的等级式,即低、中、高水平的阴均呈现明显的一小阶段;又经过长期的临床观察分析,发现阴长的形式在低中时期较缓慢,高低起伏,呈波浪式运动,且有很多女性在中水平到高水平时,呈突然上升运动,进入重阴转化时期;每一个具体女性的阴长波峰形式各不相同,但基本上与"7、5、3"奇数律有关:有的女性阴长呈3数律,即3天一波浪式向前运动;有的呈5数、7数律波浪式向前运动。值得注意的是,阴长由中水平到高水平时呈突然冲击式,这是月经周期中演变的关键,也是调治某些疾病的关键。

阳长与经前期孕酮提高相一致。经前期阳长较快,其低、中、高的演变较阴长快得多,一般经前期基础体温(BBT)高温相6~7天时已达高水平,此与阴静阳动,阴柔阳刚的特性有关。阳长至重后,仍需延后5~6天才开始转化,此与阴半月阳半月的相对平衡性及圆运动规律有关。由于阳长较快,因而阳长的关键在于转化期及开始期。

3. 奇经任督的循环　任督冲带等奇经八脉,在中医妇科学上占有重要地位。以往历代医家较为重视冲任两脉,以冲为血海,任主胞胎,血海盈满,任脉通达,月经应期来潮,无可厚非。但经血来潮,实际上是血中阴阳消长转化的结果。傅青主在长期实践中已经意识到经血来潮与肾有关,在《傅青主女科》中指出了"经血出诸肾"的观点。重视肾,就必须重视阴阳的运动,因此,任督循环圈显得十分重要。考任督冲三脉均内起于子宫,外始于会阴,一源而三歧,督脉行身后,任脉行身前,冲脉循腹里。任脉自下向上行,在小腹部曲骨、关元穴与诸阴经脉相会合,故主一身之阴,为阴脉之海,在腰部任督冲三脉与带脉相联系,受带脉所约束,任脉再向上行,有支脉与冲脉至乳房部,与乳房发生关系,其直者,至咽喉部与冲脉相合,上行绕唇口,终于下口唇龈交穴;督脉行背后,上行至背项,在大椎穴与诸阳经相汇合,为阳脉之海,主一身之阳,再上行至巅顶,复向前下行循头额,至鼻部,下绕口唇,终于上口唇内的龈交穴。

夏桂成教授反复将奇经理论与临床实际相结合,认为以冲任督带为主的奇经八脉组成了任督循环圈,是女性生殖生理的重要组成部分,其特点有三:其一,冲任督之脉均内起于子宫,与子宫内胞脉脉络相联系,故有人认为胞脉脉络亦是冲任脉的组成部分,即在子宫内的冲任脉,行使子宫司月经胎孕的作用,故子宫、胞脉脉络、冲任经脉必须联系在一处,从而也可了解到心肾子宫生殖轴与此密切相关,同时还必须说明奇经八脉的阴阳维、阴阳跷四脉亦与任督脉有联系,为任督脉阴阳交会和循环服务。但由于阴阳维、阴阳跷四脉的循行部位在大腿部,在任督循环图上不占重要地位,但不能排除其在生理作用上的重要性。其二,子宫、外阴、腰部、小腹部、乳房、咽喉、口唇等处,经络所过,两经以上的交会,均反映了女性生理特点,显示了女性的特征。其三,任督循环圈不仅在于贯通阴阳气血,而且更在于协调阴阳的动态平衡。任脉为阴脉,主一身之阴,但体阴用阳,有特殊性,督脉为阳脉,主一身之阳,两脉相交,阴阳贯通,并有阴阳跷脉协助沟通阴阳,阴阳维脉协助维系阴阳平衡,保持阴阳在总体平衡下行其消长运动及正常之转化功能,从而也就保持月经周期的节律性。可以看出任督循环圈在心肾子宫生殖轴纵向调节下,发挥其横向的调节阴阳总体平衡性的作用。奇经八脉除冲脉为血海,带脉束诸脉外,其余六脉均有贯通协调阴阳节律性变化的作用,与心、肾、子宫一样,在女性生殖生理活动中占有重要地位。

三、掌握生物钟规律的意义

夏桂成教授根据易学理论,将圆运动规律从客观角度应用至妇科领域,对女性生命活动中规律的周期演进形式加以客观地归纳和总结,这一内容亦被现代医学实验领域的研究所证实,如"生物钟与内分泌节律""哺乳动物的季节繁殖和主体节律",特别是近年分子遗传学的研究发现,鸟类的松果体细胞具有时钟样振动体,其细胞膜上具有光的受体,光照刺激经交叉核进入下丘脑,控制内分泌中枢影响到褪黑素(melatonin,MT)和泌乳素(PRL),使脊椎体动物的生殖功能受光周期反应性影响。人们通过实验动物特别是灵长类动物所表现出的各种内分泌激素变化,绘制成"标准曲线"(standard curve),其共同的特征均可属于生物钟解释范围。因此,实验学者们将内分泌的这种生物钟表现别称为"概日钟"(circadian clocks)。进一步研究发现,雌鼠的睡眠和觉醒时间节律变更影响其性周期变动,并随着年龄的递增,由连续的发情状态,伪妊娠状态最终进入连续非发情状态,而步入老龄。以上现代研究说明时间医学统辖下的内分泌变化节律,能用客观数理规律来表述其内涵,与夏桂成教授从中医学原始的传统的医理出发,并在临床诊治中所领悟的规律不谋而合,说明月经周期中存在圆运动的生物钟规律,其意义深远之处在于,可根据其运动的规律预测、治疗女性生殖功能活动过程中的"未病",在防治女性疾病上具有不可低估的实用价值。

月经周期(menstrual cycle),其长短因人而异,生理状态下每个女性均有自己规律性的月经周期。

夏桂成教授自20世纪60年代起,即对月经周期及调周法有所认识;70年代中期,受人工周期法的启迪,开始用中药进行周期治疗;80~90年代通过对调周法运用和探讨,认识不断加深,系统地将一个周期分为行经、经后、经间、经前四期,在生理、病理及治疗等方面潜心研究,形成了一整套卓有特色的见解,在此系统归纳为以下诸方面。

当女性生殖功能成熟,进入稳定的月经周期,即可以出现规律的、周期性的子宫出血。每次行经期到来,标志着本次月经周期结束,新的月经周期开始,这一终一始的过程,包含生殖周期的活动,阴阳水平的消长,从相对平衡到不平衡,从不平衡的极限又调摄至相对平衡的状态:经前期重阳必阴,引起转化活动,进入行经期,纠正阴阳极度不平衡的状态,转化结束后进入经后期;经后期阴长阳消,阴长至重,进入经间排卵期;经间排卵期重阴必阳,再次纠正阴阳极度不平衡的状态,转化结束后进入经前期;经前期阳长阴消,阳长至重,重阳转阴进入行经期,又一次开始新的月经周期运动,终而复始,循环往复,如环无端,从14岁左右开始到49岁左右结束,1次又1次的月经周期运动,把女性生殖功能推向高峰和衰亡。在开始发育和将绝经的阶段,由于内在肾气的初盛和衰退,天癸的将至和将竭,月经周期运动有所失常,但形成之圆运动生物钟节律依然存在,不过有运动延缓和加速而已。

（一）行经期

1. 行经期的生理特点 行经期的生理特点为重阳转阴,排出经血。"重"者,双重或重叠也。所谓重阳,是指双重或双倍的阳,阳长达到高水平,此时阳长阴消达到不平衡的生理限度,需进行重阳必阴地转化,排出有余之阳,达到阴阳的相对性平衡,否则阴阳平衡将被破坏,导致病理变化。转化者,气血显著的活动也。心、肝、子宫、冲任及胞脉、胞络皆动,唯有心肝之动,子宫冲任等才能活动,子宫行泻,冲任行通,从而排出经血。

阴长阳生,互根互长之理也,故重阳亦依赖阴的支持。阴不足则重阳的基础不实,转化时亦必有所影响,转化后阴长不及可致病理变化,不仅使子宫内膜修复延缓而出血延长,而且对纠正后维持阴阳间的相对性平衡带来不利。

《女科经纶》引陈良甫曰:"女子二七而天癸至,天谓天真之气,癸谓壬癸之水,壬为阳水,癸为阴水,女子阴类,冲为血海,任主胞胎,二脉流通,经血渐盈,应时而下,天真气降,故曰天癸,常以三旬一见,以像月盈则亏,不失其期,故名曰月信。"古人限于条件,不可能从血中观察到天真气降及壬为阳水、癸为阴水等物质。现在借助现代医学微观手段,不仅观察到此类物质,而且还可观察到更多激素和微量元素的周期变化,且与此有关的胸闷烦躁、乳房胀痛等临床表现随着经血排泄而消失,BBT 从高温相下降 0.3~0.5℃,达到原有的低温相水平,证实了行经期重阳转阴、调节平衡的生理特点。

由于环境、地区差异,以及每个人禀赋、营养、工作、生活的不同,故重阳转阴存在高、中、较低的差异性:高水平的重阳转化包括充实的阴,其转化相当顺利,转化后阴长基础亦好,不仅月经周期时数律的规律性强,而且可以经受较强的内外因素的干扰,是一种很健康的月经周期;较中水平的重阳转化包括较中水平的阴,其转化较顺利,月经周期时数律亦较规律,亦可经受一般内外因素的干扰;较低水平的重阳转化包括较低水平之阴,其转化有时顺利,有时不顺利,甚至需要经过多次转化才能成功,且容易受外界因素的干扰出现月经周期失调,属于一种亚健康的月经周期。

行经期又分为初、中、末三个阶段。行经初期,是排泄的早期,与经前期紧密相连,经量少,色淡红,质地稀,有的极少,不易察觉易忽略,时间短暂,一般1天,有的仅半天,偶有1天半到2天的;行经中期,是排泄的高峰期,一般经量多,色红或紫红,质地稍黏稠,或有小血块,是除旧的主要时期,经血的排泄是否通畅,主要体现在这一时期,一般1~2天,亦有达到2天半或3天的;行经末期,是排泄经血的结束时期,也是生新的开始时期。除旧务必彻底,不能有丝毫潴留,留得一分瘀血,便影响一分新血的萌生,因而行经末期较之行经早、中期有所延长,一般1~2天,但也有3~4天,甚则5天的,有些女性由于子宫发育异常,或前后屈曲位置不正,致使经血排出较难而有所延长。经末期是一个新旧的交替错杂时期,行经末期要为将至的经后期奠定基础,因此生新奠定基础不可忽视。

关于行经期子宫排泄月经的实质,曾经有人认为月经即天癸,至今仍有见以癸水、癸讯代月经名的。前人还说:"女子以血为主者,此谓也",似也指月经即血。夏桂成教授认为,经血并非皆血,而含有多种成分。他结合西医学的知识,从微观角度剖析后认为,经血中除血液外,还含有子宫内膜碎片、宫颈黏液及脱落的阴道上皮细胞、白细胞等物质。排泄经血的现象,集中表现在子宫内膜的剥脱和出血,阴道黏膜、宫颈黏液等也同样有周期性变更,均受到卵巢激素的调节。《素问·上古天真论》中提出,肾气盛、天癸至是月经来潮的基础;《傅青主女科》指出"经水出诸肾",肾水足则经水多,肾水亏则经水少,将月经量的多少纳入肾水阴分的范围。夏桂成教授立足于临床实际,将上述理论融会贯通,认为经水多寡受天癸调摄,而天癸的"至"和"竭",又受肾气的制约。经血主要由肾阴物质构成,阴、精、血是女性周期变更的物质基础。由此认为,经血内含肾阴癸水、脂膜、血液,以及水湿等物质,此外还有肾阳之气、天癸中之阳水等血中所含的微细物质,非肉眼所能见。所有这些物质,已属陈旧性者,必须排出,以利于生新。

行经期的时数律非常重要,不仅有关行经期的除旧迎新,而且也有助于推导经后期和经间期的生理演变规律。每一个女性的行经期及其时数律并不一致,但也有一定的规律,夏桂成教授经过长期临床观察发现,"7、5、3"奇数律基本上概括了所有女性的行经期生殖节律特点:7数律一般行经初期1天,偶或1.5~2天,中期2天,抑或达3天,末期3~4天,抑或达5天;5数律一般行经初期1天,中期1~2天,末期2~3天;3数律一般行经初期1或半天,中期1天,末期1天或1.5天。明确行经期的时数律,对调治妇科疾病有一定意义。

2. 行经期的病理特点 行经期的病理特点,首先是物质基础不足,子宫、冲任排经功能失常所引起排经不畅、太过、失调等;其次是重阳转阴的转化失常所引起的转化不利、太过、不协调等;再次是月经周期中圆运动生物钟节律失常。

(1) 冲任子宫功能失调,排经失常:行经期冲任通盛,子宫开放,排出月经,行泻的作用。泻中有藏,通中有制,则排出应泄之旧血,控制住不应泄的好血。若泻之不利,则排经不畅,血瘀为患,包括一般血瘀、膜样血瘀(痰浊,阳不足)和湿浊样血瘀(子宫内膜炎等),如不排出体外,潴留盆腔或体内任何部位,将随着血中阴阳消长转化而活动,形成子宫内膜异位症等病患,积久必成癥瘕;若有泻无藏,则排经太过,必耗其正,此与子宫泻之有余,藏之不足,冲任多通达少约制有关;若冲任较虚,子宫内物质亏少,则排经不及,血海亏虚。

(2) 重阳必阴的转化失常:重阳必阴的转化失常包括 3 个方面:一是转化欠利,排经不畅,为阳长至重过长,转化欠利,常伴有心肝郁火,行经期阳气下泄较少,BBT 高温相下降不快,或下降幅度偏小,即西医学所谓之黄体萎缩不全者。二是转化太过,排经颇多,一方面心肝气火偏旺,迫血妄行,气血活动加快,似乎转化太过,但另一方面脾肾阳气有所不足,重阳转阴欠顺利,出现表面转化太过,经量偏多,但实际转化并不顺利。三是转化不协调,排经不一致,又包括 3 个方面:一是初中期转化尚好,末期欠利,余瘀排泄不尽,常与经期调护失当有关;二是中期转化较差,排泄不畅,以致高峰期延后或延长,常与精神因素及感寒有关;三是 1 次转化顺利,1 次转化不顺利,或 2 次转化顺利,第 3 次转化不顺利,不能连续保持月经周期中行经期的顺利转化。

(3) 月经周期中圆运动生物钟节律失常:月经周期中圆运动生物钟节律失常,与体内体外两个方面因素有关:体内因素,即体内心 - 肾 - 子宫生殖轴、任督循环圈的功能低下,包括青春发育期、更年衰退期的月经周期运动迟缓或紊乱,但要排除发育不良和生理异常及缺陷。体外因素,即天、地、人三才之间的大整体圆运动生物钟节律的影响。由于外在因素的影响较剧,加之体内生殖轴调节功能的低下,可以出现两种病理变化:一是促使月经周期中运动节律加剧加速,出现月经先期、量多、甚则崩漏,月圆时行经,亦可月经量多,精神烦躁等;二是促使月经周期中运动节律迟缓,出现月经后期量少,甚则闭经等。

3. 行经期的治疗　古人认为"经期以调经为要"。调经的含义,就是运用调经的方药排出陈旧的应泄经血,防止这些陈旧性经血危害新生,包括一般调经法和特殊调经法。

(1)一般调经法:一般调经方法是应用一般的调经药物组成方剂,来排出陈旧应泄之经血。前人认为"气行则血行,气滞则血滞",理气行滞,实际上在于活血化瘀,既在于排出陈旧的经血,亦在于有利新生。又由于经血中包含内膜组织及水液湿浊,必须在重阳的前提下才能分化溶解,因此在调经方药中要加入助阳、利湿除浊之品。夏桂成遵循古训,结合临床实际,自拟五味调经汤合越鞠丸加减(制苍术、制香附、丹皮、丹参、赤芍、五灵脂、泽兰叶、川断、紫石英、山楂、益母草、茯苓)。

应用上述处方时,还要考虑行经期初中末的不同:行经初期,经血初动,理气为先,以调血药为主导,上方除香附加重用量外,或加入乌药、木香等品;行经中期,是排经的高峰时期,本方药原为此期而设;行经末期,上述处方减去助阳药以及活血化瘀作用较著的一些药物,同时再加入养血滋阴的药物。其中丹参、赤白芍、益母草等在一定程度上亦有养血的作用。

行经期的治疗还要遵循"7、5、3"数律规则:3 数律者,由于更动处方客观上很难办到,只能将本方药服到整个经期结束;5 数律,初中期服前方,末期则上述处方去紫石英、香附、泽兰叶、益母草,加入山药、熟地等品;7 数律,末期 3~4 天,应在上方中去紫石英、香附、泽兰叶、益母草等,加入熟地、山药、牡蛎、鳖甲等品,为经后期阴长奠定基础。

(2)特殊调经法:所谓特殊调经法,即指异于一般调经法,适用于各种复杂证型及较严重顽固的证型,以及各种顽固疾病的方法。包括逐瘀破膜法、温经止痛法、清肝调经法、清降逐瘀法、补气调经法、化痰利湿法等。

逐瘀破膜法是指运用逐瘀祛旧力量较强的药物,以及助阳利浊的药物组成方剂,治疗行经期经血量多、掉下腐肉样血块,伴小腹胀痛,属于膜样痛经等病证。夏桂成教授自拟验方逐瘀脱膜汤(肉桂、五灵脂、三棱、莪术、炒当归、赤芍、白芍、广木香、延胡索、川断、益母草、茯苓等),一般在行经期的初中期服用,经行末期停服。膜样痛经属于血瘀较重而以脂膜为主的特殊性血瘀证,所谓道深途远,行经期排瘀,非峻剂不能达到目的,而且治疗脂膜性血瘀,更要助阳利湿之品佐之,才能达到除瘀务尽的要求。

温经止痛法是指运用温经化瘀、和络止痛的药物组成方剂,治疗月经后期,或经期失调,经量偏少,或有偏多者,色紫暗有血块,小腹胀痛有冷感的痛经,月经后期等病证。夏桂成教授自拟痛经汤(钩藤、丹皮、丹参、赤芍、广木香、延胡索、桂枝、肉桂、茯苓、益母草等),一般于行经初中期服用,如行经末期仍有腹痛者,可续服之。因血与浊得温则行则化,本方通过温经活血,排出瘀血,达到"通则不痛"的目的。本法与逐瘀破膜法看似相同,意则不同,前者以补助阳为主,此则温经而已。

清肝调经法是指运用清热调肝、化瘀止血的药物组成方剂,治疗月经先期、量多、色红、有血块,或周期失调,出血量多的功能性子宫出血病证。夏桂成教授常用丹栀逍遥散,或固经丸合加味失笑散(黑山栀、丹皮炭、黑当归、白芍、荆芥、炒黄芩、炒五灵脂、炒蒲黄、茯苓、大小蓟等),一般用于行经中末期,如初期量即多者亦可服。凡是行经期转化太过,或火热过旺,以致排经过多,好血随之而泄下者,必须清热固经,清热含以静制动的意义,但是鉴于"除瘀务尽"的要求,须在清热固经的方药中,寓以轻量化瘀的药物,不仅有助于排尽余瘀,而且亦有助于防止清热固经易留瘀之弊。

补气调经法是指运用补气健脾、养血调经的药物组成补气调经方剂,治疗月经量多,色淡红,一般无血块,伴有腹胀便溏,神疲乏力等,属于功能性子宫出血病证。夏桂成教授常用归脾丸,或香砂六君汤,但必合失笑散加味(党参、炒白术、黄芪、煨木香、砂仁、荆芥炭、炒五灵脂、蒲黄等),行经早中期服用为主,末期亦能服。气虚性出血病证,绝大部分与子宫收缩无力,冲任无权约制有关,好血随经血而下泄,故以补气摄血为主,但亦必须遵循"除瘀务尽"的治则,故加入五灵脂、蒲黄等能化能止之品以调之。

化痰利湿法是指运用化痰利湿活血的药物组成方剂,治疗月经量少,色淡,质黏腻,或夹痰状样血块,小腹作胀,经行不畅,形体肥胖,属于肥胖型月经失调病证。夏桂成教授常用越鞠二陈汤合泽兰叶汤(制苍术、制香附、丹皮、山楂、陈皮、制半夏、制南星、泽兰叶、赤芍、茯苓、益母草等),行经期早中末均可服。肥胖型月经量少,属于痰湿证型,服用上方后,短期内未必取得显效,必须于经后期滋阴助阳,经间期补肾促排卵,促进圆运动生物钟节律进展,才能取得效果。痰湿偏盛者,需用防风通圣散、礞石滚痰丸泻之,同时结合血府逐瘀汤,加大化痰通经的药物力度,以推动行经期的转化。

清降逐瘀法是指运用清心降火、行血逐瘀的药物所组成的方剂,治疗经行不畅、量甚少、点滴不下,经期延长,基础体温下降不显著,或降而复升,属于西医学所谓黄体功能不全,中医所谓重阳太过,转化不利者。夏桂成教授自拟益肾通经汤加减(柏子仁、丹参、钩藤、黄连、泽兰叶、牛膝、茺蔚子、生茜草、川断、赤芍、桃仁等),行经早中末期均可服。如服本方效欠佳者,可用清泻的方法,取张子和的三和饮、玉烛散,按热涸闭经治疗,药用薄荷、山栀、连翘、荆芥、大黄、芒硝、丹参、赤芍、石膏、生地、泽兰叶等,务必把过盛的阳气、心肝郁火泻下降下,随经血而排出,始能达到转化,推动阴阳消长圆运动生物钟节律向前发展。

几点注意:一是掌握行经期的排泄高峰时期,增加服药剂数和次数;二是效法傅青主,主次药物的用量应有所别;三是行经期当劳逸适度,以逸为主,避免寒凉,保暖为要,生活规律,与自然界生物钟相一致,亦有助于调节周期使之正常。

(二) 经后期

1. 经后期的生理特点　经后期,是指行经期结束至经间排卵期的一段时间,又称为经后卵泡期,亦有血海增盈期之说。经后期的生理特点主要是阴长阳消,阴长奠定物质基础,推动月经周期的演变。

(1) 经后期血、阴、精的物质概念及其相关性与区别:月经的来潮,必然要损耗一定的血液,前人凭肉眼所见,论述了因行经所致的经后期血虚的观点,女子以血为主,也是从月经来潮的现象观察所得。由于每月行经,故女子有余于气,不足于血,体内常呈血少气多的状态。血藏之于肝,生化于脾胃,汇聚于血海,血海的盈亏规律,即是月经来潮的规律。血固然与月经有关,但必须在"阴"即天癸的前提下,始能体现血的重要性。《景岳全书·阴阳》曰:"元阴者,即无形之水,以长以立,天癸是也",与西医学中所谓生殖系统之内分泌激素尤其与雌激素相一致。天癸即元阴,是无形之水,实际上与肾阴(水)亦相一致。故《傅青主女科》在月经病证中提出经水的多少与肾水的多少密切关联,后人有称月经为癸水者,亦有一定道理。"精"乃受孕的主要物质,女子之精,即今之卵泡卵子,精(卵)在阴长的基础上发育成熟。《傅青主女科》所制养精种玉汤,该方及药物给我们说明血中补阴,阴中养精,养精才能种玉的道理,同时又把血、阴、精联系在一处,这与西医学月经期后进入卵泡期,依赖雌激素为主,促进卵泡发育,在孕激素协助下,完成排卵周期之论相同。所以夏桂成教授认为,血、阴、精源于先天肝肾,得后天水谷之滋养,同时在演变滋长的运动过程中,为经后期必至重阴的物质基础。

(2)阴长在经后初中末3个阶段中的形式:经后期阴长有早、中、末3个阶段:经后早期与行经末期相连接,是阴长的开始阶段,阴的水平较低,血中雌激素水平低,带下很少;经后中期与早期相连接,阴长的水平已达中等度,雌激素可以上升达中度水平,一般应有白带,量不多,质偏稀;经后末期与经间排卵期相近,是排卵期的前期,阴长水平已近重阴,雌激素募集可达高峰水平,一般临床可以见到白带呈透明状,有如锦丝状带下,B超探查可见卵泡增大或接近成熟,此期较短,很快进入经间排卵期。

经后期属于阴半月的重要时期,阴以静为主,所谓静能生水,动则耗阴,所以阴长也是比较静的,其长消运动比较缓慢。当进入经后末期时,阴长的速度有所加快,或呈突然上升式,使阴长能达到或接近重阴。重阴含义有二:一是高水平的阴中含有相对静止和相对动态的两种阴,由此可以导致阴的变化;二是重叠之阴,即内含两种以上的阴,既包括高水平的阴,亦包括成熟的精,以及较多的津液水湿等多种物质,使阴长达到阴阳不平衡的极限,必须通过激烈的转化活动来纠正这种不平衡状态。

关于阴长的具体形式,夏桂成教授经多年临床的实践,发现阴长的形式是多种多样的,一般在经后初中时期,阴长由低到中时,起伏波动,呈曲线上升式运动。到末期时,有的突然上升,有的也是曲线上升达到近高水平,这种起伏曲线上升或运动与"7、5、3"奇数律有着密切关联。7数律,依据行经期7天、且有规律来判定。按阴半月周期演变运动的要求,经后期亦应有7天,少数需要2个7天者,其阴长有下列形式,见表1。

表1　7数律阴长形式

类别	经期	经后期
Ⅰ	7	3(低,起伏)-3(中,起伏)-1(近高)
Ⅱ	7	7(低,起伏)-2(低、中,起伏)-3(中)-2(近高)
Ⅲ	7	4(低)-4(低中)-4(中)-2(近高)

表中所列,他认为是阴长的主要形式。其中经后初中期较长,阴长的低中水平亦相应延长,而且起伏不定,末期较短,有的突然上升达近高水平。在临床观察中Ⅰ式比较多见,有的初期低水平有所延长可达4天,有的中期中度水平时有所延长,早期缩短。Ⅱ或Ⅲ式比较少见,Ⅱ式是经后早期低水平时较长,Ⅲ式是经后中期中度水平时较长,其原因与生活中某些因素的干扰有关,但尚不致形成病变。如有实验室检查手段,可以观察雌激素的演变情况,或观察带下的数量质量变化,了解具体的阴长形式。

5数律,依据行经期5天而有规律者来判定。按阴半月周期演变运动的要求,经后期该有2个5天的相应数。但也有少数需3个5天者,他认为其阴长形式从表2中可以看出,表中Ⅰ式是主要的,经后初、中期低中水平期较长,近高水平短,虽然表中Ⅰ式列出低5中4,近高1天,但在低中水平时仍有起伏,亦可能出现低4中5的变化,近高水平之阴长,实已接近重阴,故与经间排卵期相连。表中Ⅱ式,精(卵)发育成熟早,所以阴长至近重也快,至经后第5天即突然上升进入经间排卵期。表中Ⅲ式、Ⅳ式,主要是阴长有所不及,亦可由生活上的某些因素干扰,或者是在某些病证的恢复过程中见此。因此又需延后5天,月经周期超前落后5天,仍可不作病证论。Ⅲ式是经后中期中度水平期延长,Ⅳ式是经后初期低水平期延长。然后逐渐滋长,至经后末期突然增长进入经间排卵期。

表2 5数律阴长形式

类别	经期	经后期
Ⅰ	5	5(低,起伏)-4(中,起伏)-1(近高)
Ⅱ	5	2(低)-2(低)-2(中)-1(近高)
Ⅲ	5	5(低,起伏)-5(低、中,起伏)-4(中)-2(近高)
Ⅳ	5	7(低,起伏)-5(中,起伏)-2(近高)

3数律,依据行经期3天而有规律者来判定。按阴半月周期运动规律要求,经后期该有4个3天的相应数,较"7、5"数律为长,因此可见下列阴长形式,见表3。

表3　3数律阴长形式

类别	经期	经后期
Ⅰ	3	3(低)-3(低)-3(中,起伏)-2(中)-1(近高)
Ⅱ	3	3(低)-3(低中)-2(中)-(近高)
Ⅲ	3	6(低,起伏)-3(低中)-3(中)-3(中,近高)
Ⅳ	3	5(低)-6(低、中,起伏)-3(中)-1(近高)
Ⅴ	3	1(低中)-1(中)-1(近高)

从上表可以看出,表中Ⅰ式是主要阴长形式,亦符合周期中阴长半月的生理要求,经后初中期较长,近高期短,初中期低中度水平仍有起伏,近高水平可能亦有2天。表中Ⅱ式基本上与Ⅰ式相同,由于阴长基础好,精卵发育成熟稍早,故进入经间排卵期亦早。表中Ⅲ式、Ⅳ式因生活中因素干扰,或阴长的基础略差,故排卵有所延后,但在生理范围内,Ⅲ式是经后初期低水平时有所延长,Ⅳ式是经后中期中度水平时有所延长。Ⅴ式虽然少见,主要是阴长基础好,或者上1次周期演变时奠定了良好的阴长基础,精卵发育成熟快,阴长3天即突然上升而进入经间排卵期。

此外,尚有3与5数,7与5数交替出现的错杂变化,阴长形式仍然呈波浪形式,由低向中水平,然后逐渐或突然进入近高水平是不变的。

阴长必阳消,阳消则阴长,这是阴阳互根的需要,更是推动月经周期运动的必然。阴愈长,阳愈消,阴长至近重,阳必耗损过多,不仅阴长的物质基础需赖阳之生化,而且阴长的动态变化,亦需赖阳的支助。所以经后中期不能忘阳,经后末期更应重视阳。

2. 经后期的病理特点　经后期的病理特点,首先是血、阴、精的不足和相互关系失调,其次是阴长运动的形式及与"7、5、3"奇数律的失常,最后是阳消的病变。

（1）血、阴、精的不足:血、阴、精是经后期演变的物质基础,经后期必然存在一定的阴血不足状态,而且子宫血海空虚,有待经后期的新生和恢复。阴血的新生及其不断滋长,目的在于滋养精卵,使精卵发育成熟,顺利地进入经间排卵期,故三者之间存在着协同一致性,也存在区别:血藏于肝,下泄聚集于血海,流注周身。阴与精虽来源于肾,但阴亦与肝有关,与天癸更为密切,存在着消长转化的月节律反应,促使血海盈满、子宫内膜增生和分泌,同时促进卵泡卵子的发育成熟。这三者之间的不足和失调,又有肝肾不足、脾胃失和、心肾失济3个方面。

肝肾不足。常与先天禀赋不足、发育较差,或流产,房事过度,以及长期失血等原因有关。夏桂成教授认为长期工作紧张,脑力劳动过度,思想负担过重,生活不规律,夜生活过长过久,均可耗损肝肾之阴,以致肝肾不足,阴血亏虚。特别是经行之后,阴血更有所不足,阴血既虚,天癸自然也有不足,从而亦影响精卵的发育成熟,这是经后期的主要病理特点。阴血不足,有程度上的不同,因此,影响精卵的发育和周期节律也有程度上的差异性,表现出的病证亦有所不同:轻度阴血不足,一般不影响或轻度影响月经周期,除带下偏少外,无明显的临床症状,血中雌激素水平轻度降低,但在环境、生活规律改变,或紧张疲劳之后,月经极易失调,并伴头晕腰酸等症状;中度阴血不足,一般表现为月经后期月经偏少,可伴头昏腰酸、带下偏少等症状,雌激素水平偏低,生活状态波动或某些因素的干扰,可使病证加重,不仅在不孕症中常有所见,而且在月经稀发、更年期综合征中亦有所见;重度阴血不足,一般表现为月经后期量少、闭经、卵巢早衰等,伴有明显的头晕腰酸,烦躁失眠,阴道干涩,带下全无,除了出现雌激素水平低下以外,随之而来的还有血中卵泡刺激素(FSH)升高,月经周期停留在经后早期,圆运动处于静止停滞状态。

脾胃失和。常与素体脾胃不强,或饮食不慎,或劳累过度,或饮过受凉,或缺乏活动等有关,出现纳谷不馨,腹胀矢气,大便不实,神疲乏力等症。《医宗金鉴·妇科心法要诀》曰:"精血赖水谷以滋生。"夏桂成教授认为,有一部分女性在服用滋阴养血的方药后,出现腹胀矢气,大便偏溏的症状,不能达到滋阴养血的目的,改用调理脾胃的方药后,不仅脾胃强健,而且带下增加,腰酸等症状减轻或消失,说明不能忽略脾胃对肝肾阴血的重要性。

心肾失济。阴阳消长转化的月节律变化,必须要在心肾子宫生殖轴包括任督循环圈的协调下才能正常进行。阴阳相对平衡、相互依赖,必须要保证心肾的交济。若心火偏旺,或肝火扰之,必然使心肾失济,前人有云:"有动乎中,必摇其精""心动则精泄",心肾不交,不仅使阴阳失衡,而且耗损阴精,使阴长不利。

(2)阴长运动的形式及与"7、5、3"奇数律的失常:经后期阴长形式,是由经后初期的低水平,到经后中期的中水平,及经后末期的近高水平发展,在初中时期呈波浪式上升,末期的近高水平,有的可见突然的上升。初中时期较长,末期较短,但都有一定的时限,如超前过多或落后过多,均属病理,不仅打破了阴半月的时限要求,而且亦影响阴长运动的有规律的波浪式,其病变又有初期延长、中期延长、末期延长3种。

经后初期延长。最为多见,即经后阴长停留在低水平,缺乏应有的波浪状运动,血雌激素水平持续走低,甚至出现 FSH 的升高。相当于中度或重度肝肾不足。

经后中期延长。少见,即经后阴长停留在中水平范围内,虽然有一些波浪状运动,其活动必然偏少水平偏低,不能进一步提高,相反呈倒退式,虽然有少量带下,但不能增多,质地黏稠度亦不够,雌激素水平略有下降,相当于轻度肝肾不足。

经后末期延长。极少见,即经后阴长停留在近高水平范围内,虽然在经后初中期有规则的波浪状活动,但达近高水平后缺乏活动,有的呈倒退运动,带下虽然较多,但质地不符合要求,雌激素水平高峰募集期延长,或不能继续提高,可能与阳虚肝郁亦有关,生殖器官的器质性疾病、肝炎病患等亦可能致此。

此外,尚须注意连续2次以上出现阴长过快,缺乏应有的较规律的波浪式运动,亦缺乏经后初中末3期的分界,亦属于病变。

"7、5、3"奇数律的失调较为复杂。7数阴长律,按阴半月要求,经后期仅有1个7天,但也可以有2个7天达到近高水平。如超过2个7天,仍然不能达到近高水平者,谓之7数律过长;如连续3次以上经后不足7天即进入经间排卵期,且缺乏应有的规则的波浪式运动,谓之7数律过短。5数阴长律,按阴半月的要求,经后应有2个5天,甚则3个5天达到近高水平,如超过3个5天,仍然不能达到近高水平者,谓之5数律过长;如连续2次以上经后5天内即进入经间排卵期,缺乏应有的波浪式运动,谓之5数律过短。3数阴长律,按经后阴半月的要求,经后期应有4个3天,甚则5个3天,达到近高水平,如超过5个3天,同时缺乏3数律波动式运动,不能达到近高的水平,谓之3数律过长的病变;如连续2次以上,经后3天内即进入经间排卵期,其阴长运动呈直线上升者,谓之3数律过短。此外,尚有"7、5、3"交替混乱过多,变化过多,有时出现7数,有时出现3数,有时出现5数,很无规律,其运动虽有波浪式起伏,但很不规则,一般亦属病变。

（3）阳消的病变：阳消为了阴长，阴愈长则阳越消。在经后中末期，为了保证阴长的中和近高水平的要求，阳消尤为重要，若阳消失常，则阴分不得恢复，补之也无济于事。若素体阳虚，或调摄不慎，护阳不力，以致阳虚者，必然影响阴长及阴的突然上升运动，亦影响经间排卵期后的阴转阳及阳长活动；若素体阳旺、嗜食辛辣，或补阳过多，或心肝火旺，以致阳火过旺，不但不能行生理的消长作用，反过来行病理的破坏作用，可导致2种病理变化：一是仅对抗阴血，使阴长不利，经后期延长；二是火旺迫血，或迫血妄行，导致出血，或迫阴血假性上升，出现经后期缩短、月经先期等病变。

3. 经后期的治疗 以"补差"为本，是经后期的治疗特点。前人曾经提出"经后以补虚为当"的治疗大法。补虚者，养血也，女子以血为主，经行产后，血海空虚，《灵枢》所谓"数脱血也"，因而体内处于一种"血少气多"的状态，故前人有补虚养血之说。夏桂成教授认为，血固然重要，但阴与精更为重要。月经周期之所以形成，以及形成后的月节律性，与阴精有关。阴精有所不足，阴长的奇数律失常，以及与阴长有关的阳消病变，均是经后期的治疗所在，因此他将养血而养阴，养阴而养精（卵）作为经后期治疗的关键。养阴必须与经后初、中、末3个时期相结合，又必须与"7、5、3"奇数律相结合，促进阴长、促进精卵发育成熟。

（1）养血滋阴法：血中养阴，阴中育精，是贯穿整个经后期的治疗方法。由于经后初、中、末3个时期阴长有波浪式及呈低、中、高水平发展的特点，故治疗应顺应这一生理特点而有所不同：经后初期阴长水平偏低，故用养血滋阴法；中期阴长水平有所提高，故用养血滋阴、佐以助阳法；末期阴长水平趋高，故用滋阴与助阳并重法。

养血滋阴法，是指运用养血与滋阴的药物所组成的方剂。其目的在于滋阴，通过滋阴达到育精。"阴"实指天癸肾水，是溶于血液的一种水样物质，非肉眼所能见，故治疗上把血、阴、精联系在一起，《傅青主女科》所制养精种玉汤，就是养血滋阴的代表方，陈士铎《辨证奇闻》《辨证录》将本方改名为养阴种玉汤。本方以四物汤为基础，去温升之川芎，加入酸敛养阴之山萸肉，目的虽在于养精种玉，但方药本身仅有养血滋阴的作用，由于前人把阴与精混为一体，故方名养精种玉汤，实际上是养阴种玉。夏桂成教授常取归芍地黄汤（炒当归、白芍、山药、山萸肉、熟地、丹皮、茯苓、泽泻等），常规用量，服药剂数按"7、5、3"奇数律定。若阴虚程度较重，必须选用较好的补阴方药,可取二甲地黄汤加减(炙龟板、炙鳖甲、山药、熟地、山萸肉、女贞子、怀牛膝、丹皮、茯苓等),用量、服法、剂数同上。上述两方既适用于经后初期,也可用于经后中期,因为初期仅是阴长的开始阶段,阴长的水平很低,所以通过血中养阴的方法,达到养精,故选用四物汤合六味地黄丸合剂;但如阴虚明显,肝肾亏损的程度较重,就有必要选用二甲地黄汤,龟板滋阴补肾、鳖甲滋阴养肝,两味均为血肉有情之品,合熟地、山药、山萸肉、牛膝等大补肝肾,较为合拍;如脾胃薄弱者,先调脾胃,或兼调脾胃,视具体情况而定。前人曾有熟地合砂仁同用,以防止熟地滋腻影响脾运;素有便溏者,当归应去之,当归合熟地更易引起腹胀便溏,非不得已时请勿用之。

养血滋阴佐以助阳法,是指在滋阴方药中,加入少量的助阳药物。张景岳曰:"善补阴者,必于阳中求阴"。故在滋阴方药中加入助阳之品,目的仍在于补阴,特别是补养动态之阴,将补阴与阴长的动态结合起来。如不加以助阳药,纯以阴药补之,很难达到阴长趋向中高水平的要求,无怪《傅青主女科》中一些补肾方药如定经汤、调肝肠、加减四物汤、益经汤等,均在补阴的同时,加入一定量的助阳药物。因此,夏桂成教授常选用归芍地黄汤合菟蓉散合剂(炒当归、赤白芍、山药、山萸肉、熟地、丹皮、茯苓、川断、菟丝子、肉苁蓉等),常规用量,服药剂数按"7、5、3"奇数律定。本法适用于经后中期,或阴虚兼阳虚之经后初期,之所以要在滋阴药中加入一定量的助阳药者,有2点用意:一是阴阳互根生化之需要,阳生阴长,阴的提高有赖阳的提高;二是阴阳消长对抗的需要,阴者静也,其动态变化有赖阳的参加,才能维持和推动。

滋阴助阳、阴阳并补法,滋阴与助阳并重,其目的仍在补阴,所以在助阳药物选取时,必须选其平和之品,夏桂成教授常用归芍地黄汤合五子补肾丸加减(炒当归、赤白芍、熟地、丹皮、茯苓、山药、山萸肉、栀子、川断、菟丝子、覆盆子、肉苁蓉等),常规用量,服用剂数,仍按"7、5、3"奇数律定。本法适用经后末期,或阴虚兼阳虚的经后中期,之所以要把助阳药增加到几乎与滋阴药同等地位,用意亦有2点:一是阴长的时间需要。一般经后末期,阴长要接近重阴,要上升到较高水平,就阴长本身来说较为困难,同时较高水平的阴,亦要较高水平阳的化生。其二是阴长的动力需要。阴长到较高水平,有的甚至要突然冲击达重阴者,非有较高水平的阳参加不可。所谓冲击法,即在上方中加入巴戟天、黄芪、红花,量宜小以促之,目的是通过阳的升动使阴长冲击达重阴,暂服即止,过则伤阴。

(2)几种变法:所谓变法者,异于常法也,是为了适应情况的变化所提出的一种治法。有的从表面上看,与滋阴养血生精无关,但是可从间接或其他方面来达到补血滋阴生精的目的。夏桂成教授将其归纳为活血生精法、健脾养精法、宁心敛精法、清肝保精等。

活血生精法,是指用由活血化瘀与滋阴养血的药物所组成的方剂,治疗由血滞或血瘀所引起的精卵发育欠佳或排卵功能不良的不孕症。夏桂成教授自拟活血生精汤(炒当归、赤白芍、山药、山萸肉、炙鳖甲、五灵脂、红花、益母草、山楂、甘草等),常规用量,五灵脂、红花用量宜轻,必要时加蜈蚣少量,行经末期即应开始服用,直服至经后中期。此方是从生化汤变化而来,但生化汤偏于温化扶正,此则一变而为清化扶正,滋阴活血,双相调节精卵的发育。必须注意到,素体火旺,血流较快,或者血液凝固较差者忌用。

健脾养精法,是指用由健脾养阴的药物所组成的方剂,治疗由脾胃失和所致阴血不足不能养精的不孕病证。夏桂成教授常用参苓白术散加减(太子参、白术、山药、山萸肉、广木香、茯苓、薏苡仁、桔梗、陈皮、炒谷芽、建莲肉等),经后中末期,尚需加入川断、菟丝子,常规用量,服用剂数按"7、5、3"奇数律定。健脾滋阴重在健脾,以后天水谷之精养先天之阴精,因此保证脾胃的正常运化非常重要,凡感觉腹胀,矢气频频,或服滋阴药后,午后入晚腹胀明显,或腹鸣便溏者,需用此法。若心烦寐差者,以资生健脾丸加减为宜;若腹泻有冷感者,应去山药、桔梗,加入六曲、炮姜等止泻之品,使脾运健旺,不补阴而阴自复耳。

宁心敛精法,是指运用宁心安神、收敛阴精的药物所组成的方剂,治疗由于心神妄动所致阴精耗损的失眠、不孕症、经前期综合征等。夏桂成教授自拟宁心敛精汤(龟板、牡蛎、山药、山萸肉、炒枣仁、莲子心、五味子、干地黄、茯苓、夜交藤等),常规用量,经后中末期加入川断、菟丝子等品。此法乃心肾交合之法,不仅能调理阴阳、维持阴阳的动态平衡,还有藏精敛阴、保护精卵健康发育的功效。肾藏精,心藏神,神驭精,心神妄动则必泄其精,心火不宁则必耗其精。所以安定心神,才能保精敛精。

清肝保精法,是指运用清肝解郁、滋阴养血的药物所组成的方剂,治疗肝郁化火所致的月经先期、量多,以及焦虑症、不孕症。夏桂成教授自拟助孕汤(炒当归、白芍、炒柴胡、广郁金、钩藤、丹皮、炒山栀、山药、山萸肉等),常规用量,经后中末期加入桑寄生、熟地、菟丝子等。此类病人除服药外,尚需对其进行心理疏导,使其放下思想包袱,解除紧张恐惧心理,减轻压力,才能获取良效。

(3)调治阳消失常的方法:阳消太过,或素体阳虚,必然影响阴长,非滋阴养血所能治,当予扶助其阳,才能推动阴长。经后期以阴血为主,故扶助其阳也以平补为法,夏桂成教授常选菟蓉散、五子补肾丸等。若脾胃不和,尤当先调脾胃,方选六君子汤等加入川断、菟丝子等品;若阳消不及,或禀赋阳盛,嗜食辛辣,以致阳有余,阳有余则易化火,火旺又必耗阴,阴阳对抗,演变为病理性消长,不仅阴长不及,反而倒退为阴消,治当清热抑阳,扶助阴血,常选用两地汤(地骨皮、大生地、玄参、白芍、山药、丹皮、茯苓、麦冬、天花粉等);若阳火过旺,尤当运用泻火坚阴的方法,可选用知柏地黄汤加减,必要时在方中加入大黄、黄连等;若兼有脾胃不和,湿热内阻,当随证加入健脾清利之品。

(三)经间期

1. 经间排卵期的生理特点　经间排卵期的生理特点主要就是在重阴必阳的前提下排出精卵。临床上可以见到锦丝状带下,以及少腹胀痛、腰俞酸楚等反应,其带下呈透明状,预示排卵即将来临,故前人称此为"氤氲""的候""真机"。《女科证治准绳》中引述袁了凡所云"凡妇人一月经行一度,必有一日氤氲之候……顺而施之则成胎",只要把握这一时期的特点,则有希望实现妊娠。

(1)重阴到位:经间排卵期的生理特点,首先就是必须重阴到位,同时通过氤氲乐育之气血活动,达到排出精卵而受孕的目的。根据女性体内生物钟节律的变化,以中医学阴阳学说理论对经间排卵期排卵活动的描述,这一阶段通过体内阴分的积累,卵泡才能成为优势卵泡,发生排卵活动,与自然界的圆运动生物钟节律有关。

国医大师夏桂成教授运用调整月经周期节律法已近40年,觉得分析重阴的意义及内涵十分重要。重阴者,即阴长的高水平,有如两个阴重叠在一处,而且也包括其他多种阴的成分在内,首先是指天癸之阴水也。阴长至重,亦即是天癸之阴水高涨达到有如两个阴的重叠,即高水平之意。所谓阴水,亦即是张景岳所指出的无形之水,以长以立,是有助于生长发育的阴类物质,即有类似雌激素样作用的物质,其高涨达到非常高的水平,经间排卵期雌激素达到高值时,才能促使精卵发育成热,从而再排出卵子,这是重阴的主要方面。但重阴者,包括多种阴的提高,精卵的成熟,也是重阴的主要内容。精卵者,在一定意义内,与癸水肾阴分不开,前人在论述天癸时,常与其联系在一起,所谓天癸者,阴精也。《女科经纶》引马莳曰:"经云:女子二七而天癸至。天癸者,阴精也,肾属水,癸亦属水,由先天之气蓄极而生,故谓阴精为天癸……男女之精,皆可以天癸称……男女当交媾之时,各有精……《灵枢》云:两神相搏,合而成形。常先身生,是谓精者是也,但女子之精,以二七而至。"因此,癸水之阴,滋长至重,实际上亦意味着精卵之发育成熟,所以癸水之阴与生殖之精有着极为密切、不可分割的关系。癸水之阴长,滋养精卵成熟,而精卵的发育成熟亦可促进癸水之阴的提高,重阴必阳的根本目的在于排卵,排卵之后才有可能完成生殖。

精卵,就中医学而言,藏之于肾,前人所谓肾藏精,为生殖之本,而西医学认为,卵子藏于卵巢,卵泡是卵巢的主要组成部分,卵泡的发育,卵子的成熟,排卵的顺利,依赖于性激素水平不断提高和变化。因此,重阴者,不仅癸水之阴长水平很高,类乎两个阴的重叠,亦包含着精卵发育成熟,成熟的卵子亦应包括在重阴之内。

另外,重阴还当包括津液的增加。在癸水之阴滋长的同时,必然亦涉及津液的增长,因为癸水属于肾阴,肾阴者,与诸阴有关,《景岳全书》中说:"五脏之阴,非此(指肾命门之阴)不能滋。"且调节阴阳的奇经八脉中的任脉,主司诸阴,称为阴脉之海,故凡精、津、液、水湿,皆为任脉所司,而任脉隶属于肾,故肾阴癸水长至重时,津液自然也随之增加。从周期演变的节律来看,这一时期最易观察到的带下数量增多,而且质量上的黏稠呈拉丝状,古医籍称作"锦丝带下"。一般而言,津液主要能够滋润、濡养全身,包括皮肤毛发在内,鉴于津液在性质、分布部位上的不同,其作用也有所不同,清而稀者为津,主要渗透浸润于肌肤腠理之间,流动性较大,主要在于濡养肌肉,充润皮肤,泽及毛发;浊而稠者为液,主要流行灌注于关节、脑髓、孔窍,二者都是流于体内的液体。在其运行过程中,互相影响,互相转化,所以常常津液并称,并不严格区分,与肾阴癸水有着内在关联,常可随肾阴癸水的滋长而增加,亦可随肾阴癸水的衰落而减少,甚则燥枯。

综上所述,重阴的内涵包括多方面,虽然以癸水之阴、生殖之精卵为主,还应包括津液等在内,反映了重阴内涵及其意义的多样性。

（2）必阳结局是排出精卵:经间期的到来,表示经后期的结束,是整个月经周期中的重要转化时期,因此经间期的到来,对整个月经周期来说,具有非常重要的意义。其主要的生理特点排出精卵,就是所谓"氤氲状"的气血活动,前人十分重视经间排卵期的氤氲状气血活动。排卵受孕的最佳时间,前人称之为"的候""真机""乐育之气",其有可能影响到脏腑,特别是心(脑)等中枢系统,能够主宰人体功能活动,在《女科证治准绳》中引袁了凡说:"氤氲乐育之气触之不能自止。"

经间期与行经期的气血活动不同。首先是氤氲状气血活动呈上行性,显然与行经期的气血活动呈下行性不同。这里所指的上行性,一方面是指与行经期气血活动所存在的差异作比较而言,另一方面是指排卵时的氤氲乐育之气,在有排卵的情况下就有受孕可能,所以一般在经间排卵期,情绪兴奋有助于排卵。排出精卵,虽在下焦,但随着气血上升,氤氲乐育之气可触动心脑,呈兴奋状态,这就是从深层次方面来认识上行性。其次是气血活动的部位。行经期气血活动在于小腹子宫部位,而经间排卵期的气血活动在少腹卵巢部位,属于厥阴少阳的经络要处,所以出现少腹作胀或作痛,以及烦躁、乳头胀痛等反应。再次是气血活动的规律。一般来说,排卵的日期,应在锦丝状带下最多的时候,但由于地区、体质、气候、心情等的不同,不同女性排卵日期并不一致,有的偏前、有的偏后,即使同一个体的不同月经周期,亦有偏前偏后的差异。采用现代科学检测方法,结合超声影像学的动态监测,能够准确确定排卵的具体时间。

经间期气血活动强度与节律没有行经期子宫冲任明显,但涉及腹腔中的范围更大,包括卵巢活动呈突破性,输卵管活动呈蠕动性,在排出精卵的同时,阴津水湿亦随之而出。

排出精卵时气血活动的简要机制,历来中医妇科学尚未归纳,夏桂成教授认为,首先具有成熟的精卵,然后通过心(脑)、肝肾及有关经络,特别是冲任气血活动,才能形成排卵。虽然冲任、厥阴、少阳等经络气血活动明显,但是支配排卵气血活动的最高主宰在于心(脑)肝,心主血,藏神明,肝藏血,又藏魂,主疏泄,脑为元神之府,神能驭精,因此,精卵的排出,是受神主宰,且心肝者,阴中之阳也,子宫之开,也即子宫之泻,来源于心肝。子宫开放,精卵才能结合,结合的精卵,受摄于子宫,亦有赖于冲任、厥阴等的活动。在排卵期所出现的上通下达,左右流动的颇为明显的一种态势,称之氤氲乐育之气,表示着排卵期的到来。

所以这一时期的转化调节,对于建立排卵周期的意义十分重大,也是阴阳运动生理调节所必需。正由于月经周期中阴阳运动这一调节时期的存在,从而保证了月经周期一次又一次的顺利发展。经间排卵期与行经期一样,有着除旧迎新的活动,迎新也即是生新的任务,生新是主要的,不仅推动月经周期的演变,而且更为重要的是排卵活动,繁殖下一代。

因此,夏教授认为这一时期的生理变化,即经间排卵期的转化运动,是维持相对平衡的重要手段,在重阴必阳的转化过程中,既存在消长对抗运动的关系,又存在互根统一的关系,即开始转化时虽然阴长至重,重阴是主要的,但必须有足够的阳,至少相当于中等水平阳的支持和促动,才能产生氤氲乐育之气,推动转化,排出卵子。正由于阳有基础,转化后,阴让位于阳长,阳长才能顺利。总之重阴必阳,首先取决于重阴,但亦取决于阳,其次取决于气血活动,更重要的是取决于阴阳运动的自身规律。这就是经间期的生理特点。

2. 经间排卵期的病理特点　经间排卵期是月经周期的中间阶段,生新除旧,以排卵为主,排卵顺利,则阴浊自除,阳气自然生长,所以病变的重点,在于排卵生新的失常,具体在于重阴转阳、周期节律的失常。

重阴必阳失常,其一,是重阴本身的病变,这也是重阴必阳中最为重要的一面:重阴有所不足,亦即是接近重阴,尚不能达到重阴高水平的要求,一般属于虚变,必然影响转化和排卵;重阴有余,即重阴过甚,一般属于实变,亦将影响转化和排卵;重阴不协调,时盛时衰,忽虚忽实,一般属于虚实夹杂的病变,不仅影响重阴必阳的规律性,而且为转化排卵带来困难。其二,是必阳的转化失常:有欠利、缓慢、过快等病变。其三,是阳的病变:因为这一时期既存在阳消,又有阳长的问题。重阴必须以阳消作为保证,同时必阳,已开始阳长,所以在这一时期阳本身的消长不应时,易致病变。分述如下:

(1)重阴病变:所谓重阴病变,是指重阴的不足、有余,以及不足与有余交替出现的不协调病变。不足者,虚变也,有余者,实变也。这里需要指出的是,不足者,虽为虚变,但能达到接近重阴的水平,所以在程度上有区别,不足与有余处于对立状态,一般不易见此,但在脏腑功能失调的情况下容易出现。

1）重阴不足：此种病变，临床上颇为常见，故列为重阴病变的首位。夏桂成教授根据长年深入观察发现，重阴不足与生理范围内重阴稍次者，有着程度上的差异性，而病理上重阴不足，亦仅仅是有所不足而已，程度上较轻，否则就不可能达到经间排卵期这一阶段的生理要求。且重阴的实际内涵，应包含三个方面。

首先是癸水之阴有所不足。癸水之阴，的确是重阴中的主要成分，也是阴阳消长转化运动中的主要物质，它有所不足，主要有先后天的因素。青春期的月经病证及原发性不孕症，大多与先天因素有关，即禀赋与体质的因素。特别是癸水之阴有所不足，故常在初潮后形成月经病，且先天因素、体质因素所致阴虚者，一般均停留在经后期，较难进入经间排卵期，或亦有少数阴虚程度较轻者，能够进入经间排卵期，但癸水之阴滋长达重时显然不足，或者虽然达重阴高水平，但又迅即下降，不能维持排卵期应有的时数节律。一般从月经病史及有关检查检验中，是不难获知的。后天因素较多，或与心理不稳定，精神方面的烦躁、紧张、忧郁、悲哀等因素长期刺激有关，或与劳倦过度、长期失眠、环境变迁、寒热不调、工作学习节奏过快等因素有关，以致心、肾、肝、脾功能失调，久而将及肾阴不足。张景岳曾经说过："五脏之伤，穷必及肾。"肾阴虚，则癸水必然有所不足，因癸水者，属肾也，乃北方壬癸之水。癸水、肾阴，均来源于先天，也均需得后天之滋养，肾阴足则癸水充，肾阴有所不足，则癸水自然亦有所不足，癸水不充，既不能滋养精卵，以致精卵发育成熟较差，又不能滋生子宫内膜，以致内膜较差，血海不得充盈。更为重要的是，癸水之阴达重足，重阴必阳转化顺利；重阴不足，转化排卵自然欠利，即使极少数精卵发育成熟，子宫内膜基础较好，重阴必阳的转化必然有所不利，或者即使重阴必阳的转化顺利，亦将影响月经的经量和精卵发育成熟的质量，从而导致月经病证及不孕症等的发生。

其次是重阴津液不充。一般而言，癸水与津液亦有着密切的关系，癸水不充，津液自然也有所不足，表现在经间排卵期的锦丝状带下有所减少，或者锦丝状带下不能维持应有的时数律，更重要的是阴道的润泽，排卵时输卵管与子宫内的滋养，以及输卵管蠕动的滑利，有利于性交及精卵结合后输送运动等，津液不足者，必然影响到这些方面的功能。此外，亦有少数人出现癸水之阴与津液不一致的病变，如癸水之阴达到重，检验雌激素符合排卵高水平要求,探测卵泡发育也已成熟,转化顺利,但因津液不足,带下偏少,以至不能受孕者,同样属于重阴有所不足的病变范畴。

再者是重阴水湿有所不足。癸水与水湿也就是北方壬癸之水,壬癸者,本来就有调节水湿的作用,故癸水之阴滋长,则水湿亦必然增多;癸水衰少,或有所不足,则水湿也就相应减少。所以当癸水之阴滋长达重时,水湿也就增加到一定的饱和状,经间期的带下除锦丝状外,尚有较多的水样带下;重阴有所不足时,水湿也就显得不足,带下因而偏少,生殖道可能有干燥的感觉。但亦有少数癸水之阴与水湿不一致的病变。如癸水之重阴较好,精卵发育成熟,而水湿偏少,水样带下很少,导致转化欠利,排卵时的气血活动亦较差。亦有重阴不足,转化欠利,但水湿过甚,水样带下偏多,或者水湿泛溢,出现面浮肢肿者,反映了经间排卵期重阴的复杂病变。

2)重阴有余:此种病变,临床上虽属少数,但亦常可见到。根据我们长期深入的观察,所谓重阴有余,就是说癸水之阴过高,雌激素过高,超过了重阴的水平。一般通过抽血化验查雌激素水平,是不难发现这类病变的。重阴有余,亦必影响阴阳之间的转化,影响阴阳消长运动的发展,从而导致排卵困难。形成重阴有余者,有先后天的因素,先天因素与禀赋、遗传有关,后天因素与高营养、刺激性食物、药物,特别是滥用性激素类药物,或某些湿热性肝炎病变的影响等有关。此外,还要排除一些肿瘤疾病。重阴有余,不仅可以表现为经间期的锦丝状带下的增多或时数律的延长,而且还可以表现为性欲增强等。其次,津液亦必随着癸水之重阴而增多,而且亦超过一般重阴时的量,津液过多,容易壅阻而为脂肪,侵袭不同部位,可导致各种病证。如卵巢冲任不足,痰浊内侵于该处为病,结聚不散,日积月累,必将成为痰浊型癥瘕;痰浊蕴阻,流注于下,随重阴下泄,而为痰浊性带下;痰浊蕴阻,结聚于腹腔,泛溢于四肢,造成肥胖症;当然,津液凝聚为痰湿,蕴阻于内,必然影响气血的活动,使转化不利,排卵有所困难,这是重阴有余中癸水与津液相一致的病变。亦有少数癸水之重阴并非有余,而津液有余,超过正常重阴的要求,形成痰浊或痰脂样病变者,这亦会给转化排卵带来一定的困难。

再者,水湿在重阴时增多,而在重阴有余时则水湿过多,形成病变。水湿过多,亦可蕴阻于腹腔之中,形成腹腔积水,或者流注于生殖道、阴道,导致带下过多呈水样;水湿泛溢于四肢皮肤之间,形成经间期浮肿;湿蕴生热,湿热乘气血活动之机而下注,可导致经间期带下证、阴痒证。一般来说,水湿过多,将对经间期气血活动不利,影响转化,影响排卵,这是重阴过盛中癸水之阴与水湿相一致的病变。但亦有少数癸水之阴并非有余,或者尚有不足,而水湿之阴邪有余者,亦可导致经间期浮肿、泄泻等病变。

3)重阴不协调:重阴必阳的转化运动,在历次的月经周期运动中,忽而表现有余,忽而表现不足,忽而又趋向正常,同时还出现量、色、质方面的病理改变,谓之重阴不协调的病变。夏桂成教授认为,重阴不协调者又有如下四种形式:

轻度不协调:既有正常的重阴转阳,顺利转化,排出卵子,亦有轻度的有余不足。重阴变化,表现出经间期的时盛时衰,忽长忽短,虽程度较轻,但必然影响排卵过程中气血活动,最终影响排卵。仔细分析经间排卵期的锦丝状带下,可以发现时多时少,时稀时黏,时长时短,虽不规律,但又不十分明显,在青春后期,或者围绝经期早期,以及功能性不孕不育病证中,常见此现象。

明显不协调:即重阴有余或重阴不足交替发作,颇为明显,基本上已没有正常的重阴必阳的转化。在重阴有余时,锦丝状带下多,维持的时间长;在重阴不足时,锦丝状带下偏少,经后期的时间亦长,带下维持的时间很短,转化困难,排卵延后,有的甚至要经过2~3次的氤氲状变化,才能转化和排卵成功。如此有余与不足交替出现,同时还伴见明显的全身症状,以及月经量、色、质的明显改变。

偏向有余的病变:即是在重阴有余与不足的交替发病中,大多数呈有余病变。即在每次月经周期,特别是经间排卵期的演变中,大多数呈现经间排卵期锦丝状带下过多,维持时间偏长,经间排卵期提前,转化时的气血活动过于强烈等等,全身症状也出现明显的变化,月经的量、色、质的改变也很明显。而重阴不足,经间排卵期锦丝状带下偏少、偏短,转化排卵延后等病变较少出现,或间隔3~5个月一次。这种情况临床上颇为少见。

偏向不足的病变:即是在重阴有余与不足的交替发作中,大多数出现不足病变。即在每次月经周期,特别是经间排卵期的演变中,大多数呈现经间排卵期锦丝状带下偏少,维持时间偏短,转化排卵期延后、延长,甚则延后很长。亦可能出现2~3次的经间期气血活动,才能获得排卵成功,但亦有少数时间出现经间期重阴有余,锦丝状带下偏多,维持时间长等变化。

这是不协调中偏于不足的病变,临床亦为少见。

(2)必阳转化不利:一般来说,必阳转化的动力在于气血活动,而气血活动又与排卵有关,转化不利,气血活动欠佳,自然影响排卵,导致排卵失常,而且必阳的转化与重阴亦有很大关系,其病变亦必然与重阴的失常有关,故不予赘述。至于转化时的阳消与转化后的阳长病变,亦可参考经后期的阳消的病理特点,此处不复述。

1)排卵障碍:此处所指的排卵功能障得,仅是指无器质性病变而属功能性病变者,尚存有周期、有排卵,但排卵不良而有困难者属此。如多囊卵巢综合征、卵泡未破裂黄素化综合征等。

多囊卵巢综合征:多囊卵巢综合征简称 PCOS,一般认为与下丘脑 - 垂体 - 卵巢功能失调,卵巢类固醇激素生物合成过程中酶系统的功能障碍有关,是多态性、异质性、难以治愈的内分泌紊乱疾病,主要表现为高雄激素血症和代谢异常。夏桂成教授认为,PCOS 患者月经来潮一般属于无排卵性月经,但亦有少数或者经治疗后,可进入经间排卵期,出现一定量锦丝状带下,但排卵仍存在困难,缺乏明显的气血活动氤氲状,这些都说明该病的难治性。

卵泡未破裂黄素化综合征:卵泡未破裂黄素化综合征简称 LUFS,西医学对 LUFS 的病因病理尚未完全阐明。少数患者经治疗后可进入经间排卵期,出现锦丝状带下,但因卵膜厚、卵子不能排出,气血活动不明显,氤氲状不能形成,排卵障碍,同样不能孕育。

2)排卵欠利:排卵欠利者,有比较正常的月经周期,但经间排卵期的确存在一定的排卵欠利,此首先与重阴有不足有关,在重阴必阳失常中已详加论述,此处仅仅阐述由内外因素影响气血活动,乐育之气较弱的情况,从而影响转化,在一定程度上影响顺利排卵。我们在临床长期观察中发现,排卵欠利者有以下几种情况:

肝郁气滞:患者常有心情忧郁,或忿怒急躁,或突遭较剧精神刺激,或遇有不良环境的干扰,以致心肝气机郁滞,必然影响这一时期经间排卵期的气血活动,在一定程度上影响转化,从而也影响顺利排卵。肝郁气滞不仅影响排卵,而且阻碍乳房的气血活动,可以出现经间期乳房胀痛;肝郁化火,灼伤乳头,可以出现乳头触痛;或者肝郁气滞,阻于心胸之间,得阳气内动,痰浊内蒙,可出现经间期情志异常,如肝郁气滞阻滞于心脑之间,可出现经间期癫狂。

血瘀内阻：常见经产留瘀，瘀阻胞宫，或形寒饮冷，寒凝冲任，血行欠利，必然影响这一时期经间排卵期的气血活动，影响氤氲乐育之气的形成，从而影响转化，影响排卵。血瘀阻于冲任、厥阴、少阴之经络，影响经间排卵期的气血活动，可以出现经间排卵期的腹痛。瘀阻伤络，络损血溢，加以经间期阳气内动，气血活动加剧，是以出现经间排卵期出血；瘀浊内阻，趁经间排卵后，卵巢空虚，流注于内，久而结为癥瘕，形成卵巢肿瘤样病变。

湿浊壅阻：湿浊的性质有内湿、外湿之别。内湿者，主要由脾肾不足所产生；外湿者，由自然界的湿邪及地处潮湿的环境所致。临床上内湿颇为多见。妇科的湿浊病邪，又常与任带奇脉亏损，阴盛（即癸水过多）及阳长不及有关。且女性疾患，绝大部分发生在腰带以下，盆腔小腹部，即子宫、输卵管、阴道等部位，湿性下趋，故易发生在这些部位；湿蕴生热，至经间排卵期阳气内动，气血活动，与湿热相搏，易致盆腔炎性疾患；气血活动欠利，血瘀气滞，经间期阳气内动，热伤血络，络损血溢，易致经间排卵期出血；经间排卵期，气血活动，湿浊随之而动，浸淫于下，可发为经间期带下多阴痒的周期性疾患；如气血流动，湿浊被吸收入血分，发为周期性身痒。此外，湿浊蕴阻尚可导致癥瘕，根据我们长期临床的观察，发现因为经间排卵期重阴过度，水湿津液蕴蓄，侵袭卵巢，久而结为癥瘕，可致卵巢囊肿，或者发为输卵管积水等。

3）排卵不协调：经间排卵期的时间不一致，缺乏规律，或前或后，前后不一，前则周期甚短，后则周期过长，有违常道。夏桂成教授认为，一般经间排卵期有其规律性，应在两次月经的中间时间，也即是在月经干净后7~9天，或是周期10~12天，下月的周期依然如此，符合太极阴阳钟要求，即使稍有先期，亦应有先期的规律性，稍有后期，亦应有后期的规律性，此皆属于生理性变化。但如一旦导致病变，促使经间排卵期失去规律性，先后不一，不仅表现为月经周期的不协调，而且使经间排卵期不协调，导致不能孕育。

排卵失常，一般与气血活动失常有关，反过来说，气血活动欠佳，其排卵亦必欠利，这是气血活动与排卵相一致的病变。但亦有气血活动与排卵不一致的病变，即气血活动基本正常，转化亦较顺利，但排卵欠佳，包括卵泡的发育欠佳，甚则无排卵的黄素化病证，通过 B 超以及有关检查，是不难发现的;或者排卵尚顺利,卵泡发育尚佳,但气血活动较强、较长,以致出现经间排卵期的腹痛、出血、情志异常等病证;或者出现忽强忽弱的气血活动或忽快忽慢的转化运动,导致一些错杂的病证。

3. 经间排卵期的治疗 由于经间排卵期重阴转阳,气血活动显著,故经间期的治法亦同行经期一样,活血通络是主要的治疗方法。因为通过活血通络,可以促使卵泡排出。但是由于每一个女性的生理病理不同,体质类型有异,以及气候、环境、生活等的区别,所以在主要治法方面虽有一致性,但其在次要或兼治方面,又有着不同的治法,本节将列出主要的促排卵方法和其他一些促排卵方法,同时列出临床上需要注意的事项。

(1)促排卵的主要方法:经间排卵期的主要治疗方法,在于活血通络,促发排卵,促进重阴必阳的顺利转化。经间排卵期促排卵的主要方药,有排卵汤、补肾促排卵汤。分别论述如下:

1)促排卵汤:组成:当归、丹参、赤芍、泽兰叶各 10~15g,茺蔚子 15~30g,香附 10~15g,红花 5~10g。服法:经间排卵期,或行经期按"7、5、3"时数律服药,每日 1 剂,水煎分 2 次服。禁忌:经间期出血,锦丝状带下偏少,腰酸头晕,烦热口渴;或者行经期经量过多,腹不痛者。

本方适用于经间排卵期气血活动较差,排卵有一定困难,或者行经期经行不畅,经量偏少,色紫有血块,小腹疼痛者。本方由当归、丹参、赤芍等常用活血调经药组成;泽兰叶不仅有调达月经的作用,而且还有着利湿化浊的功能;茺蔚子调畅月经,且有引经血下行的作用,合红花活血化瘀,且有破血通络,促动排卵的功效;佐以香附理气疏肝,调畅气机,气行则血行,血行则气顺,且香附还有一定的活血作用。因而全方不仅有活血的作用,而且亦有破血通络,促发排卵,推动卵子运动的功能。临床上本方宜加入川芎 5~7g,五灵脂 10~15g,川续断 10~15g;必要时,对血瘀严重或者伴有癥瘕者,尚需加入地鳖虫 6~9g,蜈蚣 3~6g,水蛭 5g,虻虫 5g 等虫类药。虫类药不仅具有较强的活血化瘀力量,而且攻窜血络,能导致卵泡破裂而促发排卵,对推动卵子运行有着较好的作用。

2)补天种玉汤与水火种玉汤:重阴有所不足或者由黄体生成素(LH)、卵泡刺激素(FSH)低下,反映到临床上锦丝状带下有所减少,或者偏少者,可以考虑用此方药来促之。补天种玉汤组成:丹参 10g,赤白芍各 10g,炒怀山药 10g,山萸肉 10g,莲子心 5g,合欢皮 10g,川断 10g,杜仲 10g,菟丝子

10g,鹿茸片^{先煎}6g,炙鳖甲^{先煎}10g,茯苓神各10g,紫石英^{先煎}12g。水火种玉汤组成:丹参10g,赤白芍各10g,大生地10g,炙鳖甲^{先煎}10g,麦冬9g,灵芝粉^{另吞}6g,炙桂枝6~9g,鹿茸片^{先煎}6g,川断10g,五灵脂^{包煎}10g。

3）补肾促排卵汤:该方是我们在实践中摸索出的验方,载于《实用妇科方剂学》。组成:炒当归10g,赤白芍各10g,山药10g,熟地10g,丹皮10g,茯苓10g,川断10g,菟丝子10g,鹿角片^{先煎}10g,五灵脂^{包煎}12g,山萸肉6g,红花6g。本方中不仅应用当归、赤芍、五灵脂、红花等活血通络的药物来促发排卵,更以归芍地黄汤为主,加入川断、菟丝子、鹿角片等补肾药,有助于肾之阴阳的提高,特别是肾阴的提高,肾阴的充实促使癸水之阴滋长达重;同时方中又加入了相当的补肾助阳药,因为在阴长的同时,也不能忽略阳的重要性。服法:经间期水煎分服,每日1剂,按"7、5、3"时数律服用。禁忌:经间期锦丝状带下少,并有烦热、口渴、低热者,或者腹胀矢气、大便溏泄者。

（2）几点注意:经间排卵期虽然与行经期同属于阴阳转化时期,气血活动较为显著,但是两者又有所不同。其不同于行经期的治法与特点有四方面。因此,在同样的调气活血治疗中,必须注意这四点,同时要进行针对性加减才能取得更好的疗效,更能达到促进排卵,恢复健康的转化功能。

1）活血通络,重在生新:行经期的气血活动,其结果是排出经血,除旧迎新,以祛瘀为主。而经间排卵期的气血活动,其结果是排出精卵,生新除旧,以生新为主,推动周期发展。因为经间排卵期是整个月经周期的半程阶段,排出精卵是为繁殖下一代服务的,而且排出的精卵,具有较强的生命活力,所以在活血通络的方法中,必须加入补肾之品,以利于排出精卵的生新活动。所以对肾虚症状明显者,或卵泡发育欠佳者,可加入紫河车、炙鳖甲、怀牛膝等补养之品,以区别于行经期化瘀为主、不宜补养的特点。

2）活血化瘀,促之上行:经间排卵期的气血活动,是呈上行性的,此与行经期气血活动呈下行性显然不同。之所以出现这种不同的气血活动方向,就在于祛瘀为主与生新为主的不同生理要求。祛瘀为主者,要求将旧瘀排出体外,故活动呈下行性;生新为主者,要求精卵排于腹腔,在体内,故呈上行性,在经间排卵期的活血化瘀药物中,要顺应这一生理特点,故应加入川芎、红花、五灵脂等品,尤以川芎为主。

3）活血化瘀,疏肝通络:经间排卵期的气血活动部位在两少腹卵巢、输卵管处。在中医学中少腹部属于肝经部位,故活血化瘀需与疏肝通络相结合,因此选用赤芍、五灵脂、香附等药,较为合适,尤其是五灵脂,化瘀疏肝,更为合适,故我们多用之。如需加强活血通络作用时,则地鳖虫、蜈蚣、虻虫等亦可加入 1~2 味,以提高促排卵的作用。

4)利湿化浊,促发排卵:经间排卵期的最大特点在于重阴必阳,而重阴尚包括津液、水湿在内。但是过盛的津液水湿在一定程度上,亦将影响重阴必阳的转化,进而影响排卵,或因原有少腹卵巢、输卵管处的水湿偏盛而影响顺利排卵。因此,适当配伍利湿化浊药物亦有助于顺利排卵,如化浊的广藿香、佩兰,利湿的马鞭草、萹蓄、瞿麦之属。我们临床上较为常用的省头草,即佩兰之草,其芳香虽不及佩兰,但燥湿化浊、理气醒胃之功不减,故亦有一定的促排卵作用,可供临床参考运用。

(3)其他促排卵方法:经间排卵期,除了采用活血通络或补肾活血促排卵的方法外,尚有其他一些促排卵的方法。须遵循中医辨证施治的原则,针对各种不同情况或所兼夹的各种因素选取不同的治法,才能获取较佳的疗效。同时由于经间排卵期时间短暂,掌握时机,配合针刺,可提高促排卵的成功率。

1)宁心益肾,活血通络法:这是针对心理性因素所致不孕证、月经不调病证的经间排卵期而使用的治法。一般来说,心理性疾患,除少数确因心理因素所致外,大多数存在着肾虚,或者肝肾不足,或者卵巢功能欠佳的状态,因此,在药物治疗时必须心肾卵巢合治,当然治疗的重点在于心。心因性因素所致不孕症、月经病证有两种病变。一种是心气郁结,心肾失于交济,胞脉闭塞,其原因常与心情不畅,思虑过度,工作、学习过度紧张等有关,久而久之,心肝气郁,特别是心气郁结,肝气不舒,心气不得下通,胞脉闭塞,可致月经后期,经量偏少,甚或闭经,伴见胸闷忧郁,时欲叹气,夜不能寐,或寐梦纷纭,纳食较少,或时烦躁不宁,经间排卵期,虽有锦丝状带下,但数量少,不能维持固有的时数律,可用宁心益肾、活血通络的方法,选用益肾通经汤。另一种是兴奋过度,心神不宁,气火偏旺,但又郁阻不畅,其原因常与心情烦躁、睡眠偏少或失眠有关,久而久之,心肝火旺,神魂不宁,心肝气火不降,同样可使心肾失交,水火不济,阴阳失衡,导致月经先期,或经量多少不一,胸闷烦躁,头昏头疼,失眠心悸,口渴烦热,锦丝状带下亦少,或者可见经间期出血等症,可用宁心安神,降火通络的方法,选用远志菖蒲饮加减。

益肾通经汤:该方收载于《实用妇科方剂学》,是夏桂成教授的验方之一。组成:柏子仁 12g,丹参 12g,合欢皮 12g,熟地 12g,川续断 12g,赤白芍各 12g,泽兰叶 12g,川牛膝 12g,茺蔚子 15g,生茜草 15g,广郁金 10g,炙鳖甲先煎10g。服法:经间排卵期服,每日 1 剂,水煎分服。禁忌:大便溏泄,日行 2 次以上者;或纳欠胃痛,舌苔白腻者。本方系从《景岳全书》的柏子仁丸合《妇人大全良方》的泽兰叶汤加减而成,原用于治疗肝肾阴虚,心火偏旺的闭经,今用于经间排卵期,故方中诸药还应有所增减。一般尚需加入广郁金、合欢皮以宁心安神,合原有的柏子仁、丹参解郁,目的就在于降心气、舒气机,开通子宫脉络,行其泻(即开)的作用。

远志菖蒲饮:该方收载于《实用妇科方剂学》,是夏桂成教授常用验方之一。组成:炙远志 6g,石菖蒲 6g,丹参 10g,赤白芍各 10g,柏子仁 10g,五灵脂包煎10g,川续断 10g,广郁金 10g,合欢皮 10g,青龙齿先煎15g,莲子心 5g。或可加入川芎 5g。服法:经间排卵期服,每日 1 剂,水煎分服。禁忌:腹胀便溏,舌苔白腻而厚者。本方是从宁心安神的有关方剂中加减而来的。方中诸药,均为安定心神,活血通络,促发排卵而用。在经间排卵期,由于心神不宁,兴奋过度,气火偏旺,气血活动,或太过,或不及,从而影响转化,影响排卵,以致排卵欠佳者,当用宁心安神、活血降火方法,应用远志菖蒲饮治之。凡心理性所致的排卵功能不良和障碍者,除服药外,必须予以心理疏导,解除心理障碍,放下思想包袱,稳定情绪,然后合以药物治疗,才能获较佳的效果。

2)健脾补肾,理气活血法:此法用于治疗因脾肾不足,湿浊内阻,以致气血活动不利,转化排卵欠佳者,可见头昏腰酸,神疲乏力,腹胀矢气,大便易溏,经间期带下较稀,量较多,舌苔白腻,脉象细濡,测量 BBT 低温相偏低,上升缓慢。可运用健脾补肾、理气燥湿的药物组成方剂,同时介入活血促排卵的药物。

健脾补肾促排卵汤为夏桂成教授常用的验方之一。组成:党参 12g,炒白术 12g,茯苓 10g,川续断 10g,菟丝子 10g,紫石英先煎10g,五灵脂包煎9g,佩兰 9g,广木香 10g,山楂 9g。服法:经间排卵期服,每日 1 剂,水煎分服。禁忌:带下呈锦丝状略少者,头昏胸闷,烦躁,失眠,口干低热,大便干燥,舌红者。本方用党参、白术、木香、茯苓以健脾益气,川断、菟丝子、紫石英以温补肾阳,五灵脂、山楂以活血通络,促发排卵;佩兰一味,芳香化浊,不仅有燥湿化浊的作用,而且还有理气行滞、推动血行,促动排卵的功能,也可以藿香代之。本方健脾益气,补肾助阳,不仅能增强脾肾功能,祛除湿浊,而且扶助阳气,有利于必阳的转化和阳的生长,然后再以芳香化浊、活血通络药,达到顺利转化、顺利排卵的目的。

3)温阳活血,扶正通络法:主要适用于阳虚湿浊蕴阻的病证,主要症状有经间排卵期锦丝状带下夹有脓浊样带下,腰酸,小腹有冷感,形体较胖,或伴浮肿,BBT 高温相偏低,超声影像学检查发现或有卵巢囊肿。

温阳活血促排卵汤,夏桂成教授临床验方之一。组成:炒当归 10g,赤白芍各 10g,熟地 10g,丹皮 10g,茯苓 10g,川桂枝 6~9g(或者用肉桂后下代之),川续断 12g,红花 6g,五灵脂^{包煎}10g,制苍术 10g,或可加鹿角片^{先煎}10g。服法:经间排卵期,每日 1 剂,水煎分服。禁忌:锦丝状带下少,头昏头疼,烦热口渴,形体清瘦,大便干燥,舌红少苔者。本方系从前人所制的各类温经汤的基础上加减而来,尤其是从《金匮要略》温经汤和《妇人大全良方》温经汤,同时参考了桂枝茯苓丸的方义而制成。方中诸药,意在养血调经,温阳化痰,活血通络,推动血行,促进转化,诱导顺利排卵,较促排卵汤的单纯活血化瘀,力量更大。由于温阳活血,易动肝火,耗损阴血,而女子阴血虚者多,故用时宜慎。

4)燥湿化痰,活血化瘀法:此法治疗痰浊脂肪壅阻所致的排卵功能障碍,可见经间期带下或多或少,抑或夹有脓浊样带下,形体肥胖,腹胀矢气,大便或溏,胸闷烦躁,舌苔黄白腻,根部较厚,脉象细濡,BBT 高温相偏低,B超检查提示多囊卵巢综合征,拟化痰燥湿促排卵汤论治,该方为夏桂成教授临床验方之一。组成:制苍术 10g,制香附 10g,丹皮 10g,山楂 10g,陈皮 6g,川芎 5g,制南星 9g,川续断 12g,丹参 12g,赤白芍各 12g,五灵脂^{包煎}12g。服法:经间排卵期服,每日 1 剂,水煎分服。禁忌:头昏腰酸,锦丝状带下甚少,舌红少苔,脉象弦细带数者。本方是在越鞠二陈丸、启宫丸的基础上加入活血化瘀、补肾助阳的药物而成。考前人治疗痰湿型月经量少或闭经的方剂,除燥湿化痰的越鞠丸、启宫丸外,还有芎归平胃丸、苍附导痰丸、开郁二陈汤等,但这些方剂若在经间排卵期服用,必须加入活血化瘀的药物,以利于转化,促排卵。痰浊脂肪壅阻者,除与脾胃有关外,与肾阳的不足亦有关,而且经间期重阴必阳,阳气内动,所以方中必须加入助阳补肾之品,才能较好地顺应经间排卵期的生理要求。

5）清热利湿,活血化瘀法:此法主要治疗湿热所致经间期出血、经间期腹痛等病证,如见经间期黄白带多,或赤白杂下,腰酸,少腹作痛,胸闷烦躁,纳欠苔腻,舌根部厚腻,脉象细弦带数,妇科检查诊断为急性盆腔炎或盆腔炎性疾病后遗症。清热利湿促排卵汤来源于临床实践,为我们常用的验方之一。组成:红藤 15~30g,败酱草 15~30g,马鞭草 15g,丹参 10g,赤白芍各 10g,炒黄柏 9g,怀牛膝 9g,制苍术 12g,茯苓 12g,薏苡仁 30g,广木香 10g,延胡索 10g,五灵脂^{包煎}10g,川续断 12g,或可加紫石英^{先煎}15g。服法:经间排卵期服,每日 1 剂,水煎分服。禁忌:阳虚脾弱,腹胀便溏,形体畏寒,舌苔白腻者忌。本方系从红藤败酱散合四妙丸加减而来,一般用于治疗盆腔炎性疾病所致排卵功能不良的病证。临床上尚有偏湿偏热,偏气偏瘀之不同。若偏于湿者,小便偏少,舌苔腻厚,尚需加入瞿麦、萹蓄、滑石、泽泻之属;偏于热者,舌红口渴,发热溲黄,尚需加入蒲公英、金银花、大黄等品;偏于气分者,还应加入制香附、香橼、乌药等类;偏于血分,还应加入桃仁、红花、山楂等品。脾胃薄弱,大便偏溏者,应去黄柏、败酱草、牛膝等药,加入炒白术、砂仁、六曲甚或炮姜等品。

（四）经前期

1. 经前期的生理特点　经间排卵期后至行经期前的一段时间内,称为经前期。阳长阴消是这一时期主要的生理特点,出现消中有长,阳长较快,重阳较长的生理变化。

女子以血为主,经、孕、产、乳以血为用,阴阳消长转化亦在血中进行,故血为女子生理病理、治疗的基础。《本草纲目·论月水》中载:"女子,阴类也,以血为主,其血上应太阴(即月亮),下应海潮,月有盈亏,潮有朝夕,月事一月一行,与之相符,故谓之月水、月信、月经",其中论述以血为主的月经周期节律与天、地之间盈亏消长节律相应的平衡观,证实了血的重要性。气为血之帅,血的生成、流动、统摄、调节均赖乎气,气与血既有互相依存的一面,又有互相对抗的一面,特别是在经前期,气的运行、统摄、调节更有其重要意义。阳者,与天癸之阴有关,前人陈良甫曾有"壬为阳水,癸为阴水"之说,将经前期阴阳消长之阳,纳入到天癸的范围内,不能不说是一大进步。所谓阳水,与癸之阴水一样,也是一种血分的物质,非肉眼所能见,夏桂成教授认为,阳水就是在经前期所观察的孕激素,有致热的作用,可见

BBT 上升到高温相,有暖宫温养的作用,有帮助受精卵在子宫内生长的作用,故《傅青主女科·种子》篇下 10 条不孕症中,有 6 条与阳有关的不孕,由于条件所限,前人只能运用比喻法来解释黄体功能不健的不孕症。孕激素表现"阳"的作用,温养胚胎,帮助子宫内膜分泌,排泄月经。阳与气有着密切的关系,两者相合,不仅有助于经血的排泄,而且还有助于经血的统摄和调节,在经前有固藏和约制的作用,妊娠后有固胎护胎的作用,行经期有排泄和固藏的双相调节作用。特别要指出的是,经前期阳气健旺,能溶解子宫内膜组织,排出应泄之瘀浊及水湿。

经前期的最大生理特点在于阳长为主。但阳长建立在阴长至重前提下,与阴密不可分:阴长精卵发育成熟,重阴必阳,排出卵子,分泌孕激素,开始阳长,故阳长是在阴长前提下产生的,阳长赖阴,较之阴长赖阳更为重要;在排卵后,阳长也须赖气之支持,所谓重阳者,亦包括气在内。阳长的形式较快捷,波动少,与阴长有异,此与阳主动、性刚躁有关。因此阳长由低水平上升至中水平,中水平上升至高水平,远较阴长为快。经前期存在的初、中、末 3 期,虽然与阴长半月相一致,但初、中期较短,末期较长,尤其初期更短,甚则经前初期的阳长即进入中期的中水平,故经前期阳长的运动形式,初中期呈现斜直线式上升,末期呈现高水平波动状。夏桂成教授观察经前期阳长变化时,首先在 BBT 高相第 6~7 天时查血孕激素、泌乳素等,了解重阳变化,其次是分析 BBT 所示高温相的图像。由于太极生物钟的相对平衡性,经前末期一般有 6 天,甚则可达 8 天,极少数的达到 10 天。

女子属阴,故女性生殖功能的发育及月经周期 4 期中的 3 期,均与阴长有关,即与"7、5、3"奇数律有关。经前期属阳,以阳长为主,阳长赖阴,偶数属阴,所以经前初期阳长,就与"2、4、6"的偶数律有关。《素问·上古天真论》中提出"女七男八",是生殖发育中较早提到的奇偶数律。但女性月经周期中经前期属阳者,不同于男性,且临床上观察 BBT 高温相所示 8 数律者少,故不予论述。以"2、4、6"三者来推论,阳半月,除去经间末期已开始阳长的 2 天时间外,则经前期阳长应在 12~14 天之间,最长者可达 16 天,个别的甚至可达 18~20 天,低相与高相之间的温差在 0.4℃以上,波动在 0.1~0.2℃之间,偶然出现 1 天 0.2℃的下降可不作病变。若高温相维持在 16~18 天以上者,要考虑早早孕,需要进行血、尿的检验以证实。"2、4、6"偶数律的临床意义较之"7、5、3"奇数律为小,但亦有一定的价值。如 2 数律,即基础体温高温相达 12 天,且有规律者,其初中期各占 2 天或 3 天,亦有开始即进入中期者,一般第 6 天即进入重阳的高水平末期,但为了保持阳半月的要求,经前末期仍波动维持在 6~8 天,此类女性周期占多数;4 数律,即高温相达 14 天,且有规律者,其初中期各有 2~3 天,一般于第 6 或 7 天进入重阳的高水平末期,为了保持阳半月,末期波动维持在 8 天,此类女性周期较前者为少;6 数律,即高温相达 16 天,且有规律者,其初中期各有 3 天,第 7 天进入重阳的高水平末期,为了维持相对性的阳半月,末期波动维持可达 10 天,此类女性少见;8 数律者,高温相达 18 天,其初中期基本上与 6 数律相同,末期更有所延长,临床上偶有所见。

乳房胀痛在经前期中颇为常见,轻可不作病理论,稍重则属病理范围,与“3、5、7”奇数律有关,此症大多数出现在经前 3 天、5 天、7 天,与阳有关:经前期阳长阴消,阴消为了阳长,阳长至重,必得阴的大力支持,阳愈长,阴愈消,此与经后期阴长阳消相一致。但阳长与阴长、阴消与阳消的形式及性质不同,原因有 3:一是阳主动,阴主静,动则快,静则慢,所以阳长快速由低水平至中水平,中水平到高水平,因而初中期时间较短,末期延长;二是阳长至重时,阴消未必到最低水平。阳长到最高水平时,阴消虽然存在,但消中有长,长盛于消,形成又一次消中反升的阴长高峰。若没有阴的消中有长,即没有充实的阴作保证,就不可能保持重阳一周的生理变化。由于重阳延续时间较长,心肝气火易动,轻则不为病变,重则不仅影响阴的消中有长,而且也影响重阳的延续,进而影响受孕和正常月经的排泄。

2. 经前期的病理特点　　经前期的病理特点,在于阳长失常和阳消失常,“不足”与“有余”相兼,较月经周期中其他 3 期更为复杂,还涉及心肝脾胃,及其致病后产生的痰湿、脂浊、血瘀等病理物质,其根本原因在于肾虚肝脾失调。

阳长不及,有所延缓,或重阳不够,波动超越生理范围,或阳长太过,阳火偏旺所引起的病变,是经前期最主要的病理特点,与以下三个方面的原因有关。

一是阴虚及阳。肾者,水火之脏,内寓真阴真阳。阳是在阴的基础上发展起来的,与天癸有关,阳长赖阴,阳越长,越需要阴的物质基础来支持,阴有所不足,则阳长亦受影响。阴虚日久,必及其阳,导致阳的不足。无阴则阳无以长。如张景岳云:善补阳者,必于阴中求阳,才能达到生化无穷。

先天不足,发育欠佳,以及房劳多产、流产过多、长期工作紧张、睡眠过少等,均易导致肾阴的亏损,渐致阳虚,转化期阳长不及,经前期重阳不足,发为痛经、不孕等病,甚则阴不转阳,发为闭经崩漏等疾病。

二是气中阳衰。气虚而阳不足者,常与脾肾不足有关:一者是由脾及肾,即素体脾弱,或饮食不慎,或食饮无节,或劳累过度,或饮冷感寒,日久伤脾,脾胃薄弱,久必及肾,导致肾阳不足,故前人曾有治肾不如治脾者,指此而言;二者先天肾阳不足,或后天房劳多产,损伤肾阳,肾阳虚则火不暖土,影响脾胃运化,《傅青主女科》在种子门中多处指出:"无肾中之火气,则脾之气不能化""盖胃土非心火不能生,脾土非肾火不能化,心肾之火衰,则脾胃失生化之权"。所以脾肾不足,气中阳衰,轻则导致阳长不及,重阳不能延续,影响子宫的温煦及藏固,重则有阴无阳,子宫内瘀浊不化,占据血室,发为崩漏癥瘕等疾。

三是血中阳弱。不仅指阳有所不足,而且也指营血的不足。血与阳本属两种不同的概念,既对立又统一,因为阳以血为基础,存在于血液之中,行其长消转化的功能。过甚之阳,依赖于经血来潮而排泄;过少之阳,在一定程度上亦有赖于血运行之充实,血虚甚者对调节阳的盛衰不利。若劳累过度、用脑过多、生活不规律、劳逸失调、房劳多产,不仅耗血,且亦损阳,血虚阳弱,以致阳长不及,或重阳不足,不能保持正常的延续,或重阳延迟,不能温煦子宫,可能发生经、孕等诸多疾病。

综上所述,阳有所不足,或重阳不及,或重阳延迟,均致温化不利,既不能暖宫助孕,又不能温化膜样瘀浊及水湿浊液,必然导致痰湿、膜样瘀浊停留,导致本虚标实的病变。此外,由于阳长达重,重阳波动必须持续5~7天,容易激动心肝气火,特别是阴虚之体,或有神经质个性心理者,届期必致心肝火旺,可出现头痛、失眠、乳房胀痛、发热、情志异常等周期性病症。此外尚有阳长有余,心肝气火过旺,可见烦躁、目赤口渴、大便秘结等病症,临床虽为少见,但不可忽略。

夏桂成教授还发现,BBT高温相的变化与阳长有着重要关系,他将高温相失常分为以下七种类型,其中六种类型反映了阳长失常的变化:一是BBT高温相缓慢上升,有两种情况:一是缓慢上升呈现斜直线状,经过4~5天始达到高温相高度;二是阶梯式上升,即上升1天,滞留1天,再上升,再滞留,历3~4次始达高温相高度,或者亦有上升0.2℃后滞留2天再上升

0.1℃,再滞留 2 天,此种类型反映了阴虚及阳,或血中阳虚的病理变化。

二是 BBT 高温相缓慢下降,即高温相持续 6~7 天后,开始缓慢性斜直线或阶梯式下降,常伴经前期漏红,大多为气虚及阳、脾肾不足所致。

三是 BBT 高温相偏低,即排卵后,高温相上升 0.2℃,或达 0.3℃,亦有三种情况:一是整个高温相均低,阳长有所不及,水平偏低;二是经前初中期偏低,即高温相开始 6~7 天时偏低,说明经前初中期阳长不足;三是经前末期高温相偏低,即高温相后 6~7 天偏低,说明重阳水平有所不足。

四是 BBT 高温相短。一般而言,BBT 高温相应最少维持 12 天,不足 12 天者,谓之高温相短,均属阳气不足。高温相短又有稍短、短、过短三者,反映了阳长不及的虚弱程度:稍短者,高温相维持在 10~11 天,阳虚很轻;短者,高温相维持在 8~9 天者;过短者,高温相维持在 6~7 天者,阳虚较重。

五是 BBT 高温相呈现马鞍状不稳定。即高温相初末期较好,中期低,落在 0.3~0.3℃之间,呈两头高中间低的马鞍状,一般与气中阳虚有关。

六是 BBT 高温相呈现犬齿状起伏不定。整个高温相不稳定,波动很大,时或差距在 0.2℃或 0.3~0.4℃之间,有如犬齿状,此不仅与阳虚有关,且与心肝脾胃失和有关。

七是 BBT 高温相过高。整个高温相过高,低温相与高温相差在 0.5℃以上,或者在经后末期高温相过高,说明重阳有余,或有心肝气火偏旺的病变。

与经后期阴长至重不同,阳长至重较快,重阳延续较长,因此当阳长至重时,阴虽有所消,但消中有长,而且长达高中水平。若阴消而不见长,或虽有消中见长,而长不达中高水平者,则阴虚及阳,必然导致阳的不足,使阳长不及,或重阳不能延续;由于阴虚心肝失养,心肝气火偏旺,所谓"水不制火",加之阳长至重,极易激动心肝气火;亦有阴盛不消,阳长不及,以致瘀浊凝结,发为子宫乳房等癥瘕疾病。

3. 经前期的治疗　助阳为主,兼以理气,标本兼治,是经前期的主要治法。前人提出"经前期以理气为先"的治法特点,夏桂成教授认为,理气的目的有二:一是为行经期作准备,调畅血行,使月经来潮,排泄顺畅,所谓经血未动(指行经),理气为先;二是经前期大多伴有心肝气郁的反应,有的还十分严重,理气法能缓解这些反应。但是从调周以及周期运动的规律来看,经前期以阳长阴消,重阳延续为主,才能顺利转化,排出经血。

故扶助阳长,保持重阳延续,乃是治疗的主要方面。故助阳是主要的,理气是次要的。

经前期病情错杂,本虚标实,既有本质上的不足,又有现象上的热证、实证,以及夹痰、夹脂、夹瘀等。故在助阳为主的治法下,除兼用理气外,有时尚需兼用清热解郁、燥湿化痰、化脂泄浊、活血化瘀等法,以适应经前期错杂病变的需要。

(1)常用的助阳方法:常用的助阳法有阴中求阳、血中补阳、气中扶阳三种。

1)阴中求阳,水中补火:夏桂成教授常选用右归丸(饮)加减(熟地、当归、赤芍、白芍、山药、山萸肉、干地黄、丹皮、茯苓、续断、菟丝子、鹿角片、巴戟天等),常规用量,服药按 BBT 高温相时限。若经前末期出现各种不同症状,可随证加减。此法是经前期较为常用的方法,金匮肾气丸虽是最早的代表方,但方中附桂,辛温刚强,用之化气利水则效佳,用之调补阴阳,提高孕激素则效欠佳。因此,临床上大多选用右归丸,一般去桂附。其中当归、熟地同用,常易导致大便溏稀,故常去当归;熟地是右归丸中的主要药物之一,有熟地就保留了右归丸水中补火之意。续断、菟丝子、鹿角片,为温补肾阳之品,其中鹿角片对促 BBT 上升及维持高温相有重要意义,是治疗功能性不孕症的有效药物。

2)血中补阳:女子以血为主,子宫冲任以血为用,阴阳消长转化的周期节律亦于血中进行,故阳有所不足,需于血中补之。夏桂成教授常用毓麟珠加减(炒当归、赤芍、白芍、山药、丹皮、茯苓、白术、太子参、续断、菟丝子、鹿角片、枸杞子等)。常规用量,BBT 高温相开始服药,至 BBT 高温相下降、月经来潮停用,经前末期随证加减。此类方剂颇多,艾附暖宫丸、《傅青主女科》的宽带汤、并提汤皆属此,均以四物汤为基础,加入温润助阳之品,用以治疗肾阳偏虚的不孕症甚合。经前末期有相当部分的患者心肝郁火明显,此时调经种玉丸(当归、川芎、白芍、熟地、杜仲、续断、白术、茯苓、丹参、制香附、紫石英、钩藤、丹皮等)较毓麟珠更为合适。

3)气中扶阳,脾肾双补:夏桂成教授常选用《傅青主女科》的健固汤、温土毓麟汤加减(党参、炒白术、怀山药、神曲、茯苓、巴戟天、覆盆子、菟丝子、鹿角片等),常规用量,服法同上,经前末期可随证加减。脾肾不足,气中阳虚,在经前期的一些不孕症患者中颇为常见,流产与滑胎患者中更为常见,方中重用巴戟天、覆盆子,并加入鹿角片等,意在气中补阳,暖宫种子。凡出现腹胀矢气、大便偏溏、小腹有冷感、行经期腰酸、大便先硬后溏等,均属于脾肾不足,必须温补脾肾。肾虚明显者,加入杜仲、补骨脂等品;脾虚明显者,加入煨木香、炙黄芪、砂仁、蔻仁等品。

（2）常用的兼治方法:经前期特别是经前末期,是阳长至重、重阳延续的波动时期,极易导致心肝脾胃失调,由此产生痰脂、湿浊、血瘀、郁火等病理变化和病理物质,不仅增加经前期病变的复杂性,同时也给治疗带来了难度。因此,在扶助阳长的同时,必须针对不同类型的兼证型,兼用疏肝理气、化痰利湿、活血调经、清肝宁心等法,以适应临床病证变化的需要。

1）疏肝理气:在助阳法的前提下,兼用疏肝理气的方法。夏桂成教授常用越鞠丸加减(制香附、山楂、丹皮、制苍术、青陈皮、广郁金、绿萼梅等),常规用量,服用剂数同上。经前期特别是经前末期,气郁症状颇为多见,因此经前期兼用理气,很有必要,不仅缓解症状,而且有助于调经。在理气并有调经的药物中,香附是首选之品,故有调经圣药之誉,郁金、柴胡等亦为常用。

2）活血调经:在助阳法的前提下,结合活血调经法,调畅经血,使排经顺利。此与行经期调经相似而又有所不同:相似者,均用活血化瘀的方药;不同者,经前期活血调经,是针对月经后期以及量少、痛经者用,用量更轻,方中活血药物所占比例较少。夏桂成教授常以泽兰叶汤加减(泽兰叶、丹参、赤芍、五灵脂、山楂等),常规用量,一般经前末期服。泽兰叶汤除活血调经外,尚有利湿浊和脾胃的作用,在一定程度上对助阳有益,必要时加用牛膝有引经血下行的意义,亦有利于经前期热证的减轻。

3）利湿祛浊:虽然重阳有分化水湿的作用,但重阳时期,阴消中有长,故经血中仍含有相当量的水湿津液,故前人有经水之称。且排卵之后,败精(未受孕之精卵)化浊,亦需排出和吸收,故经前末期必须佐以利湿祛浊法。夏桂成教授常用四苓散加减。若有盆腔或宫颈、阴道等炎症者,尚需加入土茯苓、败酱草、车前子等品。

4）化痰减脂:痰脂蕴阻者多表现为月经不调和肥胖,在治疗上必须补肾调周以治本,化痰减脂以治标。朱丹溪创制了六郁汤、痰郁方,一反辛香温燥之弊。夏桂成教授常以越鞠二陈汤加减。体质壮健者,常佐以防风通圣丸。

5）清肝宁心：在助阳法的前提下，兼用清肝宁心的方法，安定心肝神魂，有利于调经。夏桂成教授常用钩藤汤或丹栀逍遥散加减。若偏于肝旺者，以丹栀逍遥散加入钩藤、白蒺藜等；若偏于心火旺者，清心莲子饮加入钩藤、紫贝齿等。

（3）纠正长消过甚的治法：经前期虽以助阳为主法，但亦有少数长消过甚，需用抑制的方法。若阳长有余，重阳偏甚，心肝气火有余，BBT 高温相偏高，烦热口渴便秘，需要用清热泄阳的方法，夏桂成教授常选用芩连四物汤（黄连、黄芩、生地、赤芍、白芍、山药、丹皮、茯苓、钩藤、白蒺藜、丹参、炒枳实等），常规用量，经前末期服用。若热盛者，可用三和饮，即四物汤合凉膈散。若阴不消不能转阳，阳长缓慢者，需用滋阴活血促转化的方法，常用活血润燥生津汤（干地黄、当归、赤芍、白芍、桃仁、红花、续断、五灵脂等）。若有湿浊，影响阴转阳，可用助阳利湿，活血促转化的方药，药用丹参、赤芍、白芍、制苍术、白术、续断、巴戟天、紫石英、五灵脂、红花、薏苡仁、茯苓等。

第四章 天癸在女性生殖节律调节中的作用及意义

天癸者,与十天干有关,如《素问·六微旨大论》曰:"天气始于甲,地气始于子,子甲相合,命曰岁立。"十天干按序排列,天甲、天乙、天丙……到天癸。天癸是十天干中最后一干,癸乃北方壬癸水,癸水属肾。是以历来认为天癸是肾所分泌的一种水样物质,但肾具有静、藏、降、慢的特点,而天癸这一种水样物质,不仅在于动,而且有时动得十分激烈。干支相合,其动态呈周而复始的圆运动状态,故形成生殖和月经的周期性节律。

我们在学习易经和运气学说后,对生殖节律、月经周期节律中阴阳的演变有了更深层次的理解,从而产生新的认识。我们的调周法是从补肾调周到心肾合治,逐步移到以调心为主的调周法。尤其是近40岁或40岁以上的女性,更应重视调心为主的调周法,不仅在于心不静则肾不实,更重要的是心阴、心神在调节天癸中的重要作用。经间排卵期子宫开放,即子宫行泻,非心神不足以开放,非开放不足以排卵受孕,故在经间排卵期调心活血,促进排卵对受孕具有重要的作用。

天癸中,天是指心(脑),癸指肾。天癸是心(脑)与肾交合下所分泌的以及所主宰的水样物质,是促进月经来潮,生殖繁育,维持性功能的重要物质。我们认为天癸者,阴阳也,与后天八卦有着密切的关联,四阴卦、四阳卦组成八卦决定了天癸最基本的物质内容,即四阴与四阳。除癸水阴阳外,阴者,还有海阴,即血海之阴,实指子宫内膜;精阴,涵养精卵之阴;水阴,水液也,虽然与癸水阴阳有关,但有自己的特点;带阳之阴或称为阳中之阴;带火之水为火中之水,谓之六阴,六阴到位,亦即重阴,是经间排卵期健康的标志,亦即是生殖健康的标志。四阳者,水中之火,简称水阳;血海中之阳,简称海阳;天癸之阳,简称癸阳;气中之阳简称气阳;以此为基本,再加命火之阳,简称火阳;土中之阳,简称为土阳,六阳到位,亦即重阳,是月经周期节律的健康标志。

一、天癸与心肾的关系

天癸中的天，我们认为对应人体是指心（脑）而言，是以天癸与心（脑）肾有关，尤其与心（脑）关系密切。《辞海》注释天为头巅也，实则指脑壳，俗称"天灵盖"。《周易》一书，强调天、地、人三才的变化，认为上部为天、下部为地、中部为人，"气之轻清上浮者为天，气之重浊下凝者为地"。上部者，心（脑）所居也；下部者，肾也；中部为肝脾两脏。心（脑）者为五脏六腑之主，肾者为脏腑之根，是以言天者，与心（脑）有关也。另外，在八卦学说中，先天八卦是以乾坤为中心。乾者，阳卦也，称为天卦；坤者，阴卦也，称为地卦。心（脑）属火，为五脏中的阳脏，故与天相应；肾属水，为五脏中的阴脏，与地相应。

历来认为肾为先天之本，理由是肾寓元阴、元阳，是生命生殖之本，或者认为在五脏中生长最早。其实不然，我们认为心（脑）在五脏中生长最早，《素问·灵兰秘典论》曰："心者，君主之官也""心为五脏六腑之大主"。君主者，即皇帝也，皇帝又称天子，具有极大的权力，是最高的统治者，是以心为脏腑各系统、各器官的主宰者，故有"主明则十二官安，主不明则十二官危"之说。至于生殖，虽然说与肾有关，但经间期排卵，又取决于心（脑）的功能，因为肾的特点在于静、藏、降、缓，而经间排卵期是重阴必阳的转化时期，氤氲状十分明显，故精卵的发育有赖于肾，而排卵期排卵与否必赖于心，因此，生殖亦与心（脑）有关。故有理由把心（脑）作为先天之本，或者心肾共为先天之本。且《素问·灵兰秘典论》中说："肾者，作强之官，伎巧出焉"，而肾依赖于心，心为脏腑之主，才能心灵手巧，"伎巧出焉"。

二、天癸与四阴

四阴，除癸水阴阳外，阴者，还有海阴，即血海之阴，实指子宫内膜；精阴，涵养精卵之阴；水阴，水液也，虽然与癸水阴阳有关，但有自己的特点；但在《易经》六十四卦中，有六阴六阳，与女性关联较大的十二辟卦，其阴阳演变的节律达重时亦有六阴六阳。《伤寒论》中阴阳的重叠亦有六阴六阳。由此可知,重阴者,需有六阴。所以从妇科的实际出发,除癸阴、海阴、精阴、水阴四阴卦外,经间期还应有带阳之阴、带火之水,由于带阳、带火与心(脑)关系尤大,类似于西医学中脑垂体激素的黄体生成素和卵泡刺激素,亦必须达重,才能促使转化,排出精卵,或排出精血,纠正阴或阳的不平衡状态,维护阴或阳的正常运动。

1. 癸阴　天癸之阴,这是女性最基本的物质,是生殖节律以及月经周期节律中演变的基本物质。是以天癸至月经就能来潮,也就有生育的能力;天癸竭,月经就不能来潮,也就不能生育。癸阴的长消,对海阴、精阴、水阴有着重要的影响。癸阴长则海阴、精阴、水阴亦随着长;癸阴消,其他阴也随之消。生殖的健康与此息息相关。

2. 海阴　血海充盈,月事以时下,血海不足,则月事不能依时下,或下之很少,血海的盈亏决定了经行量的多少。故血海者,即子宫内膜也。前人有指奇经也,如《女科经纶》引马蒔说:"任冲二脉,奇经八脉之二也。经云任主胞胎,冲为血海……" "血海之海,虽曰既行而空,至七日后而渐满,如月之盈亏相似。当知血海之有余,以十二经皆然,非特血海之满也,故始得以行耳"。验之于临床,的确在月经干净7天后进入排卵期,子宫内膜增生至充盈状为受孕、排经作准备。血海在海阴的滋养下,随着癸阴的增长而逐渐充盈。充盈不足,血海空虚,则月经少或不行;若充盈过盛,内膜过厚,又将促使月经量多,甚或崩漏。

3. 精阴　精者,卵泡也。卵泡在精阴的滋养下发育成熟。两精相搏谓之神,张景岳在《类经·藏象类·本神》中进一步阐释:"两精者,阴阳之精也,搏者,交结也……故人之生也。必合阴阳之气,构父母之精,两精相搏,形神乃成",母精或称女精,即卵子也,是以《傅青主女科》有养精种玉汤,即为促进卵泡发育而设。精阴者,不仅有癸阴的成分,还有水液及阳的成分,较之海阴偏静者不同。

4. 水阴　就女子来说,水不仅是生命之源,而且是女阴生殖方面的重要物质。在经间排卵期及行经期,水阴随着癸阴、癸阳的高涨而升高,故在重阴重阳时,盆腔内的水液充盈,特别是经间排卵期,水液充盈,十分明显,故排出锦丝状带下,与行经期排经一致,这是生殖健康的表现。

三、天癸与四阳

在阴阳的运动变化中，虽然四阴、四阳是最基本的，而达重时，又必须要有六阴、六阳的重叠。根据我们的临床观察，在重阳时，还有两者需要注意：一是火中之阳，与命门之火有关；二是土中之阳，与后天脾胃有关，因为女性的生殖节律，其阴阳的演变调控，涉及面很大。

1. 癸阳　天癸之阳，即阴中之阳，不仅有温煦胞宫的作用，促进血海松软，为受孕排经服务，而且还有协助海阳、精阳、气阳对阴长期所产生的阴浊水液，甚则余瘀残渣等有害物质进行融解、排出的作用，癸阳是阳长期的主物质。

2. 海阳　海阳即血海之阳，血海之阳是充盈血海的主物质，而血海之阳由阴转化而来，除温化充盈血海及水液物质外，还有温养子宫和胎儿的作用。明清以来有医家十分重视奇经血海的治疗，如调冲十法、调补奇经九法等。

3. 精阳　水中之火，精阴转化为精阳，是育卵养精的主物质，具有癸阴、癸阳的成分，以及水液、气阳等成分在内，不仅有协助温煦胞宫血海的作用，也有协助融解瘀浊水液的功能，与心（脑）的关联较大，与肝的关系亦大，必须予以重视。

4. 气阳　气中之阳，阳中之气，是一种与生殖免疫功能有关的物质，亦随着癸阳的提升而增强。气阳不仅能协助癸阳、海阳、精阳溶解吸收一切水液残浊等有害物质，而且对瘀浊癥积有着化消的作用，在受孕后又有着固胎养胎的功能。

第五章 改邪养正法在盆腔炎性疾病中的树立

盆腔炎的三大主症为急性腹痛、高热、脓性黄带量多。盆腔炎未经及时治疗或治疗不当,易反复发作,迁延日久,可发展为盆腔炎性疾病后遗症。后者虽然腹痛、发热的症状不显著,但因炎症未能得到有效控制,可引起盆腔广泛粘连、不孕、慢性腹痛等问题。盆腔炎性疾病急性阶段以温热病为传变之要,慢性阶段以改邪养正为本,注重心肾交合。因此,盆腔炎性疾病的治疗需要综合调理,调整机体内在抗病能力,非独以清热解毒、利湿化瘀治之。急性期以下焦血热论治,治以清热解毒、化瘀止痛;慢性期以改邪养正为本,提倡"心-肾-子宫轴"调控下的月经周期疗法,治以心肾交合、化瘀止痛。

盆腔炎在急性期以卫气营血辨治为主,属于热毒证或湿热证,兼有瘀血证,故以清热解毒为治则,还应注意局部瘀血的存在,联合化瘀止痛之法。盆腔炎急性期以高热,下腹痛,带下量多、色黄、脓样异味为突出表现,病位在下焦,且发病急,变化快,可从卫分、气分迅速发展到营分、血分,属于中医温病范畴,故治疗上热毒证常选用五味消毒饮、银翘红藤煎合活络效灵丹加减,湿热证以大剂量红藤败酱散合生薏苡仁、当归、赤芍、白芍治疗可得良效。败酱草本身治疗化脓性疾病效果良好,而红藤清利湿热,消退炎症效果较好,同时还需加当归、赤芍、白芍等药,若湿热偏重,当仿《伤寒论》泻心汤苦辛通降之法。若热入心包,神志不清者,可用牛黄清心丸合活络效灵丹清心开窍、化瘀止痛。活络效灵丹仅由丹参、赤芍、乳香、没药四味组成,其中乳香、没药专治外科化脓性疼痛,但药物气味芳香,其性走窜,易损脾伤胃。结核菌导致的盆腔炎,较难治,其瘀血程度更重,盆腔结缔组织纤维化增生,非单用活络效灵丹所能奏效,当联合滋阴之法,以柔克刚,方能治愈。

进入到盆腔炎慢性阶段,即盆腔炎性疾病后遗症期,高热消退,腹痛消失,以瘀血、湿浊、湿热等病理因素为主。治疗这样的疾病,不能单独从局部症状着手,而必须从整体来考虑,深究瘀血、湿浊的根源。虽说慢性盆腔炎是炎症的后遗结果,实际上还是瘀血、湿浊等病理因素影响所致。由于正气不足,使得病情缠绵难愈。因此,夏桂成教授将这种扶持恢复机体正常功能的方法称之为养正,将在扶正前提下去除病理产物的方法称之为改邪,形成对盆腔炎慢性阶段"改邪养正"的独特治法。

无论是瘀血还是包块,均以养正改邪、改邪归正为治疗理念,指导临床遣方用药,将炎症因素化解。周期疗法治疗盆腔炎慢性阶段的时间点锁定在经后期和排卵期,而不在经前期和行经期。行经期多以疼痛为主症,此时需要急则治其标。经后期用滋阴的方法奠定基础,提高雌激素水平,让其润泽局部,一般情况下宫腔粘连都可从利湿浊、活血化瘀等角度调理,然而临证往往乏效,所以必须要从本上来治疗,改邪养正。改邪养正有两个方面,一个在于阴,一个在于阳。必须把阴阳恢复,稍微加一些活血化瘀的药物,使其局部组织的微循环建立,再缓缓滋助阳气。只有阳气旺盛,才能够溶解阴邪。

盆腔炎的病变部位在下焦,下焦主要与肾有关。慢性阶段仅仅治肾,不能奏效,关键要重视心肾的交合问题,燮理阴阳,阴阳平衡,精神乃治,抵抗力相应就会提高。气血流畅,瘀血得以流通,湿热趋于蠲化。心不静则肾不实,心神安定,补肾方能奏效。如果经常烦心、睡眠差,补肾效果也不佳。盆腔炎之有瘀血,一是炎症的后遗结果,还与心有关。因为心主血脉,心气不宁,则气不行血,血瘀蓄于下焦则为积聚,所以瘀血产生的根本原因还在于心。故盆腔炎慢性阶段仅从肾论证,是远远不够的,要在心肾交合情况下,调整月经周期节律。

其次,盆腔炎慢性阶段的治疗,还要重视心脾。虽然女子以肝为先天,但毕竟还是在心的统领之下,出谋虑,实际上谋虑之源还是在心。瘀血的形成,前人都认为与肝有关,因为肝藏血,而忽略了心的重要作用。心是五脏六腑之大主,肾为五脏六腑之根本,如果将心和肾联系在一起,不仅调节生殖节律,还调控生命节律。对瘀血的治疗,重视心也是在于此。第二位就是脾胃,脾胃是湿浊之源,中土容易产生湿浊,故也须重视脾胃的运化。心脾健运,湿浊、瘀血得以消除,盆腔炎慢性阶段也能得以改善。心的问题,不仅需要从瘀血治疗,还要通过心理疏导。诸多盆腔炎发展至慢性阶段,病程较长,很多患者心理承受不了,到最后可能会出现精神神经方面的症状。因此,辨治盆腔炎更要重视整体因素。不能局限于某一个证型,特别是讲到肾,必须把心包含在里面。笔者长期进行周期疗法的临床实践,深切体会到心肾交合可以调节阴阳,使得阴平阳秘。同时也要强调总体上的阴阳平衡,重阴转阳,重阳转阴。重阴转阳就是排卵,重阳转阴就是下次月经来潮。"诸痛疮疡,皆属于心",急慢性盆腔炎疮疡化脓的疼痛都和心有很大的关系,需要调心安神定痛。另外,盆腔炎病位毕竟在下焦,多与肝肾相关。故还需兼顾肝肾的调治,肝肾恢复之后,盆腔炎症状才能改善。

第六章 同病异治及异病同治法在疼痛性疾病中的应用

我们认为，就痛经、子宫内膜异位症、子宫腺肌症等疼痛性疾病的病因而言，一般归结于血瘀或者气滞。而气血壅阻者，大多与寒有关，血得寒则凝。且经水者，包含较多癸水，水得寒冷亦凝结为湿、浊、痰等病理产物，导致瘀阻不通的证候出现。"诸痛疮疡，皆属于心"，心神的灵动性强，感觉敏锐，是以有些经行疼痛，可致昏厥。有些原发性痛经，因疼痛剧烈，患者每次行经均有紧张、恐惧的感觉，这又加剧了疼痛。因此，我们在治疗疼痛性疾病中总结了治痛六法：治心、调肝、通经、温经、止痛、解痉。

1. 治心 治心主要有两方面的含义：宁心安神与心理调节。宁心安神方面，要重视睡眠，故凡因心理因素而加剧的痛经患者，根据我们临床上的观察，一般与失眠、心烦、紧张、恐惧等因素相关，因此安定心理，同时配合宁心安神的方药，始能收到较好的疗效。夏桂成教授自拟安神定痛汤，药用：丹参 10g，赤芍 10g，钩藤^{后下}12g，合欢皮 10g，琥珀粉^{另服}5g，延胡索 12g，茯苓神^各10g，青龙齿^{先煎}10g，景天三七 10g，其中延胡索、琥珀不仅是止痛良药，更有镇静安神的作用。此外心理调节，如注意力转移法、音乐疗法等均可配合使用，以减轻疼痛。

2. 调肝 调肝有三种含义：一是养血调肝，即养血止痛法，《金匮要略》用当归芍药散治妇人腹中诸疾痛即是此法；二是治肝调气，如《傅青主女科》中治疗"经未来腹先痛"的宣郁通经汤即此意，正如方后所说："此方补肝之血，而又解肝之郁，利肝之气，而又降肝之火，所以奏功之速也"；三是缓解挛急，控制疼痛，此乃体用并治的方法，一般用芍药甘草汤，芍药酸敛以治肝体，甘草甘缓乃缓肝用。

3. 通经 月经来潮，是除旧生新的时期，即排出应泄之旧血，促进新血滋生。在除旧方面，要求全部彻底，所谓"留得一份瘀浊，影响一份新生"。

陈旧性瘀血包括水液，如不及时排出，将导致痰浊停留。通则不痛，具体有三层意义：一是上面所述的陈旧性应泄之经血，必须全部排尽；二是应泄之水液，亦必须及时排出，否则停聚于内，形成湿浊，阻碍经血之排出；三是内阻之瘀血，还应化瘀，经行腹痛者绝大部分均有血瘀内阻，有的因瘀血久而结成癥瘕，非易消散。通经活血的目的在于调畅气血，排出应泄之经水、经血及瘀血。

从月经周期的阴阳变化来看，重阳必阴是行经期的特点，排经顺利通畅，重阳转阴亦顺利。这样经后期的阴长阳消也可顺利，经间排卵期的重阴必阳亦能顺利。所以活血调经，不仅调治痛经，亦有一定的调整月经周期的作用。常用的五味调经散，由炒当归 10g、赤芍 10g、五灵脂 10g、艾叶 6~10g、益母草 15~30g 组成，与王清任治疗血瘀痛经的血府逐瘀汤亦有异曲同工之妙。

4. 温经　温经者，即温阳祛寒也。寒冷是痛经的主要致病因素，《素问·举痛论》曰："寒气客于脉外，则脉寒，脉寒则缩卷……故卒然而痛，得炅则痛立止。"所谓炅者，即温热也，血得热则行，得寒则凝。血管得热则舒展，得寒则缩卷。且经行腹痛绝大多数是阳虚瘀阻，得寒冷势必加重，即使肝经郁火、肝经湿热所致者，在行经期感受寒冷，痛经亦必加剧。夏桂成教授曾讲述妇科前辈黄鹤秋老中医用桂枝、肉桂合用治疗因寒所致痛经的经验。由此制成温阳止痉止痛汤，不仅肉桂、桂枝合用，且用制附片、丹参、赤芍、全蝎、青风藤、葛根、广木香、延胡索等药配伍。随症加减，在临床上对某些顽固性疼痛性疾病确有效果。

5. 止痛　中医药止痛的方法与药物颇多，就治法而言，有化瘀止痛、理气止痛、温经止痛、清热止痛。临床上最为常用的是化瘀止痛，夏桂成教授常用延胡索、乳香、没药、琥珀粉、三七粉、五灵脂等药。夏桂成教授临症时，并不是将众多止痛药凑合成一方，而是根据临床需要及君臣佐使的组方原则制方。夏桂成教授擅长将温经、理气、止痛三种药组合，并加入调经之品以治痛经。若疼痛过剧时，可加入罂粟类麻醉止痛药物，中病即止。其他另有理气止痛法，重用广木香，甚则沉香、伽楠香等；有温经止痛法，重用肉桂，或与桂枝同用，温通表里；有清热止痛法，重用川楝子、赤芍、白芍等。

6. 解痉　剧烈性痛经，大都为子宫痉挛性收缩所致。前人在论述疼痛时,认为是脉缩卷,外引小络。当然痛经者,不仅是血管脉络的收缩,更是子宫的收缩,其收缩程度较甚,故呈痉挛性收缩,是以发作剧烈,必须应用解痉药。前人治疗颈项痉挛,首用羚羊角、钩藤、珍珠等品,但缓解子宫之痉挛收缩,所用则限于全蝎、蜈蚣、地龙等,或根据具体情况加入葛根、青风藤,以及钩藤等品。在痛经的各种类型中,若疼痛剧烈,甚则昏厥者,此法可作为辅佐。

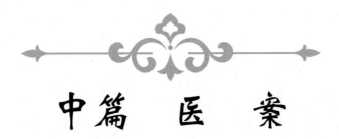

中篇 医案

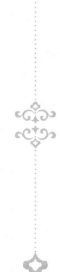

医案是名老中医药专家经验的载体，名老中医药专家的经验通过医案展示给世人，并以传后学。以下所选医案是夏桂成教授在临证中的验案，反映了夏桂成教授在临证中的诊断、辨证的思路，治法方药的转换，对病情演变的分析，有利于启迪后学，更好地发扬中医妇科的特色。

第一章 不孕症

一、不孕症（排卵障碍）

张某，33岁，职员。首诊日期：2013年6月13日。

病案摘要：主诉：末次胚停清宫术后2年。病史：患者2011年6月孕50天B超示胚停行清宫术；2013年6月生化妊娠。B超监测提示卵泡发育不良，时无排卵。月经史：13岁初潮，4~5/28天，量少，色红，有小血块，痛经略作。婚育史：0-0-2-0。（2013-05-16）D3天血清性激素，E_2 152pmol/L，FSH 9.4mIU/ml，LH 5.7mIU/ml，PRL 10.7ng/ml，T 0.1ng/ml，TSH 1.63μIU/ml。

诊治经过：LMP：2013-06-12，刻下：D2天，本月生化妊娠，腰酸，夜寐欠安，大便略稀溏，日行一次，舌质偏红苔腻，脉弦细。治予经期方：制香附10g，制苍术10g，丹参10g，赤芍10g，生山楂10g，炒五灵脂^{包煎}10g，广木香9g，益母草15g，泽兰叶10g，茯苓10g，艾叶9g，川断10g，4剂。经后期方：杞菊地黄汤加减，枸杞10g，钩藤^{后下}10g，白芍10g，怀山药10g，山萸肉9g，莲子心5g，合欢皮10g，茯苓神^各10g，川断10g，桑寄生10g，广郁金10g，制苍术10g，炒白术10g，炙龟板^{先煎}10g，怀牛膝10g，广木香9g，7剂。

二诊：2013年6月28日。LMP：2013-06-12，刻下：D17天，有锦丝状带下，略感腰酸，夜寐欠安，大便偏稀，舌红苔腻，脉细弦。治予经间期方：补肾促排卵汤加减，丹参10g，赤白芍^各10g，怀山药10g，山萸肉9g，丹皮10g，茯苓10g，川断10g，菟丝子10g，杜仲10g，炒五灵脂^{包煎}10g，荆芥6g，炒白术10g，鹿血晶^{吞服}1g，广木香6g，12剂。经期方：制香附10g，制苍术10g，丹参10g，赤芍10g，生山楂10g，炒五灵脂^{包煎}10g，广木香9g，益母草15g，泽兰叶10g，茯苓10g，川牛膝10g，川断10g，肉桂^{后下}5g，生茜草15g，5剂。

三诊：2013年7月19日。LMP：2013-07-10，月经量中，色红，血块少许，痛经1天。刻下：D10天，入睡尚可，寐易早醒，二便调，舌红苔腻，脉细弦。治予经后中期方:滋肾生肝饮加钩藤汤加减,丹参 10g,赤白芍^各10g,怀山药 10g,山萸肉 9g,莲子心 5g,茯苓神^各10g,川断 10g,菟丝子 10g,荆芥 6g,钩藤^{后下}10g,合欢皮 10g,炙鳖甲^{先煎}10g,怀牛膝 10g,6 剂。后续以补天种玉丹加减,丹参 10g,赤白芍^各10g,怀山药 10g,山萸肉 9g,莲子心 5g,茯苓 10g,川断 10g,菟丝子 10g,杜仲 10g,鹿角片^{先煎}10g,炒五灵脂^{包煎}10g,荆芥 6g,炙鳖甲^{先煎}10g,怀牛膝 10g,7 剂。

四诊:2013 年 8 月 2 日。LMP:2013-07-10。刻下:D24 天,BBT 上升 9 天,高相体温维持在 36.7~36.8℃,前有锦丝带下 2 天,乳房略胀,夜寐尚安。治予经前期方:丹参 10g,赤白芍^各10g,山药 10g,山萸肉 9g,丹皮 10g,茯苓 10g,川断 10g,菟丝子 10g,杜仲 10g,鹿血晶^{吞服}1g,制苍术 10g,制香附 10g,5 剂。经期方:制香附 10g,制苍术 10g,丹参 10g,生山楂 10g,赤芍 10g,益母草 15g,泽兰叶 10g,炒五灵脂^{包煎}10g,川断 10g,茯苓 10g,川牛膝 10g,肉桂^{后下}5g,广木香 6g,延胡索 10g,5 剂。

五诊:2013 年 8 月 13 日。LMP:2013-8-4。刻下:D10 天,白带略有,略感腰酸,夜寐尚安,二便调,舌红苔腻,脉细弦。治予经后中期方:归芍地黄汤加减,丹参 10g,赤白芍^各10g,怀山药 10g,山萸肉 9g,丹皮 10g,茯苓 10g,怀牛膝 10g,川断 10g,菟丝子 10g,荆芥 6g,炙鳖甲^{先煎}10g,六一散^{包煎}10g,制苍术 10g,炒白术 10g,广郁金 10g,广陈皮 6g,6 剂。经间期补肾促排卵汤加减,丹参 10g,赤白芍^各10g,怀山药 10g,山萸肉 9g,丹皮 10g,茯苓 10g,川断 10g,菟丝子 10g,杜仲 10g,紫石英^{先煎}10g,炒五灵脂^{包煎}10g,荆芥 6g,12 剂。

六诊:2013 年 9 月 2 日。LMP:2013-08-04。刻下:停经 30 天,阴道出血 2 天,左少腹隐痛,略感腰酸,寐安,二便调,舌淡红苔腻,脉细滑。治予寿胎丸加减,党参 15g,炒白术 10g,茯苓 10g,广木香 6g,砂仁^{后下}3g,杜仲 10g,桑寄生 10g,菟丝子 10g,苎麻根 20g,苏梗 6g,广陈皮 6g,黄芪 10g,蚕茧壳 7 个,鹿角胶^{烊化}9g,7 剂。

病案分析:该患者月经周期虽较规律,但表现为一派低水平的阴阳消长变化。根本原因在于该患者肝肾阴血不足,故表现为月经量少及卵泡发育欠佳。阴不足,则影响精卵发育及锦丝状带下乏少,津液乏少且血不足以养精,进而排卵后黄体功能不足以温养胚胎,故胚胎发育不良,不良妊娠 1 次,生化妊娠 1 次。然而阴虚于下则易致阳亢于上,心肝气郁常致寐差,偶有痛经。脾虚湿盛,时常便稀,甚则肝木乘脾,腹痛则泻。经期量少,稍佐疏肝调经之品生茜草通经。经后期,阴分空虚,时有虚阳上扰,故以杞菊地黄汤出入,育阴养精又是当务之急,故加龟板、牛膝助其阴长以丰卵,同时敛降心肝之阳进而更好的复阴生长,酌选钩藤、莲子心、合欢皮、茯神之品以宁心镇降。然亦不能忽视其脾虚之本,在温肾助阳的前提下扶助脾阳,而平时则以苍白术、广木香、茯苓等健运利湿。待阴分充沛足以达重时,一旦见锦丝带下,则改为补肾促排卵之法,滋阴仍是主要的,目的在于继续培育精卵的质量,而此时要加重阳药的分量,是为提供更好的"必阳"所需的动能,鹿角片、鹿血晶、紫石英根据症状不同而选,动物药鳖甲既能养阴又能提供促排之动能,为延续至经前期的阳长提供好的开始。

按语:根据该病中医诊断为不孕症,西医诊断为继发性不孕,其发病多因肾虚偏阴,癸水不足,津液亦少,转阳不利,心肝气郁夹有痰浊,治以补肾益精、疏肝健脾。排卵障碍性不孕症的治疗重在经后期,经后期是奠基阶段,也是卵泡发育时期,故又称之为经后卵泡期。我们的体会是提高肾阴癸水的水平,促进卵胞发育,滋阴养血,是这一时期的重要措施。夏师认为,"静能生水","阴静阳动"。阴者,静也,静能使肾阴癸水升高,动则走泄,有动于中必耗其精,故从理论上讲,补阴必须要静。肾者,内寄相火,其系上属于心,心者,君火也,相火随之而动,则阴水必耗矣。静者,心静也。我们提出:"欲补肾者先宁心,心宁则肾自实"。结合周期调治,如此周期调治2个周期始得受孕,孕后继予中药健脾补肾、理气固胎。

二、不孕症(排卵障碍)

孟某,30岁,本院职工。首诊日期:2013年6月17日。

病案摘要:末次胚停药物流产后14天,未避孕4年未孕。病史:患者月经后期,不良妊娠2次,2008年因宫外孕行右侧输卵管切除,2011年生化妊娠1次,2013年5月孕64天,B超未见胎心行药物流产(已干净)。相关检查(均未见报告):输卵管碘油造影(HSG):左侧输卵管通畅,右侧切除。阴道B超、性激素五项均未见异常。月经史:12岁初潮,4~5/31~32天,近期逐渐变为4~5/31~46天,量中,色红,无血块,无痛经,经间期锦丝状带下少。B超监测提示卵泡发育不良。婚育史:0-0-2-0。

诊治经过:刻下:药物流产后14天,时感腰酸,夜寐尚可,平时畏寒,下肢怕冷,偶有头痛,易怒,善叹息,食油腻后易腹泻,餐后易困倦。经后中期论治:滋肾生肝饮加四妙丸加减,丹参 10g,赤白芍^各10g,怀山药 10g,山萸肉 9g,丹皮 10g,茯苓 10g,川断 10g,菟丝子 10g,荆芥 6g,生薏苡仁 20g,炒黄柏 6g,炙龟板^{先煎}10g,太子参 15g,12 剂。

二诊 2013 年 7 月 4 日。刻下:药物流产后 31 天,BBT 上升 1 周左右(体温维持在 36.7~36.8℃),无乳胀,略感腰酸,夜寐欠安,易醒,大便不成形,日行 1~3 次,无腹胀,舌质偏红苔腻,脉弦细。经前后半期论治:毓麟珠加越鞠丸加减,制香附 10g,制苍术 10g,丹参 10g,赤白芍^各10g,钩藤^{后下}10g,莲子心 5g,合欢皮 10g,川断 10g,杜仲 10g,炒五灵脂^{包煎}10g,鹿血晶^{吞服}1g,党参 10g,炒白术 10g,6 剂;经期方:制香附 10g,制苍术 10g,丹参 10g,赤芍 10g,广木香 9g,生山楂 10g,益母草 15g,泽兰叶 10g,川断 10g,茯苓 10g,炒五灵脂^{包煎}10g,艾叶 9g,5 剂。

三诊 2013 年 7 月 26 日。LMP:2013-07-15,量中,色红,无血块,痛经略作。刻下:D12 天,白带不多,午休时易醒,口角流涎,晨起喉中有黄痰。治予经后期方:杞菊地黄汤加越鞠丸加减,枸杞 10g,钩藤^{后下}10g,怀山药 10g,山萸肉 9g,莲子心 5g,茯苓神^各10g,川断 10g,菟丝子 10g,怀牛膝 10g,炙龟板^{先煎}10g,制苍术 10g,炒白术 10g,广木香 6g,炮姜 6g,广陈皮 6g,7 剂。后续以补天种玉丹,丹参 10g,赤白芍^各10g,怀山药 10g,山萸肉 9g,丹皮 10g,茯苓 10g,川断 10g,菟丝子 10g,杜仲 10g,鹿角霜^{先煎}10g,炒五灵脂^{包煎}10g,荆芥 6g,广陈皮 6g,7 剂。

四诊 2013 年 8 月 26 日。LMP:2013-08-16,5 天净,量中,色红,少量血块,痛经略作。刻下:D11 天,几无白带,夜寐尚安,二便调。治予经后期方:归芍地黄汤加越鞠丸加减,丹参 10g,白芍 10g,怀山药 10g,山萸肉 9g,丹皮 10g,茯苓 10g,川断 10g,桑寄生 10g,炙龟板^{先煎}9g,制苍术 10g,炒白术 10g,广郁金 10g,陈皮 6g,六一散^{包煎}10g,7 剂。后续以补天种玉丹加减,丹参 10g,赤白芍^各10g,怀山药 10g,山萸肉 9g,丹皮 10g,茯苓 10g,川断 10g,菟丝子 10g,杜仲 10g,鹿角片^{先煎}10g,炒五灵脂^{包煎}10g,炙鳖甲^{先煎}10g,荆芥 6g,广陈皮 6g,7 剂。

五诊 2013 年 9 月 9 日。LMP:2013-08-16。刻下:D25 天,带下量中,见锦丝样带下 1 日,纳寐可,二便尚调,舌红苔腻,脉细弦。治予经间期方:补肾促排卵汤加减,丹参 10g,赤白芍^各10g,怀山药 10g,山萸肉 9g,丹皮

10g,茯苓 10g,川断 10g,菟丝子 10g,杜仲 10g,鹿血晶^{吞服}1g,炒五灵脂^{包煎}10g,荆芥 6g,绿梅花 6g,12 剂。

六诊 2013 年 9 月 23 日。LMP:2013-09-17,量较前少,色黑。刻下:D7 天,舌淡红苔腻,脉细弦。经后期方:杞菊地黄汤加减,枸杞 10g,钩藤^{后下}10g,怀山药 10g,山萸肉 9g,莲子心 5g,茯苓 10g,川断 10g,桑寄生 10g,怀牛膝 10g,制苍术 10g,广郁金 10g,合欢皮 10g,六一散^{包煎}10g,7 剂。继予补天种玉丹加减,丹参 10g,赤白芍^各10g,怀山药 10g,山萸肉 9g,丹皮 10g,茯苓 10g,川断 10g,菟丝子 10g,杜仲 10g,鹿角霜^{先煎}10g,炒五灵脂^{包煎}10g,荆芥 6g,7 剂。

七诊 2013 年 11 月 4 日。LMP:2013-09-17。刻下:停经 49 天,今血 E_2 672ng/ml,P 30.35ng/ml,β-HCG 625.5mIU/ml,时腰酸,夜寐安,二便调,几无白带,略有紧张,舌偏红苔腻,脉细滑。治则:养血补肾,和胃安胎。寿胎丸加减,白芍 10g,怀山药 10g,山萸肉 9g,杜仲 10g,桑寄生 10g,菟丝子 10g,苏梗 6g,陈皮 6g,苎麻根 20g,炒川断 10g,炒竹茹 6g,炒香谷芽 10g,7 剂。

病案分析:患者屡孕屡堕,查其经量、色、质无明显异常,唯经间期锦丝状带下偏少。平素周身畏寒,易怒叹息,易腹泻,此乃屡孕屡堕,多产损伤,癸水耗损,故津液匮乏,经间锦丝状带下偏少,阴虚日久及阳,故脾肾两虚,痰浊滋生。患者现痰浊之征尤显,治疗仿越鞠丸之意,加苍术、陈皮、白术、炮姜等温中化痰,故可受孕。

按语:该病中医诊断为不孕症,西医诊断为继发性不孕,其发病多因肾虚偏阴,癸水不足,津液亏少,阴虚及阳,阴阳转化不利,痰浊滋生,证属虚中夹实,补虚易碍邪,祛邪又恐伤正,治疗棘手,应分清主次,扶正以祛邪。以周期疗法论治,运用调周之法以巩固血气,益肾宁心,佐以化痰祛湿法。

三、不孕症(排卵功能障碍)

曹某,女,29 岁,职员。首诊日期:2008 年 9 月 2 日。

病案摘要:继发不孕 2 年,经行延后加重 5 年。病史:患者 2002 年分别药物流产及人工流产各一次,后未避孕而不孕至今。既往月经 37~38 天一潮,流产后经行延后加重,数月一潮。2006 年顺产一胎,因先天性心脏病夭折。婚育史:1-0-2-0。

诊治经过:LMP 2008-07-28。刻下 D37 天,小腹时有隐痛,基础体温单相,无腰酸及乳胀。舌红,苔腻,脉细弦。中医诊断:不孕症,属肾虚偏阴,阳亦不足,心肝气郁,夹有瘀浊;西医诊断:继发性不孕。治疗:按经后中末期论治,方以补天五子种玉丹加减,丹参 10g,赤白芍各 10g,怀山药 10g,山萸肉 9g,丹皮 10g,茯苓 10g,川断 10g,杜仲 10g,菟丝子 10g,炒五灵脂[包煎] 10g,荆芥 6g,干地黄 10g,广木香 9g。10 剂。

二诊 2008 年 9 月 12 日。LMP:2008-09-05,经量偏少,血块少许,痛经未作。刻下:D8 天,腰部略酸,夜寐较差,二便调,舌红,苔腻,脉细弦。治则:滋阴清热,化瘀固冲,按经后期论治:二至地黄汤合加味失笑散加减,女贞子 10g,怀山药 10g,山萸肉 9g,茯苓 10g,炒川断 10g,炒五灵脂[包煎] 10g,炒蒲黄[包煎] 10g,大生地 10g,合欢皮 10g,杜仲 10g,鹿角霜[先煎] 10g,荆芥 6g。7 剂。

三诊 2008 年 9 月 19 日。LMP:2008-09-05,10 天方净,经量偏少。刻下:D15 天,小腹略胀,夜寐时差,二便调,舌红,苔腻,脉细弦。按经后中期论治:归芍地黄汤合香砂六君汤加减,熟地黄 10g,炒川断 10g,菟丝子 10g,柴胡 6g,太子参 15g,炒白术 10g,茯苓 10g,丹参 10g,赤白芍各 10g,怀山药 10g,山萸肉 9g,砂仁[后下] 3g,合欢皮 10g。12 剂。

四诊 2008 年 10 月 7 日。LMP:2008-09-05。刻下:D33 天,基础体温上升 5 天(维持在 36.8℃),夜寐尚安,二便调,无腰酸,舌红,苔腻,脉细。按经间期论治:补肾促排卵汤加减,丹参 10g,赤白芍各 10g,怀山药 10g,山萸肉 9g,丹皮 10g,茯苓 10g,杜仲 12g,菟丝子 10g,炒川断 10g,炒五灵脂[包煎] 10g,鹿角霜[先煎] 10g,荆芥 6g。8 剂。按经期论治:五味调经散合越鞠丸加减,丹参 10g,赤芍 10g,益母草 15g,炒五灵脂[包煎] 10g,泽兰叶 10g,川断 10g,茯苓 10g,生山楂 10g,川牛膝 10g,制苍术 10g,制香附 10g,荆芥 6g。7 剂。

五诊 2008 年 10 月 21 日。LMP:2008-09-05。刻下:停经 47 天,尿妊娠阳性,小腹作胀,无腰酸,夜寐尚安,二便调,舌红,苔腻,脉细滑。治以"养血补肾安胎"为大法,方以"寿胎丸"加减,炒白术芍各 10g,杜仲 10g,桑寄生 10g,炒川断 10g,怀山药 10g,山萸肉 9g,菟丝子 10g,苎麻根 30g,苏梗 6g,钩藤[后下] 12g,茯苓 10g,炒黄芩 10g。7 剂。

六诊 2008 年 10 月 28 日。LMP:2008-09-05。刻下:停经 53 天,纳差,时腰酸,大便偏干,时带下夹血丝。今血 E_2 802ng/L,P 27.74ng/ml,β-HCG 43 029.04mIU/ml。舌红,苔腻,脉细滑。治以"养血补肾理气安胎"为大法,

方以寿胎丸加减,处方:白芍 10g,怀山药 10g,杜仲 10g,山萸肉 9g,桑寄生 10g,菟丝子 10g,苎麻根 30g,苏梗 6g,钩藤^{后下}10g,莲子心 5g,陈皮 6g,炒香谷芽 10g。7 剂。

病案分析:本例患者虽然月经后期,但周期尚规则,无闭经顽疾,且既往曾有 3 次自然妊娠史。患者婚后受孕曾行人工流产手术两次,肝肾耗伤,而后顺产一胎,婴儿夭折,情志受郁,肝郁脾虚,阴血难以复原,滋生痰浊。四诊合参,证属肝肾阴虚夹有瘀浊。以补肾调周法,治疗期间,经水临期未转,因冲任得润,疗程月余,竟获妊娠。

按语:本案病属于"月经后期""不孕症"。证属肾虚偏阴,阳亦不足,心肝气郁,夹有瘀浊。但主要表现出月经后期。从表面上看来,月经后期似与血有关,但实际上是与肾阴癸水有关。讨论肾阴癸水者,首推张景岳,其次是赵养葵,需要注意理论源流。这里以《女科经纶·月经门》引赵养葵曰:"或问,论调经以滋水为主,不须补血,何也? 曰,经云:女子二七而肾气盛,齿更发长,天癸至,任脉通,太冲脉盛,月事以时下,天者,天一之真,癸者壬癸之水。月者水之精,以一月而盈,盈则昃。女人经水,一月以时而下,能有子,不以时下,或过期,或不及,皆为病,久则不能有子,所以必须调经,调经必须滋水为主。"这一段文字充分说明肾阴癸水在月经周期中的重要性,因为月经来潮,目的在于生殖,前人称之"故有子",阴水是滋养精(卵)的重要物质。癸水肾阴也是月经周期中演变的重要物质基础。赵氏提出用六味地黄丸为主方药,有着重要的临床意义。

四、不孕症(排卵障碍)

罗某,女,36 岁,职员。首诊日期:2009 年 9 月 25 日。

病案摘要:未避孕 1 年未孕。病史:患者自今年 1 月份起,月经后期。月经史:3/35~60 天,量中偏少,色鲜红,夹有血块,无痛经。婚育史:0-0-0-0。

诊治经过:LMP:2009-08-25。刻下:D35 天,带下不多,有锦丝状带下,形体肥胖,大便时溏。舌红苔腻,脉弦。西医诊断:原发性不孕症;中医诊断:不孕症,证属脾肾两虚,痰湿壅滞证,方用滋肾生肝饮加减,丹参 10g,赤白芍^各10g,山药 10g,山萸肉 9g,怀牛膝 10g,炙鳖甲^{先煎}10g,川断 10g,菟丝子 10g,炒柴胡 6g,党参 10g,白术 10g,广木香 6g,砂仁^{后下}5g。14 剂。

二诊:2009 年 10 月 9 日。LMP:2009-08-25,刻下:D46 天,BBT 未升,无腰酸,白带不多,大便偏稀,夜寐尚安,余无不适,舌红苔腻,脉弦细。治以健脾滋阴汤加减,太子参 15g,炒白术 10g,茯苓神^各10g,广木香 6g,砂仁^{后下}5g,陈皮 6g,怀山药 10g,赤白芍^各10g,山萸肉 9g,合欢皮 10g,川断 10g,菟丝子 10g。14 剂。

三诊:2009 年 10 月 23 日。LMP:2009-10-22,刻下:D2 天,经量中等,鲜红色,夹有血块,大便偏稀,舌红苔腻,脉弦。经期方:制苍术 10g,制香附 10g,生山楂 10g,丹参 10g,赤芍 10g,益母草 15g,泽兰叶 10g,川牛膝 10g,川断 10g,茯苓 10g,炒五灵脂^{包煎}10g,艾叶 6g。3 剂。经后期方:黑当归 10g,白芍 10g,怀山药 10g,山萸肉 10g,怀牛膝 10g,丹皮 10g,茯苓 10g,川断 10g,桑寄生 10g,制苍白术^各10g,广郁金 10g,合欢皮 10g,六一散^{包煎}10g,砂仁^{后下}5g。10 剂。

四诊:2009 年 11 月 6 日。LMP:2009-10-22,刻下:D16 天,BBT 未升,无腰酸,大便稀,夜寐安,舌红苔腻,脉弦细。辅助检查:T 2.77nmol/L。经后中期:滋肾生肝饮加异功散加减,丹参 10g,赤白芍^各10g,山药 10g,山萸肉 9g,熟地黄 10g,砂仁^{后下}5g,川断 10g,菟丝子 10g,炒柴胡 6g,炒白术 10g,广陈皮 6g,六一散^{包煎}10g,茯苓神^各10g。14 剂。

五诊:2009 年 11 月 24 日。LMP:2009-10-22,刻下:D33 天,BBT 高相 8 天,夜寐尚安,白带略有,二便调。脉弦细,舌红苔薄白。经前期:丹参 10g,赤白芍^各10g,山药 10g,丹皮 10g,茯苓 10g,川断 10g,菟丝子 10g,杜仲 15g,紫石英^{先煎}10g,制香附 10g,炒五灵脂^{包煎}10g,荆芥 6g,制苍术 10g。5 剂。经期方:五味调经散加减,制苍白术^各10g,生山楂 10g,丹参 10g,赤芍 10g,泽兰叶 10g,益母草 15g,川牛膝 10g,制香附 10g,川断 10g,炒五灵脂^{包煎}10g,红花 6g,茯苓 10g,肉桂^{后下}5g。5 剂。

六诊:2009 年 12 月 4 日。LMP:2009-11-25,5 天净,暗红色,有血块,腰酸。刻下:D9 天,带下少,大便偏稀,无腰酸,大便偏稀,舌红苔腻,脉弦细。仍从经后期论治,归芍地黄汤加香砂六君汤加减。丹参 10g,赤白芍^各10g,山药 10g,山萸肉 9g,丹皮 10g,茯苓 10g,川断 10g,菟丝子 10g,广木香 6g,砂仁^{后下}5g,炒白术 10g,广陈皮 6g,炙鳖甲^{先煎}10g。12 剂。

七诊:2010 年 1 月 22 日。LMP:2009-12-26,刻下:D28 天,BBT 上升 8 天,无腰酸,夜寐尚安,舌红苔腻,脉弦细。健脾补肾,经前期论治,健固汤加越鞠丸加减。炒党参 10g,炒白术 10g,茯苓 10g,怀山药 10g,广木香 6g,广陈皮 6g,砂仁^{后下}5g,川断 10g,菟丝子 10g,杜仲 10g,鹿角霜^{先煎}10g,炒五灵脂^{包煎}10g,荆芥 6g。5 剂。

八诊:2010 年 2 月 1 日。刻下:停经 38 天,高温相 19 天,小腹隐痛,夜寐尚安,舌质偏红,脉滑带弦。健脾补肾,清心和胃,寿胎丸加减,党参 15g,炒白术 10g,茯苓 10g,杜仲 10g,桑寄生 10g,菟丝子 10g,白芍 10g,苏梗 6g,砂仁^{后下}5g,钩藤^{后下}10g,莲子心 5g,苎麻根 20g。7 剂。

病案分析:本例患者,素体肥胖,不孕病程仅 1 年,但年逾五七,病属疑难。四诊合参,证属脾肾阳虚,不能运化水液,湿聚脂凝,脉络受阻,胞脉闭塞,终致不孕。治疗上需要患者积极配合医生,控制体重,当体重控制不理想时,颇为棘手。对此类月经后期(闭经)患者,仍不能专事攻伐。提出肾阳虚是形成痰湿闭经主要因素。盖肾阳者,职司气化、主前后二阴,有调节水液的作用。阳虚气化不利,水液失调,停聚而致痰湿,痰湿内壅,闭塞子宫,胞脉不通,而致闭经、不孕。此外,脾虚运化失职,水谷不能化生精血而生痰湿,湿聚脂凝,脉络受阻,胞脉闭塞,终致不孕。

按语:形体肥胖,气短懒言,面色晦暗而粗糙,肥人多痰,可见一斑。素来月经后期,为痰湿壅阻所致,胞宫受阻,阴难滋长,精卵难熟。治疗当多处着手,益肾健脾,化痰消浊,是为大法。同时顾护阳气,"离照当空,则阴霾自去",痰脂得以消融。以参苓白术散、香砂六君汤、异功散、健固汤等剂健脾化湿,仔细加入滋阴之药,庶几妊娠,仍以健脾益肾为主,培补脾气,以益胎元。

五、不孕症(多囊卵巢综合征)

朱某,30 岁,职员。首诊日期:2011 年 12 月 19 日。

病案摘要:未避孕 4 年未孕,月经后期 4 年。病史:既往月经规则,2007 年人工流产后月经后期,现未避孕 4 年未孕。月经史:初潮 14 岁,4~5/32 天,4 年前出现月经后期,4~5/30~60 天,经量减少,有血块,痛经时作。婚育史:0-0-1-0。辅助检查:B 超:双侧卵巢多囊样改变。OGTT:胰岛素抵抗。封闭抗体全阴。

诊治经过:LMP:2011-10-09。刻下:停经 73 天,白带略有,偶夹血丝,夜寐欠安,时有失眠,便软。本院查血 T:53.25ng/dl,E₂:263pmol/L,LH: 27.20mIU/ml,FSH:5.88mIU/ml,P:0.7nmol/L,PRL:16.13ng/ml,HCG:0.2U/L。 以经后中期论治:滋肾生肝饮加木香六君汤加减,丹参10g,赤白芍各10g, 怀山药10g,山萸肉9g,丹皮10g,茯苓10g,川断10g,菟丝子10g,柴胡6g, 广木香6g,砂仁后下3g,炒白术10g,陈皮6g,太子参15g,7剂。

二诊 2011年12月26日。LMP:2011-10-09,刻下:闭经2月余,见拉 丝带下3~4天,BBT高温相,药后腹胀矢气频,大便偏稀,纳寐尚可,易疲劳, 舌红苔腻,脉细滑。经前期予以健脾补肾、疏肝化痰论治,健固汤加越鞠丸 加减。党参15g,白术10g,茯苓10g,广木香6g,砂仁后下3g,白芍10g,川断 10g,生黄芪15g,杜仲10g,补骨脂10g,制苍术10g,香附10g,炮姜3g,玫瑰 花6g,7剂。经期:五味调经散加越鞠丸加减,苍术10g,香附10g,生山楂 10g,丹参10g,赤芍10g,泽兰叶10g,益母草15g,五灵脂包煎10g,川断10g, 茯苓10g,川牛膝10g,肉桂后下5g,5剂。

三诊 2012年1月9日。LMP:2012-01-04,经量中,有血块,无痛经, 刻下:D6天,腰酸,夜寐尚安,略感疲劳,上周细菌性肠炎腹泻现已愈,脉细 弦,舌偏红苔腻。经后期论治:健脾滋阴,参苓白术散加减,党参15g,白术 10g,茯苓10g,广木香9g,砂仁后下5g,白芍10g,山萸肉10g,川断10g,桑寄 生10g,苍术10g,陈皮6g,合欢皮10g,黄连5g,炙黄芪10g,15剂。

四诊 2012年1月30日。LMP:2012-01-04,刻下:D27天,BBT上升2 天,有拉丝样白带,夜寐尚安,大便偏干,手凉,脉弦细,舌红苔腻。经间期 论治:补肾促排卵汤加疏肝和胃之品,丹参10g,赤白芍各10g,怀山药10g, 山萸肉9g,丹皮10g,茯苓10g,川断10g,菟丝子10g,共5剂。经前期:补 天种玉丹加减,丹参10g,赤白芍各10g,鹿茸片6g,炒山药12g,巴戟天10g, 生炙黄芪各15g,杜仲10g,紫石英先煎20g,7剂。经期:五味调经散加越鞠丸 加减,苍术10g,香附10g,生山楂10g,丹参10g,赤芍10g,泽兰叶10g,益母 草15g,五灵脂包煎10g,川断10g,茯苓10g,川牛膝10g,肉桂后下5g,5剂。

五诊 2012年2月17日。LMP:2012-02-11,量中,色红,无血块,痛经 不著,D2天小腹坠胀痛。刻下:D7天,腰酸,寐安,舌红苔根黄腻,脉弦。 经后期论治:归芍地黄汤加减,丹参10g,赤白芍各10g,怀山药10g,山萸肉 9g,莲子心5g,茯苓10g,川断10g,桑寄生10g,怀牛膝10g,苍术10g,广郁 金10g,合欢皮10g,炙龟板先煎10g,陈皮6g,14剂。其后按此法调治2年,终得一子。

病案分析:该患者人工流产术后冲任损伤,累及肾气,故月经后期并伴月经量少;外院内分泌检查为胰岛素抵抗,B超检查双侧卵巢呈多囊样改变,故诊断为多囊卵巢综合征。鉴于此患者除了有多囊卵综合征及胰岛素抵抗等内分泌功能失调的病理状态以外,尚有封闭抗体全阴免疫力低下的一面。归咎根本,主要还是素体不足,肾阴亏损,阴虚火旺的本质,阴虚日久必累及阳,加之脾胃运化功能失司,久致脾肾两虚,气阴亏虚等证。后按调周法调治近1年,月经后期逐渐减少,经间期见拉丝带下,已能自行排卵。2012年4月曾生化妊娠一次,该患者脾胃功能薄弱,仍在调周之法中兼顾脾胃,故常以温中、和胃、理气法时时顾护,而时常有失眠之症则多辅以宁心安神、滋阴养血方药以求阴长顺利。三个月后顺利妊娠,转以补肾清心益气养胎之法,顾及该病患有封闭抗体全阴之病史,故全程保胎中以养血补肾,清心和胃为原则,特别重视益气升提之法,因此得以顺利渡过妊娠早期。故夏桂成教授运用调周之法以巩固生殖之本,再辅以补气以提升免疫力,人参与黄芪合用,但选用太子参则取之气阴双补又不助长气火上扰的平和之性,而黄芪的药理实验证明具有免疫功能促进作用。

按语:该病中医诊断为不孕症,西医诊断为继发性不孕、多囊卵巢综合征(PCOS),其病机可概括为肾虚偏阴,阴虚及阳,心肝气郁,痰浊内阻,治疗予以益阴助阳,健脾化痰,开郁理气。PCOS表现为稀发排卵或无排卵,按周期法调治,排卵功能可渐渐恢复。如合并封闭抗体全阴等免疫性因素,需调周之外再予补气之法以提升免疫功能,加太子参15g,生或炙黄芪15g等。其后按此法调治2年,终得一子。

六、不孕症(多囊卵巢综合征)

刘某,女,30岁,公司职员。首诊日期:2009年6月3日。

病案摘要:月经失调14年,结婚6年未孕。病史:患者初潮起月经即紊乱,常45~100天一潮,经量一般,色红,夹小血块,无痛经。结婚6年,夫妻同居未孕,男方精液常规检查正常,夫妻双方曾查生殖免疫全套均正常。2007年2月在外院就诊,盆腔B超示:双侧卵巢见多个小卵泡呈项链征,提示多囊卵巢。即在腹腔镜下行双侧卵巢楔形切除术,术后月经仍紊乱。

2008年7月在外院查血 LH/FSH>3。曾测 BBT 无双相。服补佳乐加克罗米芬时测 BBT 有双相。

诊治经过:就诊时正值月经周期第12天,白带量不多,小腹不痛,腰酸,心烦不宁,纳谷尚可,二便自调。舌红,苔薄腻,脉细弦。辨证为肾虚偏阴,阳亦不足,癸水不充,肝郁夹痰浊。从调周大法治疗。病来较久,治之有渐,非急切所能图功。经后期养阴奠基为主,佐以疏肝化痰,方取补天五子种玉丹或二甲地黄汤合越鞠丸加减。药用炙鳖甲^{先煎}9g,炙龟板^{先煎}9g,山药 10g,山萸肉 9g,五味子 5g,丹皮 10g,茯苓 10g,川断 10g,菟丝子 10g,紫河车 10g,广木香 9g,广陈皮 6g,制苍术 10g 等。

二诊 2004年6月27日。服药二十余剂后患者出现小腹作胀,大便稀溏等脾虚症状,故转从健脾滋阴着手。方用党参 15g,炒白术 10g,山药 10g,山萸肉 9g,广木香 9g,广陈皮 6g,茯苓 10g,炮姜炭 6g,川断 10g,菟丝子 10g,合欢皮 10g。

三诊 2004年7月10日。服药三十余剂后患者白带增多,有拉丝样白带出现。即改从滋阴健脾,调气和血着手,以促转化,方取健脾补肾促排卵汤加减,药用党参 15g,炒白术 10g,炒山药 10g,山萸肉 9g,茯苓 10g,川断 10g,菟丝子 10g,紫石英^{先煎}12g,五灵脂^{包煎}10g,广木香 9g,广陈皮 6g。服药7剂患者 BBT 即上升,BBT 上升21天时查尿 HCG 阳性,故收住入院保胎治疗。现患者已孕4月余。

病案分析:本案患者月经一贯稀发,夹有血块,就妇科特征而言此为肾气不足,肾虚偏阴,癸水不充,病程日久,阴虚及阳,阳也不足,夹有瘀滞。就全身症状看,患者常感心烦不宁,夜寐欠安,口干欲饮,舌红苔腻,此为阴虚生热,肝脾不调,夹有痰浊,可见妇科特征上的瘀滞,亦由心肝气郁所致。因为肝郁不仅可以化瘀并致瘀滞,而且肝郁日久,肝脾失调,肝胃失和,脾虚生湿。故患者在用滋阴方药后出现大便稀溏、小腹作胀的脾虚症状。故夏桂成教授转从健脾和胃,滋阴养血着手。患者服药后小腹作胀消失,大便正常。在多囊卵巢综合征的治疗上,夏桂成教授特别强调经后期的奠基治疗,也就是阴长的充分,癸水的充足。通过经后期的滋肾健脾,养阴奠基治疗,患者阴精有了一定的基础,白带增多,并出现锦丝带下,再转从经间期的治疗,滋阴健脾,调气和血。方用夏桂成教授经验方健脾补肾促排卵汤化裁。患者抓住"的候"而受孕。

按语：多囊卵巢综合征属于中医学不孕、闭经、崩漏、癥瘕等范畴。古人认为本病是由于肥胖痰浊壅盛致气滞不行，痰瘀壅结不能成孕。近代临床研究认为该病机为本虚标实。本虚为肾虚，癸水不充，标实乃痰湿瘀血壅塞胞宫而形成一系列的病理变化。

七、不孕症（卵巢储备功能低下）

林某，女，28岁，职员。首诊日期：2009年11月10日。

病案摘要：因"未避孕2年未孕"来诊。月经史：12岁初潮，8~9/23~27天，LMP：2009-11-03，量中，色红，夹少量血块，痛经隐隐；生育史：0-0-0-0。妇科B超：子宫、附件未见明显异常；输卵管碘油造影：双侧通畅；月经周期第3天晨血，LH：2.22mIU/ml，FSH：10.02mIU/ml，PRL：15.4ng/ml，T：0.26ng/dl，E_2：78ng/L。初诊时月经周期第8天，量少未净，咖啡色，无乳胀，无腰酸，食纳可，二便尚调，易心烦，寐欠安。舌红，苔略腻根微黄，脉细弦。

诊治经过：周期第8天，月经未净，按经后初期论治，治以滋肾清心，大补肝肾，佐以疏肝解郁，方用二甲地黄汤合越鞠丸加减，炙龟板^{先煎}10g，炙鳖甲^{先煎}10g，莲子心5g，山萸肉9g，怀山药、怀牛膝、丹皮、茯苓神、川断、菟丝子、广郁金、合欢皮各10g，水煎7剂。后按经后末期、经间期论治，滋阴助阳，补肾活血，方取补天种玉丹合滋肾清心汤加减：丹参10g，赤白芍各10g，怀山药10g，怀牛膝10g，丹皮10g，茯苓10g，川断10g，杜仲10g，菟丝子10g，鹿角霜^{先煎}10g，五灵脂^{包煎}10g，炙鳖甲^{先煎}10g，合欢皮10g，莲子心5g，山萸肉9g，荆芥6g。水煎7剂。

二诊：2009年11月27日。月经周期第24天，阴道点滴流血，色红，双乳略胀，无腹痛腰酸，食寐可，二便调。诉见经间期锦丝带下，量不多，BBT高相缓慢下降。舌红，苔薄，脉细弦。按经前后半期论治，治以补肾助阳法，补理兼施，方取毓麟珠合钩藤汤加减：黑当归10g，白芍10g，怀山药10g，炒丹皮10g，茯苓10g，川断10g，杜仲10g，鹿角霜^{先煎}10g，五灵脂^{包煎}10g，荆芥6g，太子参15g，钩藤^{后下}10g，水煎7剂。月经来潮，按行经期论治，治以活血调经法，方取越鞠丸合五味调经汤加减：制苍术10g，制香附10g，生山楂10g，丹参10g，赤芍10g，川牛膝10g，泽兰叶10g，川断10g，茯苓、五灵脂^{包煎}10g，生茜草10g，益母草15g，艾叶6g。经净之后，仍按补肾宁心调周法调理。

三诊:2010年1月22日。LMP:2009-12-24,刻下:月经周期第30天,血E_2:356ng/L,P:39.98ng/ml,β-HCG:319.0mIU/ml(2010-01-21)提示妊娠,按养血补肾,清心理气处方,保胎3个月告痊。

病案分析:肾虚偏阴,癸水不足,心肝郁火,神魂失于安宁,夹有瘀浊。肾虚偏阴,癸水不足则精卵、血海难以滋养成熟故未避孕2年未孕,排卵期锦丝带下量少,阴阳转化不协调致经前期肾阳不足,症见月经周期偏短、BBT高相缓慢下降、经前漏红;肾阴不足,胞宫血海不能修复充盈,故见月经淋漓不尽。肾阴偏虚,心肝郁火,心神不宁则见舌质偏红,苔根微黄腻,脉细弦,经前期乳房作胀,夜寐不安。病久致瘀故见月经有血块、痛经,阻碍血海生新,月经点滴不净。

按语:本案周期中阴阳消长转化虽有所不足,但尚能按期进行,BBT亦证实了表面上的月经尚正常,实质阴阳各有所不足,虚(肾虚偏阴)实(心肝郁火,夹有瘀浊)兼夹,影响到周期中阴阳转化,故治以促进肾中阴阳消长转化运动为主导而采用"补肾宁心调周法",治疗时重视经后期滋阴降火,宁心安神。"欲补肾者,先宁心,心神安定,则肾水充足",在调周方中多用重镇之品如龟板、鳖甲滋阴降火、大补肝肾、滋阴养血,钩藤为手足厥阴之药,《本草纲目》曰"钩藤通心包于肝木",风静火熄则诸症自除,山萸肉入肝肾敛阴,并加用莲子心、合欢皮、茯神、丹皮等宁心安神,降火除烦,使之在"静"的前提下恢复肾阴。周期中亦并兼顾到疏解肝郁及化瘀利浊。本患者血FSH偏高,而并不过高,所以在补肾宁心调周法治疗后而获佳效。

八、不孕症(早发性卵巢功能不全)

程某,女,39岁,已婚,职员。首诊日期:2018年11月29日。

病案摘要:未避孕未孕7年。病史:患者结婚11年,2009年计划外妊娠行人工流产,7年前开始未避孕未孕至今。患者33岁诊断为早发性卵巢功能不全(当时FSH 35mIU/ml左右),长期雌孕激素序贯治疗。自然周期监测排卵示:间断出现排卵。未行辅助生殖技术相关治疗。生育史:0-0-1-0。月经史:初潮13岁,5~7/30天,量可,色红,无血块,无腰酸,时有痛经。10年前逐渐出现月经后期,有时半年不潮,运用雌孕激素序贯后月经规律来潮。

诊治经过:LMP:2018-11-14,行经 7 日净,量中,色红,无血块,无痛经。

刻下:月经周期第 15 天,前几日见带下夹有血丝,持续 2~3 日,现已消失,未见拉丝状带下,夜寐欠佳,入睡困难,易醒,醒后难入眠,晨起心悸,纳差,胀气,矢气频,腰酸,偶耳鸣,大便偏稀,日行 1~2 次。辅助检查:月经周期第 3 天性激素,FSH 20.84mIU/ml,LH 5.14mIU/ml,E₂ 50pg/ml,T 0.26ng/ml,PRL 8.56ng/ml,P 0.25ng/ml(2018-10-19,本院)。输卵管检查提示双侧通畅。

治疗:健脾补肾促排卵汤合钩藤汤、越鞠丸加减:党参 15g,赤白芍各 10g,怀山药 10g,山萸肉 9g,巴戟天 9g,紫石英先煎 10g,杜仲 10g,钩藤后下 10g,莲子心 3g,合欢皮 10g,制苍白术各 10g,制香附 10g,茯苓神各 10g,炙黄芪 15g,青龙齿先煎 10g,炒枣仁 30g,12 剂。

二诊:2018 年 12 月 13 日。LMP:2018-12-10,刻下:月经周期第 4 天,量可,色红,无血块,D1 经行腹痛轻微,经前腰酸及乳胀,诸症均较前好转,但夜寐仍差,大便偏稀,日行 1~2 次。脉细弦,舌红苔腻。清心健脾汤加减:钩藤后下 10g,莲子心 3g,黄连 3g,青龙齿先煎 10g,党参 15g,炒白术 10g,茯苓神各 10g,合欢皮 15g,炒枣仁 30g,木香 6g,砂仁后下 3g,广陈皮 6g,甘松 6g,川断 10g,菟丝子 10g,12 剂。

三诊:2018 年 12 月 28 日。LMP:2020-12-10,刻下:月经周期第 19 天,BBT 上升 6 天,乳胀不显,腰酸不著,夜寐欠佳,入睡难,早醒,大便偏稀,日行 1 次。舌红苔腻,脉细弦。按经前期论治:健脾补肾,清心调肝。健固汤合钩藤汤、越鞠丸加减:党参 15g,炒白术 10g,茯苓神各 10g,广陈皮 6g,广木香 6g,巴戟天 10g,鹿茸片先煎 6g,钩藤后下 10g,莲子心 5g,合欢皮 10g,炒枣仁 30g,鹿血晶另吞 1g,生黄芪 10g,制香附 10g,制苍术 10g,青龙齿先煎 10g,7 剂。经期方:制苍术 10g,制香附 10g,丹参 10g,赤芍 10g,广木香 9g,合欢皮 10g,延胡索 12g,炒川断 10g,茯苓神各 10g,益母草 15g,泽兰叶 10g,生山楂 10g,肉桂后下 5g,川牛膝 10g,台乌药 5g,7 剂。

四诊:2019 年 1 月 11 日。LMP:2019-01-04,7 天净,量中,色红,无血块,无腹痛。刻下:月经周期第 8 天,腰酸不著,夜寐欠安,入睡难,时早醒,头昏沉。舌红苔腻,脉细弦。从大整体观念出发,天人相应,感应靠心。经后期论治,治以清心健脾汤:钩藤后下 10g,莲子心 5g,黄连 3g,青龙齿先煎 10g,紫贝齿先煎 10g,合欢皮 10g,炒枣仁 30g,茯苓神各 10g,太子参 15g,炒白术 12g,广木香 6g,广陈皮 6g,白芍 10g,山萸肉 9g,制黄精 10g,灵芝粉另吞 6g,制远志 6g，僵蚕 9g，7 剂。经前前半期：补天种玉丹：丹参 10g，赤白芍^各10g，山萸肉 9g，炒怀山药 10g，莲子心 5g，合欢皮 10g，钩藤^{后下}10g，青龙齿^{先煎}10g，紫贝齿^{先煎}10g，炒枣仁 30g，炒川断 10g，鹿茸片^{先煎}6g，鹿血晶^{另吞}1g，炙僵蚕 9g，制远志 6g，川芎 3g，荆芥 6g，7 剂。

五诊：2019 年 1 月 24 日。LMP：2019-01-04，刻下：月经周期第 21 天，BBT 上升 7 天左右，乳胀稍有，夜寐欠佳，夜间易醒，醒后难入眠，自觉上火，可能服用鹿血晶所致，手心作热，眼睛觉热。舌红苔根腻，脉细弦。经前期：健固汤加钩藤汤加减，党参 15g，白术 15g，茯苓神^各10g，广陈皮 6g，广木香 6g，砂仁^{后下}3g，巴戟天 10g，紫石英^{先煎}10g，钩藤^{后下}10g，莲子心 5g，黄连 3g，炒枣仁 30g，制苍术 10g，制香附 10g，6 剂。继予经期方：2018 年 12 月 28 日经期方原方加钩藤^{后下}10g，7 剂。

六诊：2019 月 2 月 14 日。LMP：2019-01-31，刻下：月经周期第 15 天，BBT 低相，白带少，未见拉丝状带下，夜难入寐，半夜易醒，心烦不宁，无盗汗，时手心热，略感腰酸，大便偏溏。舌淡红苔薄白，脉细弦。经后期论治，治以清心健脾汤加减：钩藤^{后下}10g，莲子心 3g，酸枣仁 30g，紫贝齿^{先煎}10g，青龙齿^{先煎}10g，炒白术 10g，茯苓神^各10g，炒怀山药 10g，广木香 6g，砂仁^{后下}3g，广陈皮 6g，黄连 3g，炒党参 15g，炒扁豆 10g，建莲肉 10g，5 剂。经前期：补天种玉丹加调理心脾之品：丹参 10g，赤白芍^各10g，怀山药 10g，山萸肉 9g，茯苓神^各10g，炒川断 10g，杜仲 15g，鹿茸片^{先煎}6g，鹿血晶^{另吞}1g，制苍术 10g，制香附 10g，广郁金 10g，巴戟天 10g，莲子心 5g，合欢皮 10g，12 剂。

七诊：2019 年 3 月 7 日。LMP：2019-02-27，刻下：月经周期第 9 天，痛经不著，腰酸不著，大便偏稀，脉细弦，舌质偏红苔腻。皮肤干燥，臀冷。滋肾生肝饮合钩藤汤加减：丹参 10g，白芍 10g，怀山药 10g，山萸肉 9g，茯苓神^各10g，钩藤^{后下}10g，莲子心 5g，炒枣仁 30g，广陈皮 6g，炒白术 10g，巴戟天 10g，青龙齿^{先煎}10g，砂仁^{后下}3g，合欢皮 10g，炒荆芥 6g，6 剂。经前期治以补天种玉丹加减：黑当归 10g，赤白芍^各10g，炒怀山药 10g，山萸肉 9g，茯苓神^各10g，炒川断 10g，鹿血晶^{另吞}1g，鹿茸片^{先煎}6g，巴戟天 10g，钩藤^{后下}10g，炒枣仁 30g，合欢皮 10g，广郁金 10g，广木香 6g，炒白术 10g，莲子心 5g，12 剂。

八诊：2019 年 3 月 28 日。LMP：2019-03-22，刻下：月经周期第 7 天，量中，色红，无血块，无痛经，腰酸时作，夜寐欠安，但较前有好转，夜间不易醒,大便偏稀,日1~2次。脉细弦,舌红苔腻。经后期治以清心健脾汤加减:钩藤^{后下}10g,莲子心5g,黄连3g,青龙齿^{先煎}10g,党参15g,炒白术10g,茯苓神^各10g,合欢皮10g,炒枣仁25g,广木香6g,砂仁^{后下}5g,炒白芍10g,山萸肉9g,川断10g,菟丝子10g,7剂。经前期治以补天种玉丹加调理心脾之品:丹参10g,赤白芍^各10g,炒怀山药10g,山萸肉9g,川断10g,菟丝子10g,鹿茸片^{先煎}6g,鹿血晶^{另吞}1g,炒枣仁25g,合欢皮10g,茯苓神^各10g,莲子心5g,巴戟天10g,钩藤^{后下}10g,炒白术10g,广木香6g,7剂。

九诊:2019年4月25日。停经35天,发现妊娠,就诊当日HCG 3 095mIU/ml,遂予以安胎治疗。

经随访,获悉于2020年初顺产一健康女婴。

病案分析:早发性卵巢功能不全(POI)是指女性在40岁之前出现卵巢功能下降,FSH>25U/L,雌激素水平下降。其病因有染色体异常、医源性因素、环境因素等。本病属于中医学"闭经""月经后期""月经过少""不孕"等范畴。

本病例患者FSH升高,既往间断服用激素治疗促使月经来潮,改善卵巢功能效果不显,影响生殖功能,导致不孕。该患者证属肾虚偏阴,癸水衰少,阴不足则精不熟,阴不足则精液亏少,阴虚日久,势必及阳,则必火旺,故致本病发生。诊断:中医为不孕症(肾虚偏阴);西医为继发性不孕症、早发性卵巢功能不全,夏桂成教授从心肾论治,重新恢复心-肾-子宫轴的阴阳平衡,获效颇佳。

按语:夏桂成教授认为该病主因是肾阴亏虚和阴水不足,心肾失于交合,心-肾-子宫轴功能发生紊乱,导致阴阳消长转化失常,出现月经后期或停闭。当心火旺于上而不得下降,肾水亏于下不得上济于心时,心火更旺,故而出现烘热汗出、面红、失眠等症。心为神明之主,主不明则出现一系列焦虑、紧张、烦躁等情绪障碍,进一步耗阴伤水,单纯补肾治疗难以奏效。必须在安静状态下,心肾交合,睡眠有时,肾阴、阴水才能得以滋养充实。中医治疗POI重在治心,"心静"才能"肾实"。心静,方能早睡熟睡,养阴液,降心火,心肾相交,恢复心-肾-子宫轴的正常功能,重生早竭之天癸,经候如常。

九、不孕症(早发性卵巢功能不全)

郑某,女,34岁,已婚,职员。首诊日期:2017年1月13日。

病案摘要:结婚2年余未避孕未孕,月经稀发2年。病史:患者2年前结婚,正常夫妻性生活,未避孕未孕。近2年月经稀发渐至经闭,逾期后间断服用雌孕激素维持月经来潮。FSH水平在25~40IU/L之间波动。月经史:初潮14岁,5/35天,后至经闭,量中,有血块,无痛经。生育史:0-0-0-0。刻下:月经周期第15天,偶有烘热感,口干口苦,白带少许,夜寐一般,汗出较多,脉细弦,舌质偏红,苔腻。妇科B超提示患者子宫及卵巢偏小。

诊治经过:患者系早发性卵巢功能不全性不孕症。采用调整月经周期节律法,时值经后中末期,治予补天种玉丹加减,紫丹参10g,赤白芍^各10g,怀山药10g,山萸肉9g,太子参15g,浮小麦^{包煎}30g,莲子心5g,川断10g,杜仲15g,菟丝子10g,鹿角霜^{先煎}10g,五灵脂^{包煎}10g,合欢皮10g,茯苓神^各10g,黄连3g。14剂,每日1剂,最佳服药时间是下午、晚间各服1次。另嘱患者调整作息,尽量晚十点前休息,坚持每日测BBT以配合治疗。

二诊2017年2月13日。患者诉月经仍未来潮,BBT单相,带下不多,偶有腰酸,疲劳较著,药后口干好转,夜寐欠安,汗出较多。脉弦,舌红,苔腻。按经后中期论治,滋肾生肝饮加异功散加钩藤汤加减,紫丹参10g,赤白芍^各10g,怀山药10g,山萸肉9g,炙龟板^{先煎}10g,川断10g,菟丝子10g,杜仲15g,炒柴胡6g,钩藤^{后下}10g,莲子心5g,广木香9g,合欢皮10g,怀牛膝10g。14剂,每日1剂,最佳服药时间是下午、晚间各服1次。

三诊2017年3月1日。LMP:2017-02-23,量不多,色红,血块少许,腰酸不显,无经行腹痛。月经第3天查性激素:LH 5.87IU/L、FSH 21.28IU/L、E₂ 157ng/L。刻下:月经周期第7天,烘热出汗减轻,脉细弦,舌红苔腻。以经后期论治,拟方二甲地黄汤加越鞠丸加减:赤白芍^各10g,怀山药10g,山萸肉9g,怀牛膝10g,丹皮10g,茯苓10g,川断10g,炙龟板^{先煎}10g,炙鳖甲^{先煎}10g,青龙齿^{先煎}10g,莲子心5g,太子参15g,广郁金10g,菟丝子10g。14剂,每日1剂,最佳服药时间是下午、晚间各服1次。

四诊2017年3月22日。患者本周期B超检测示有优势卵泡排出,刻下:月经周期第28天,BBT高相5日,烘热出汗明显减轻,脉细,舌红,苔腻。拟经前期论治,毓麟珠合钩藤汤加减:紫丹参10g,赤白芍^各10g,山药 10g,丹皮 10g,茯苓 10g,川断 10g,杜仲 12g,鹿角霜^{先煎}10g,五灵脂^{包煎}10g,钩藤^{后下}10g,莲子心 5g,制香附 10g。10 剂,每日 1 剂,上午、中午各服 1 次。继予经期方:制苍白术^各10g,制香附 10g,生山楂 10g,紫丹参 10g,赤芍 10g,泽兰叶 10g,五灵脂^{包煎}10g,益母草 15g,川断 10g,川牛膝 10g,艾叶 6g,茯苓 10g,合欢皮 10g。7 剂,每日 1 剂。

五诊 2017 年 4 月 10 日。LMP:2017-04-04,量可,色红,血块少许,腰酸不显,无经行腹痛。刻下:月经周期第 7 天,略有口角溃疡,腰酸,夜寐改善,烘热出汗仍作,脉细弦,舌红苔腻。经后期论治,拟清心滋肾汤加减:钩藤^{后下}10g,莲子心 5g,黄连 5g,青龙齿^{先煎}10g,合欢皮 10g,茯苓神^各10g,太子参 15g,浮小麦^{包煎}30g,炒白术 10g,炙龟板^{先煎}10g,川断 10g,菟丝子 10g,广木香 9g。14 剂,每日 1 剂,下午、晚间各服 1 次。

此后按调周法治疗半年后,患者月经周期逐渐恢复,可 45 天左右一潮,BBT 高温相维持在 12 天左右,再治疗半年后成功受孕,现已足月分娩一女婴。

病案分析:《傅青主女科》记载:"经云:女子七七而天癸绝。有年未至七七而经水先断者",是最早对类似于 POI 性闭经现象的论述。本病发病率呈逐年上升趋势,肾虚为其主要病因且以肾阴虚较为多见,并与心肝脾密切相关。夏桂成教授宗《傅青主女科》之说,认为 POI 的病机为肾精亏耗,心肾失交,天癸早竭,是女性较为严重的虚损状态。故治疗重在滋补肾阴,滋养癸水,促进心 - 肾 - 子宫轴功能恢复,临证效果颇佳。

按语:对于早发性卵巢功能不全性不孕症的治疗,西医多采用激素替代治疗、抗氧化剂治疗、干细胞治疗及辅助生殖技术,总体疗效并不理想。目前研究认为赠卵体外受精 - 胚胎移植(IVF-ET)技术是解决早发性卵巢功能不全性不孕症最有效的措施,但临床上卵子来源少,且患者心理接受度低。中医治疗早发性卵巢功能不全性不孕症立足于整体,标本兼顾,具有一定的临床疗效。

夏桂成教授认为心 - 肾 - 子宫轴紊乱,肾精亏耗,心肾不交是早发性卵巢功能不全发生的基本病机。治疗上,重在滋补肾阴,滋养癸水,同时重视"心"的作用,促进心 - 肾 - 子宫轴功能恢复。一则大补肝肾,重在滋养肾水复阴,增养癸水,使肾阴肾水得以上升以清心火;二则清心滋肾,务求心宁肾实,重在养阴清心,使心阳心火得以下降以滋肾水。注重心肾合治是夏桂成教授治疗早发性卵巢功能不全的一个重要特点,夏桂成教授认为,心肾相交、坎离交济是脏腑之间重要的交流途径,心肾交合,方得阴平阳秘,肾阴才能得以滋长,所谓"欲补肾者先宁心,心宁则肾实"。

十、不孕症(黄体功能不足)

潘某,女,35岁,职员。首诊日期:2010年12月27日。

病案摘要:月经量少9年,未避孕未孕1年。病史:患者结婚6年,未避孕1年余未孕,2001年人工流产后月经量少。LMP:2010-12-27,经前漏红3天,刻下:月经周期第11天,白带尚无,腰酸,吹风后易于有偏头痛,性情急躁,易发脾气。舌红苔腻脉弦细。检查:子宫腔粘连,两侧输卵管通畅,右侧炎性病变,子宫内膜薄。B超监测有排卵。LH:5.47mIU/ml,FSH:6.22mIU/ml,PRL:8.73mmol/ml,P:0.63pg/ml,T:0.14ng/ml,E_2:56pg/ml。月经史:初潮13岁,5/28~30天,经前期漏红2~3天,经量中,人工流产后量少,色红,无痛经。生育史:0-0-3-0。

西医诊断:不孕症;中医诊断:月经量少,不孕症。考虑肝肾阴虚,癸水不足,阴不足则精不熟,阳亦不足,心肝气郁,血海较虚,脉络不畅。治疗按经后期论治,二甲地黄汤加越鞠丸加减,方药:炙龟甲^{先煎}10g,炙鳖甲^{先煎}10g,怀山药10g,山萸肉9g,丹皮10g,茯苓10g,川断10g,桑寄生10g,制苍术10g,广郁金10g,怀牛膝10g,莲子心5g,菟丝子10g。7剂。继按经前期论治,补天五子种玉丹加减,方药:丹参10g,赤白芍^各10g,怀山药10g,山萸肉9g,丹皮10g,茯苓10g,怀牛膝10g,川断10g,菟丝子10g,杜仲15g,鹿角霜^{先煎}10g,五灵脂^{包煎}10g,荆芥6g,炙鳖甲^{先煎}10g。7剂。

二诊:2011年1月8日。LMP:2010-12-17,刻下:月经周期第23天,BBT上升9天。尚无乳胀,夜寐安,无明显不适。脉弦细,舌红苔腻。拟以经前期论治,补天种玉丹加减,丹参10g,赤白芍^各10g,怀山药10g,丹皮10g,茯苓10g,川断10g,菟丝子10g,杜仲15g,紫石英^{先煎}10g,五灵脂^{包煎}10g,制苍术10g,制香附10g。4剂。继予经期方药:制苍术10g,制香附10g,生山楂10g,丹参10g,赤芍10g,泽兰叶10g,益母草10g,川牛膝10g,川断10g,茯苓10g,五灵脂^{包煎}10g,艾叶6g。7剂。

三诊:2011年1月26日。LMP:2011-01-13。刻下:月经周期第15天,

夜间轻度出汗,腰酸,夜寐多梦,较浅,略有上火。舌红苔腻,脉弦细。经后中末期,补天五子种玉丹加减,方药:丹参10g,赤白芍^各10g,怀山药10g,山萸肉9g,怀牛膝10g,茯苓10g,川断10g,菟丝子10g,杜仲15g,鹿角霜^{先煎}10g,五灵脂^{包煎}10g,莲子心3g,冬桑叶6g。12剂。

四诊:2011年2月11日。刻下:停经30天,腰酸,夜寐欠安,梦不多,略有便秘,口中气味较重,略有头昏。脉细弦,舌红苔腻。辅助检查:E_2 286pg/ml,P 33.15pg/ml,β-HCG 120IU/L。治以养血补肾,清热安胎。方药:白芍10g,怀山药10g,山萸肉9g,茯苓10g,川断10g,杜仲10g,桑寄生10g,菟丝子10g,苏梗6g,广陈皮6g,黄连3g,钩藤^{后下}10g,苎麻根15g,广木香9g。10剂。

病案分析:本例患者,病发于人工流产术后,手术损伤子宫内膜,胞宫脉络失和,血海失盈,经源匮乏,以致经行量少。冲任虚损,不能摄精成孕。患者月经周期虽正常,但BBT高相偏短,并呈缓慢下降,经前漏红,为经前期阳气不足表现。以调周法论治,促进其阴阳在正常水平上的消长转化运动,治疗2月后成功受孕。

按语:堕胎流产后,冲任受损,血海亏虚,以致月经量少,年余未孕。性情素躁,脾气时作,心肝之火偏旺,火性炎上,头痛易发。当治根本,以龟板、鳖甲血肉有情之品,益肾填精,以广郁金、莲子心、荆芥之属以疏肝解郁,清降心气,升降有常,气机乃平,肾阴易于滋长,血海得以充盈。故以较短时间受妊。

十一、不孕症(黄体功能不足)

李某,女,30岁。首诊日期:2018年11月15日。

病案摘要:结婚3年余,月经先期半年。病史:患者2015年结婚,婚后夫妇多分居,后试孕1年未孕,半年前无明显诱因出现月经先期而至,23~24天一行,量较平素偏少,色红,无血块及痛经。月经史:13岁初潮,4~5/30~32天,量中,色红,少许血块,无痛经,经前乳胀。孕产史:0-0-0-0。辅助检查:周期第3天查性激素,LH:2.47mIU/ml,FSH:6.22mIU/ml,PRL:8.73mmol/ml,P:0.63ng/ml,T:0.14ng/ml,E_2:56ng/ml。自测BBT高温相偏低,时间短,维持9~10天。

诊治经过:LMP:2018-11-14,量不多,无血块及痛经。刻下:月经周期第 2 天,夜寐较差,多梦易醒,24 点入睡,大便偏溏,日行 1~2 次。排卵期见拉丝带下 2 天,量少。舌红,苔腻,脉细弦。中医诊断:月经先期(脾肾亏虚证);不孕症。西医诊断:原发性不孕症(黄体功能不全)。初诊时正值经期,拟越鞠丸加减:制苍白术^各10g,制香附 10g,生山楂 10g,丹参 10g,赤芍 10g,泽兰叶 10g,益母草 15g,合欢皮 10g,茯苓神^各10g,炒枣仁 20g,焦六曲 10g。4 剂,每日 1 剂,早晚温服。月经干净后拟杞菊地黄汤合越鞠丸加钩藤汤加减:钩藤^{后下}10g,莲子心 3g,黄连 5g,茯苓神^各10g,青龙齿^{先煎}10g,枸杞子 10g,怀山药 10g,炒川断 10g,桑寄生 10g,合欢皮 10g,酸枣仁 20g,广郁金 10g,制苍白术^各10g,广陈皮 6g,太子参 15g。10 剂,每日 1 剂,早晚温服。

二诊 2018 年 12 月 7 日。刻下:月经周期第 24 天,前几日见拉丝状带下,持续 2~3 天,量尚可,夜寐欠佳,入睡迟,易醒,醒后难入眠,偶多梦,近日食生冷后大便偏稀,3~4 次每日,舌红边有紫气,苔腻,脉细弦。治以健脾补肾法,拟健固汤合钩藤汤加越鞠丸加减:党参 15g,炒白术 10g,茯苓神^各10g,广木香 6g,广陈皮 6g,炮姜 3g,巴戟天 10g,鹿茸片^{先煎}6g,胡芦巴 6g,钩藤^{后下}10g,莲子心 5g,合欢皮 10g,炒枣仁 25g,青龙齿^{先煎}10g,制苍术 10g,绿梅花 6g。7 剂,每日 1 剂,早晚温服。月经来潮时服用经期方:制苍白术^各10g,制香附 10g,丹参 10g,赤芍 10g,广木香 6g,合欢皮 10g,延胡索 12g,炒川断 10g,茯苓神^各10g,生山楂 10g,益母草 15g,泽兰叶 10g,川牛膝 10g,肉桂^{后下}5g,红花 6g。5 剂,每日 1 剂,早晚温服。

三诊 2018 年 12 月 21 日。LMP:2018-12-16。刻下:月经周期第 6 天,月经干净 1 天,服用上方后大便正常,夜寐仍欠,多梦。拟健脾滋阴汤加减:党参 15g,炒白术 10g,炒怀山药 10g,山萸肉 9g,广木香 6g,广陈皮 6g,砂仁^{后下}3g,白芍 10g,炒白扁豆 10g,建莲肉 10g,川断 10g,菟丝子 10g,炮姜 3g,莲子心 3g,炒枣仁 30g。14 剂,每日 1 剂,早晚温服。

四诊 2019 年 1 月 4 日。LMP:2018-12-16。刻下:月经周期第 21 天,夜寐较前明显好转,大便正常。舌红苔腻,脉细弦。拟补天种玉丹合调理心脾之品加减:丹参 10g,赤白芍^各10g,炒怀山药 10g,山萸肉 9g,炒川断 10g,鹿茸片^{先煎}6g,巴戟天 10g,党参 15g,生炒白术^各10g,生黄芪 15g,防己 6g,钩藤^{后下}10g,莲子心 5g,合欢皮 10g,炒枣仁 25g,灵芝粉^{另吞}6g。12 剂,每日 1 剂,早晚温服。

后期继以调周治疗半年后成功妊娠。2019年7月4日再诊:停经50天,腰酸,夜寐欠安,梦不多,略有便秘,口中气味较重,略有头昏。舌红苔腻,脉细弦。辅助检查:P 33.15ng/ml,β-HCG 41 201U/L。以养血补肾,清热安胎为法。药用白芍10g,怀山药10g,山萸肉9g,茯苓10g,川断10g,杜仲10g,桑寄生10g,菟丝子10g,苏梗6g,广陈皮6g,黄连3g,钩藤^{后下}10g,苎麻根15g,广木香9g。10剂,每日1剂,早晚温服。治疗2周后查B超示宫内妊娠,胚心搏动良好。

病案分析:本案例患者月经周期正常,婚后久不摄精成孕,特来求助中医治疗,详细询问病史,得知其经间期拉丝带下量较少,经前期BBT高温相持续时间较短,分析其属于经前期阳长不足,黄体功能不全,而致不孕。初诊时主要存在两大问题,第一为睡眠问题,睡眠时间较晚,且睡眠质量不佳,多梦易醒;第二为脾胃问题,大便溏,日行1~2次。故经后期在滋阴以助阴长的基础上,配合钩藤汤合越鞠丸以清心安神,配合理气健脾,共奏扶助阴长之功。二诊时因误食生冷之品,便溏等脾胃症状加重,故需重用健脾祛湿止泻等药,拟健固汤合钩藤汤加越鞠丸治疗后诸症缓解。经前期再投以补天种玉丹以滋阴助阳,阴阳并补,扶助经前期阳长,维持黄体功能,为精卵受孕奠定基础。经治疗半年后成功妊娠。

按语:西医黄体期即经前期,此期的病变及治疗必然围绕阳长与阴消两个方面,而黄体功能不全重点在于阳长不利,经前期阳长最为主要,治宜补肾助阳,根据我们多年的临床体会,扶助阳长主要从以下3个方面入手:第一为血中补阳,此法是经前期常用的方法,代表方剂为毓麟珠,此方系张景岳所制,是在四君四物的基础上加入温补肾阳的药物而成,为经前期常用方剂之一;第二为阴中求阳,即水中补火,张景岳言:"善补阳者,必于阴中求阳",如右归饮类,临床根据患者症状不同加减治疗;第三为气中补阳,即脾肾双补的方法,侧重于脾者,称之为气中补阳,如健固汤、温土毓麟珠之类。侧重于肾者,称之为火中暖土,如温胞饮、真武汤之类。临床上也多用健脾温肾汤以到达到气中补阳,脾肾双补之功。

十二、不孕症(子宫内膜异位症)

朱某,女,35岁,已婚,公务员。

病案摘要:经行腹痛反复发作 10 余年,结婚 7 年夫妇同居未避孕未孕。

病史:患者 15 岁月经初潮,7/30 天,20 岁后出现中度痛经,未治疗。27 岁结婚后痛经未缓解,性生活正常,有性交痛,结婚多年至今未孕。生育史:0-0-0-0。妇科检查发现骶韧带可扪及触痛结节,妇科 B 超提示:子宫偏大,内见不均质回声,右卵巢内见 4.6cm×3.6cm×3.5cm 不均质包块,内见泥沙样回声;左卵巢内见 4.7cm×4.2cm×3.2cm 不均质包块,内见泥沙样回声,印象:双侧卵巢内膜样囊肿,子宫腺肌症。28 岁时于外院行腹腔镜下双侧卵巢巧克力囊肿剥除术 + 盆腔内膜异位灶电灼术 + 盆腔粘连松解术,术后假绝经治疗 3 月(皮下注射醋酸亮丙瑞林),停药后仍未孕,痛经逐年加重。男方精液常规检查未见异常。患者多年来月经期腹痛难忍,持续 7 天,伴肛门坠胀,面色苍白,坐卧不宁,冷汗淋漓,四肢厥冷,需卧床休息,影响工作,用一般止痛措施疼痛暂缓。外院曾给予痛经疼痛评分,积分:22.5,属重度痛经。平素畏寒怕冷,面色晦暗,两颊见色斑,舌质暗红苔白腻,脉沉弦细。BBT 示高温相不稳定呈锯齿样,持续时间不足 10 天。B 超检查提示:子宫偏大,内见不均质回声,右卵巢内见 4.1cm×3.3cm×3.7cm 不均质包块,内见泥沙样回声;左卵巢内见 4.5cm×4.1cm×3.5cm 不均质包块,内见泥沙样回声,印象:双侧卵巢内膜样囊肿,子宫腺肌症。双侧巧克力囊肿,子宫腺肌病。血查 CA125:62IU/ml,抗子宫内膜抗体 EMAb 阳性(1:200)。

就诊时适逢经前期,BBT 示:已升入高温相 4 天,曲线不稳定呈锯齿样,畏寒怕冷,面色晦暗,两颊见色斑,舌质暗红苔白腻,脉沉弦细。

中医诊断:①痛经,②不孕症;西医诊断:①子宫内膜异位症,②原发性不孕症。患者肾虚偏阳,阴亦不足,心肝气郁,夹有瘀浊,日久形成癥瘕,故经行腹痛。就诊时月经周期第 24 天,从经前期论治,予右归饮、钩藤汤合越鞠丸加减,方药:丹参 10g,赤白芍各 10g,怀山药 10g,川断 10g,菟丝子 10g,杜仲 15g,鹿血晶吞服1g,鹿角片先煎10g,五灵脂包煎10g,钩藤后下10g,莲子心 5g,茯苓 10g,制苍术 10g,制香附 10g,天山雪莲 5g,生山楂 10g,10 剂,水煎服,每日服 1 剂,最佳服药时间上、下午分温服。嘱经期停药复诊。并嘱患者坚持测量基础体温。

复诊时小腹坠胀,经将来潮,按经期论治,予越鞠丸合通瘀煎加减,处方:制苍术 10g,制香附 10g,丹参 10g,赤芍 10g,生山楂 10g,五灵脂包煎10g,川牛膝 10g,益母草 15g,泽兰叶 10g,茯苓 10g,川断 10g,肉桂后下5g,广木香

9g,延胡索 10g,天山雪莲 5g,全蝎 5g,景天三七 10g。7 剂,水煎服,每日服1 剂,最佳服药时间上、下午分温服。嘱经期忌生冷,经净停药复诊。

三诊:此次经期腹痛稍缓,血块减少,经行 7 天即净。月经周期第 8 天,现面部生发细小痤疮,上腹部作胀,大便偏稀,夜寐欠佳。舌质暗红苔白腻,脉弦细。从经后期论治,上清心肝经之火,下温脾胃之寒。予杞菊地黄汤合香砂六君子汤加减,方药:枸杞子 10g,钩藤^{后下}10g,怀山药 10g,山萸肉9g,莲子心 5g,茯苓 10g,怀牛膝 10g,桑寄生 10g,川断 10g,制苍术 10g,广木香 6g,砂仁^{后下}3g,炙龟板^{先煎}9g,太子参 15g,8 剂,水煎服,每日服 1 剂,最佳服药时间午后、晚间分两次温服。

四诊:月经周期第 14 天,夜寐转沉,大便转实,出现锦丝状带下,伴左少腹坠痛隐隐,舌质暗红苔白腻,脉弦细。按经间期论治,肾阴肾阳并重,兼调气血,补肾促排卵汤加减,方药:丹参 10g,赤白芍^各10g,怀山药 10g,山萸肉 9g,莲子心 5g,茯苓 10g,川断 10g,菟丝子 10g,杜仲 10g,鹿血晶^{吞服}1g,天山雪莲 5g,五灵脂^{包煎}10g,钩藤^{后下}10g,广木香 6g,7 剂,水煎服,每日服 1 剂,最佳服药时间午后、晚间分两次温服。

五诊:月经周期第 21 天,BBT 上升 6 天,最高 36.7℃,乳胀心烦,夜寐多梦,少腹作坠,纳可便调,带下淡黄量多,舌质偏红苔薄腻,脉弦细。从经前期论治,温补肾阳,疏肝理气,佐以清利,予右归饮或毓麟珠合越鞠丸加减,方药:丹参 10g,赤白芍^各10g,怀山药 10g,茯苓 10g,川断 10g,鹿血晶^{吞服}1g,制香附 10g,台乌药 5g,炒黄柏 9g,怀牛膝 10g,生薏苡仁 20g,钩藤^{后下}10g,莲子心 5g,五灵脂^{包煎}10g,广木香 9g,天山雪莲 5g,肉桂^{后下}5g,10 剂,水煎服,每日服 1 剂,最佳服药时间上、下午分温服。经期停服。

患者经过 10 个月的调周治疗,BBT 高温相渐趋稳定,大于 36.8℃,持续 10~11 天。痛经明显减轻,疼痛持续时间由 10 天减少为 2~3 天,痛经疼痛积分由 22.5 下降至 14,疼痛视觉模拟评分法(VAS):5/10,按综合疗效判定标准认为有效。血查 CA125:25IU/ml,抗子宫内膜抗体 EMAb 阴性。继续调治 8 个月后妊娠,收住院安胎至妊娠 100 天,出院前妇科 B 超示:宫内见基本成形胎儿,胎心搏动好。翌年剖宫产一健康女婴。

病案分析:此病为子宫内膜异位症,简称内异症,是指子宫内膜在子宫腔以外的部位出现、生长、浸润、周期性出血,或引发疼痛、不育及结节包块等。中医学古籍中无此病的名称记载,根据其临床表现,可归属在"痛经""月经过多""癥瘕""不孕"等病症中,或称之为"血瘕"。外感六淫,七情内伤如郁怒伤肝,生活因素如房事不节,或体质因素,手术损伤如人工流产、药物流产等导致机体气血失和,冲任损伤,血瘀内生,瘀阻冲任、胞宫、胞脉、胞络,瘀结成癥瘕,留结下腹而发病,因此主要病机是瘀血阻滞。西医认为内异症的病因不明,有子宫内膜种植学说,体腔上皮化生学说,诱导学说,胚胎残留学说,我国著名妇产科专家郎景和教授提出"在位内膜决定论",内异症有家族聚集性,外界环境污染有一定影响。内异症的病理表现多种多样,发生率依次是卵巢、直肠子宫陷凹、盆腔腹膜、腹壁切口、膀胱壁、子宫颈、输卵管、肠壁、外阴、阴道及呼吸道、上消化道等。凡育龄期妇女有继发性痛经,痛经进行性加重和不孕病史,盆腔检查扪及盆腔内有触痛性结节或子宫旁有不活动的囊性包块者,都应高度怀疑为内异症。

按语:内异症的西医治疗主要围绕减灭和消除病灶,减轻和消除痛经,改善和促进生育,减少和避免复发进行。手术方式要考虑到患者年龄、生育要求、症状的严重程度、既往治疗情况以及患者的意愿做到个体化,药物治疗目前尚无标准化药物治疗方案,主要以口服避孕药、高效孕激素、雄激素衍生物以及 GnRH-a 四类为主,不主张长期性试验性治疗,要考虑到药物的不良反应,患者的意愿以及经济能力等,对于年龄 35 岁以上,不孕不育时间超过 3 年的重度内异症患者一般 GnRH-a 治疗 3~6 月后行试管婴儿治疗助孕。

中医治疗分两步,月经期以活血化瘀、理气止痛为要,非经期以益气补肾、活血化瘀为主,有不抑制卵巢排卵的优势,但本病的疗程较长,药物又多为攻伐之品,久服易伤正。

此类病人很多有抗子宫内膜抗体阳性,合并不孕不育,即使试管婴儿治疗,也难免胚停流产。夏桂成教授认为此病病机是肾虚偏阳虚,阴亦不足,心肝气郁,夹有血瘀、痰浊,关键是肾虚瘀浊内阻。治疗仍从补肾调周着手,活血化瘀药仅在经前期应用,重在经前期温阳逐瘀,佐以健脾疏肝,从而达到控制疾病发展和助孕的目的。夏桂成教授有一临床验方,助阳消癥散,在经前期服用,既助振奋肾阳又能控制症状,有较好临床疗效,药用紫丹参 10g、赤白芍^各10g、山药 10g、丹皮 10g、茯苓 10g、紫石英^{先煎}10g、川断 10g、菟丝子 10g、石打穿 10g、生山楂 10g、五灵脂^{包煎}10g、广木香 9g。此病疗程较长,明显减轻痛经症状至少需服药半年,通过治疗妊娠、经历一段较长的生理闭经期则能明显控制病情的发展,这也是夏桂成教授治疗的思路。

十三、不孕症(巧克力囊肿)

陈某,女,26岁,已婚,职员。首诊日期:2009年4月9日。

病案摘要:痛经10年,结婚1年余未孕。病史:初潮14岁,5/30~45天,经量一般,无明显腹痛。患者自16岁起行经腹痛,以第一天为甚,经行不畅,血块少,痛时喜温喜按,四肢怕冷,第2天痛缓。24岁结婚,未避孕亦未怀孕。男方检查正常。2006年在外院盆腔B超示:左侧附件包块(巧克力囊肿可能),即行左侧卵巢巧克力囊肿剥除术。术后先后使用孕三烯酮、抑那通、米非司酮、中药等治疗。今年3月在我院复查盆腔B超示:子宫4.2×2.9×3.2cm^3,左侧附件见5.3×5.2cm^{2}包块。印象:左侧卵巢巧克力囊肿。诊其平素腰酸,排卵期小腹隐痛,经前双乳微胀,心烦易怒,纳谷尚可,大便稀溏。末次月经2009年4月1日,刻诊:月经周期第9天,白带量少,小腹不适,腰酸,纳谷尚可,大便偏稀,舌质红,苔薄腻,脉细弦。证属肾虚偏阳,夹有瘀结。按调周法治疗。经后期予以滋肾养血,健脾理气,佐以活血化瘀。药用丹参10g,赤白芍^{各}10g,山药10g,山萸肉9g,丹皮10g,茯苓10g,川断10g,菟丝子10g,太子参15g,炒白术10g,煨木香9g,山楂15g,石打穿15g,砂仁^{后下}5g。经间排卵期滋阴助阳,调气和血,佐以化瘀,药用:丹参10g,山药10g,赤白芍^{各}10g,山萸肉9g,熟地10g,丹皮10g,茯苓10g,川断10g,菟丝子10g,紫石英^{先煎}15g,红花10g,五灵脂^{包煎}10g,香附10g,石打穿15g。经前期温肾助阳,化瘀消癥,药用:炒当归10g,赤白芍^{各}10g,山药10g,丹皮10g,茯苓10g,川断10g,紫石英^{先煎}12g,蛇床子10g,石打穿20g,生山楂20g,广木香9g,炮山甲6g,五灵脂^{包煎}10g。行经期温经活血,行气止痛,药用:肉桂^{后下}5g,丹参10g,益母草15g,香附10g,延胡索10g,炒五灵脂^{包煎}10g,山楂15g,川断10g,泽兰10g,怀牛膝10g,制苍术10g,石打穿20g。治疗2个月经周期患者即怀孕。

病案分析:患者自初潮后不久即痛经,经行不畅,B超提示卵巢巧克力囊肿,可知其先天肾气不足,偏于阳虚,气化推动无力,气机运行不利。气滞生瘀,瘀浊内结,聚为癥瘕。但术后再次复发,说明患者瘀结的程度较重。

夏桂成教授认为子宫内膜异位症,不仅要结合活血化瘀、消癥散结,而且要按月经周期中的不同时期的特点进行调经,更要重视经间排卵期后的助阳,因为只有阳长至重才能更好地溶解子宫内膜性质的瘀浊。而且子宫之外的瘀浊必须完全溶解,才能被吸收达到控制和消散的目的。

按语:子宫内膜异位症确切的病因尚不清楚。其发病率有上升的趋势,是临床较难治疗的疾病。运用中医药治疗本病一般均从"痛经""癥瘕"等症入手。因此历来重视以活血化瘀的方法治疗。夏桂成教授通过长期的临床实践,认为本病证的主要病机在于肾虚气弱,正气不足,经产余血浊液,流注于胞脉脉络之中,泛溢于子宫之外,并随着肾阴阳的消长转化而发作。治疗上主张运用补肾调周法并加入一定的化瘀消癥药,以获佳效。

十四、不孕症(膜样痛经)

张某,女,27岁,已婚,职员。首诊日期:2013年3月14日。

病案摘要:经行腹痛10年,婚后夫妇同居未避孕3年未孕。病史:患者13岁初潮,17岁出现痛经,疼痛以经期第2~3天为剧,畏寒肢冷,喜温喜按,需卧床休息,经色紫暗,每次随经血排出较大烂肉样血块后疼痛逐步缓解,经期大便溏泄,日3~4次,多年来经期自服"芬必得",止痛效果不明显,24岁结婚,婚后痛经未缓解,平时夫妇同居,性生活正常,无性交痛,未避孕3年未孕。曾查子宫输卵管造影示:双侧输卵管通畅。基础体温高温相波动于36.7~36.8℃,维持10天后下降,曾就诊于某生殖中心,予促排、指导同房、健黄体治疗半年未孕,就诊时适逢经将来潮,面色晦暗,略乳胀腹坠,纳可寐安,大便溏薄,日行2次,舌有紫气,苔薄白,脉弦细沉。妇科检查以及妇科B超检查均未见明显异常。月经史:13岁初潮,7/28天,生育史:0-0-0-0。男方精液常规未见异常。

诊治经过:患者系痛经重症之膜样性痛经,属原发性痛经。治疗上遵从"急则治其标,缓则治其本"之原则,方法用补肾调周法。初诊时正值月经即将来潮之际,急则治其标,月经期以行气活血调经,化瘀脱膜止痛为第一要义。这是治疗痛经的一个关键时期,予逐瘀脱膜汤,药物组成:益母草15g,五灵脂^{包煎}10g,三棱10g,莪术10g,川续断10g,钩藤^{后下}10g,延胡索10g,丹参10g,赤芍10g,炒白术10g,广木香9g,肉桂^{后下}6g。于月经期日服

1剂,最佳服药时间是上、下午各服一次,温服。嘱患者月经期避免摄入生冷瓜果之品,以免余瘀留滞体内。坚持每日测BBT以配合治疗。

二诊 2013 年 3 月 21 日。LMP:2013-03-12,刻下:D10 天,告知痛经已有缓减,血块转少,未服用"芬必得"。经水已净,BBT 波动于 36.4~36.5℃,久婚不孕,情绪抑郁,纳少大便略溏,带下量少,舌有紫气苔薄白,脉弦细沉。目前正值血海空虚之经后期,按"缓则治其本"之意,重在滋阴补肾,佐以健脾调肝,方取滋肾生肝饮加减,药如:丹参 10g,赤白芍^各 10g,怀山药 10g,山萸萸 10g,丹皮 10g,茯苓 10g,续断 10g,菟丝子 10g,广郁金 10g,制苍术 10g,太子参 10g,炒白术 10g,广木香 9g。若夜寐欠佳时去丹皮改用钩藤汤:钩藤^{后下}10g,合欢皮 9g,莲子心 5g。大便溏薄时去山萸萸,改以香砂六君汤:党参 10g,炒白术 10g,炮姜 6g,炒柴胡 6g 或荆芥 9g。每日 1 剂温服,最佳服药时间是下午、晚间各服一次。

三诊 2013 年 3 月 28 日。LMP:2013-03-12,刻下:D17 天,患者 BBT 处于低温相,波动于 36.4~36.5℃,患者出现较多锦丝样带下,伴一侧少腹胀痛隐隐,此是经间排卵期到来的标志,用补肾促排卵汤加减以肾阴肾阳并重,兼调气血,重阴顺利转阳,这是治疗痛经的另一个服药关键期。补肾促排卵汤:当归 10g(大便溏薄则改用紫丹参 10g),赤白芍^各10g,怀山药 10g,山萸肉 10g,丹皮 10g,茯苓 10g,续断 10g,菟丝子 10g,鹿血晶^{吞服}1g,天山雪莲 5g,五灵脂^{包煎}10g,广木香 6g。每日 1 剂,最佳服药时间是下午、晚间各服一次。另嘱咐患者经前避免食生冷瓜果,以防痛经加重。

四诊 2013 年 4 月 4 日。LMP:2013-03-12,刻下:D24 天,BBT 已升入高温相,但偏低,高低起伏呈犬齿状,达不到 36.8℃以上。经前期重在温补肾阳,佐以疏肝健脾,以右归饮、毓麟珠、健固汤合越鞠丸加减,方药组成如下:丹参 10g,赤白芍^各10g,怀山药 10g,丹皮 10g,茯苓 10g,续断 10g,杜仲 10g,鹿血晶^{吞服}1g,天山雪莲 5g,五灵脂^{包煎}10g,制香附 10g,广木香 9g。每日 1 剂,最佳服药时间是上、下午各服一次。

前后治疗 4 月痛经悉除,再治 3 月后妊娠,翌年顺娩一健康男婴。

病案分析:膜样性痛经因经血中夹有大量子宫内膜组织,且痛经必须待内膜排尽后方能缓解而得名。在中医古籍中虽无专门的记载和专论,但在《叶天士女科证治》中有"经行下牛膜片"的记录,认识到本病证不同于一般痛经。本病证临床上颇为常见,根本原因在于肾中阳气不足,无法温煦融化冲任、胞宫中蕴结的瘀浊,因此痛经发作时出现严重的瘀浊证,即排出大量烂肉样血块。而此瘀浊,乃先天不足,禀赋薄弱,或者房劳伤肾,以致肾阳偏虚,气化不及,冲任流通欠佳,经血与湿浊蕴结在子宫所致。

西医对其病因和病理生理并未完全明了,大多数学者的共识是黄体期和月经期子宫内膜产生过多的前列腺素,尤其是前列腺素大大增加,促使子宫平滑肌痉挛性收缩,子宫血流减少,子宫局部缺血缺氧,酸性产物堆积于肌层而导致痛经。此外黄体高峰时孕酮合成减少亦是间接途径增加生成前列腺素 $PGF2\alpha$,从而导致本病的发生。

按语:膜样性痛经,属原发性痛经,西医认为降低月经前列腺素 $PGF2\alpha$ 的水平和提高黄体高峰期孕酮水平是治疗的关键。主要方法为口服前列腺素合成酶抑制剂、解痉镇静剂、口服避孕药、维生素类等,着重于降低血中前列腺素 $PGF2\alpha$,抑制子宫收缩等。但现代研究已逐渐认识到口服止痛剂治疗只对疼痛症状有缓解作用,而不能解除导致疼痛的原因,也不能防止痛经的发展和预防并发症的发生,且副作用较为明显,长期应用该类药物会导致胃肠黏膜的防御系统功能减弱,甚至会造成神经系统功能紊乱,记忆力降低、失眠等不良后果。中医治疗膜样性痛经从整体出发,辨证论治,注重标本兼顾,疗效稳定持久,具有一定的优势。

夏桂成教授多年来用补肾调周法治疗膜样性痛经取得良好疗效。具体治法:月经期以化瘀脱膜止痛为第一要义,逐瘀脱膜汤中肉桂温经助阳,并有化瘀之效,五灵脂化瘀止痛;三棱、莪术攻消逐瘀,原为消散癥瘕的药物,今用来化瘀脱膜;川续断温肾助阳;钩藤、延胡索控制疼痛;丹参、赤芍、益母草化瘀调经,并有止痛之效。全方组合,确有化瘀脱膜,控制疼痛的作用。经后期滋肾健脾,稍入补阳之品,乃阴阳互根,阴生阳长之意,常用归芍地黄汤、滋肾生肝饮加减调治。经间排卵期重阴转阳,是治疗痛经的关键时期,夏桂成教授非常重视经间排卵期的及时、足量用药,他认为很多疾病都是阴阳失衡、阴阳转化不利导致的,在太极阴阳鱼图中经间期是"重阴"转阳的关键时期,若治疗不及时,则必影响疗效。对于治疗痛经来说,经间期阴阳转化尤其重要,所以当出现明显锦丝样带下时,夏桂成教授适时用补肾促排卵汤(其自拟方)推动阴阳顺利及时转化,是提高临床疗效的关键。经前黄体期补肾助阳是治本和"治未病"时期,更为重要。西医认为,痛经与排卵有关,无排卵则无痛经,因此常用避孕药治疗,抑制排卵,从而控制痛经。但夏桂成教授认为排卵后黄体功能不健，体内孕激素水平低下，间接增加体内前列腺素是病因所在，即经间排卵期后由阴转阳，阳长不及，导致血瘀内阻，不通则痛。因此温补肾阳，使瘀浊融解，才能更好地控制痛经，温阳方中阴药、阳药合用，稍佐行气活血之品，即前人所谓"阴中求阳"之意也。选择温阳药方面，夏桂成教授善用鹿血晶、天山雪莲这一药对。

夏桂成教授多年来倡导用补肾调周法治疗妇科疾病，均获良效，膜样性痛经亦是如此，通过经后期滋阴补肾，经间期补肾调气血，经前期温补肾阳，行经期排经逐瘀，如此这般中药序贯治疗具有一定的优势和特色，对临床治疗具有一定的指导意义。

十五、不孕症（子宫腺肌病）

王某，30岁，工人。首诊日期：2013年5月13日。

病案摘要：末次胚停后1年余，未避孕未孕。病史：患者2012年4月孕40余天自然流产。2013年3月于复旦肿瘤医院行"左侧巧克力囊肿剥除术"，术后未予以药物治疗。同年4月诊断子宫腺肌症。月经史：初潮15岁，7/30天，量中，色红，有血块，痛经不著。经间期锦丝状带下偏少。婚育史：1-0-1-1。

诊治经过：LMP：2013-05-06。刻下：D8天，量偏少，色深，无腰酸，寐安，二便调，脉细弦，舌红苔腻。予经后期论治：归芍地黄汤加越鞠丸加减，丹参10g，赤白芍^各10g，怀山药10g，山萸肉9g，丹皮10g，茯苓10g，川断10g，桑寄生10g，怀牛膝10g，制苍术10g，炒白术10g，广郁金10g，合欢皮10g，生山楂10g，7剂。后续以补天种玉丹加减，丹参10g，赤白芍^各10g，怀山药10g，山萸肉9g，丹皮10g，茯苓10g，川断10g，菟丝子10g，杜仲10g，五灵脂^{包煎}10g，荆芥6g，生山楂10g，鹿血晶^{吞服}1g，7剂。

二诊：2013年5月27日。LMP：2013-05-06。刻下：D22天，BBT上升2天，无腰酸，寐安，二便调，脉细弦，舌红苔腻。治予经前期方：丹参10g，赤白芍^各10g，怀山药10g，山萸肉9g，丹皮10g，茯苓10g，川断10g，菟丝子10g，杜仲10g，五灵脂^{包煎}10g，制苍术10g，制香附10g，生山楂10g，鹿血晶^{吞服}1g，11剂。经期方：制苍术10g，制香附10g，生山楂10g，丹参10g，赤芍10g，泽兰叶10g，益母草15g，五灵脂^{包煎}10g，川断10g，茯苓10g，川牛膝10g，肉桂^{后下}

5g,7 剂。

三诊:2013 年 7 月 1 日。LMP:2013-06-05。刻下:D27 天,无腰酸,双乳胀痛,寐迟,大便难解,2 日一行,脉细弦,舌红苔腻。治予经前期方:丹参 10g,赤白芍^各10g,怀山药 10g,山萸肉 9g,丹皮 10g,茯苓 10g,川断 10g,菟丝子 10g,杜仲 10g,五灵脂^{包煎}10g,荆芥 6g,鹿角霜^{先煎}10g,5 剂。经期方:制苍术 10g,制香附 10g,生山楂 10g,丹参 10g,赤芍 10g,泽兰叶 10g,益母草 15g,五灵脂^{包煎}10g,川断 10g,茯苓 10g,川牛膝 10g,肉桂^{后下}5g,7 剂。

四诊:2013 年 7 月 15 日。LMP:2013-07-07,量不多,色暗,少量血块,无痛经。刻下:D9 天,无腰酸,右少腹隐痛,二便调,寐安。治予经后期方:丹参 10g,赤白芍^各10g,怀山药 10g,山萸肉 9g,丹皮 10g,茯苓 10g,川断 10g,桑寄生 10g,怀牛膝 10g,制苍术 10g,广郁金 10g,合欢皮 10g,左牡蛎^{先煎}10g,炙龟板^{先煎}10g,广木香 6g,7 剂。后续以补天种玉丹:丹参 10g,赤白芍^各10g,怀山药 10g,山萸肉 9g,丹皮 10g,茯苓 10g,川断 10g,菟丝子 10g,杜仲 10g,五灵脂^{包煎}10g,荆芥 6g,鹿血晶^{吞服}1g,炙鳖甲^{先煎}10g,广木香 6g,7 剂。

五诊:2013 年 7 月 29 日。LMP:2013-07-07。刻下:D24 天,BBT 上升至 36.9℃已 4 天,乳胀,无腰酸,寐尚可,二便调,脉细弦,舌红苔腻。治拟经前期方:丹参 10g,赤白芍^各10g,怀山药 10g,熟地 10g,丹皮 10g,茯苓 10g,川断 10g,菟丝子 10g,杜仲 10g,五灵脂^{包煎}10g,荆芥 6g,鹿血晶^{吞服}1g,8 剂。经期方:制苍术 10g,制香附 10g,生山楂 10g,丹参 10g,赤芍 10g,泽兰叶 10g,益母草 15g,五灵脂^{包煎}10g,川断 10g,茯苓 10g,川牛膝 10g,肉桂^{后下}5g,广木香 6g,延胡索 10g,7 剂。

六诊:2013 年 8 月 19 日。刻下:停经 43 天,腰酸,恶心欲吐,小腹隐隐作痛,易犯困,乳胀,脉细滑,舌偏红苔腻。2013 年 8 月 15 日查 E$_2$ 103ng/dl,P 11.42ng/ml,β-HCG 10 134U/L,超声提示:宫内无回声区 2.3cm×1.1cm,未见明显胚芽组织。治以养血补肾,清心理气,方以寿胎丸合钩藤汤加减,白芍 10g,怀山药 10g,山萸肉 9g,炙龟板^{先煎}9g,炒川断 10g,桑寄生 10g,杜仲 10g,菟丝子 10g,莲子心 3g,钩藤^{后下}10g,苏梗 10g,炒白术 10g,鹿角霜^{先煎}10g,7 剂。

病案分析:患者平素月经周期规则,但经间期锦丝状带下偏少,是肾阴偏虚的表象。因有子宫腺肌病及巧克力囊肿病史,痰瘀内阻,加之手术后气血亏虚,以致进一步损耗肾阴。按调周法论治,行经期予以疏肝解郁,调经化瘀为主,在五味调经散合越鞠丸的基础上,加重阳药以温化胞宫胞脉瘀浊,川断、肉桂为补肾助阳活血化瘀的作用。若伴有痛经,则加广木香、延胡索以理气止痛。经后期,补肾养阴奠基的基础上,续用生山楂以行气散结,加牡蛎镇降消癥的同时,又能助阴长。在接近重阴之际,阳药的选择是重点,一方面助当下排卵期顺利转化,另一方面转化的顺利可以保证下一阶段阳长的质量,炙鳖甲与鹿血晶合用双效合一,这是夏桂成教授擅用血肉有情之品的独到之处,鳖甲养阴又兼破结,滋养卵泡又促其排卵,鹿血晶亦从促排卵开始使用,既能血中养阳、提升卵泡质量又可促排,更能维持后续黄体功能,既是阳药,又有和血之功。鹿血晶在经前期多次使用,对本病例而言是一药兼具多功能。一旦进入经前期,再于温肾助阳的主要诉求之上,辅以活血理气止痛之品加减即可奏功。

按语:该病中医诊断为不孕症;西医诊断为①继发性不孕;②子宫腺肌症。其发病多因肾阴偏虚,癸水不足,阴损及阳,痰瘀夹于胞脉脉络之间,治予益阴助阳,祛瘀化痰。对于子宫内膜异位症(EMs)患者,夏桂成教授认为,化瘀虽是重点,但更要重视高温相时期人体的内在环境,以阳药来控制肌腺症的进展,补肾助阳以化瘀浊。该类患者受孕后予以养血补肾,清心理气安胎。夏桂成教授认为,清心宁心之法在妊娠初期亦有重要的意义,若E_2偏低可证明其阴长不利,可从心论治,促使坎离既济,以提升阴长水平。

十六、不孕症(盆腔炎后遗症)

叶某,女,28岁,已婚,职员。首诊日期:2014年5月5日。

病案摘要:药物流产后4年,反复下腹痛4年,未避孕未孕2年。病史:患者4年前药物流产1次,未及时就医,恶露淋漓1月未净,后在当地医院行清宫术,术后出现反复腹痛腰酸,房事后加重,伴带下黄腻,有异味,时有阴痒。结婚2年未孕。妇科检查发现宫颈中度糜烂,子宫后位,活动度差,压痛(+),双侧附件增厚压痛(+)。妇科B超未见明显异常。子宫输卵管碘油造影示:双侧输卵管通而不畅,盆腔轻度粘连。男方精液常规检查未见异常。月经史:12岁初潮,5~9/30~35天,量中,色红,少许血块,无痛经。

生育史:0-0-1-0。

诊治经过:LMP:2014-04-25,刻下:D11 天,带下量少,质黏色黄,舌黯红,脉弦细。此病系盆腔炎性疾病后遗症。病机是肾虚偏阳,湿热血瘀内阻。治疗方法是补肾调周的基础上兼以疏肝理气,清利湿热。就诊时适逢经后期,治疗以补肾养血,疏肝理气为主,用滋肾生肝饮合四妙丸、越鞠丸加减,药用紫丹参 10g、赤白芍各 10g,山药 10g,山萸肉 6g,丹皮 10g,茯苓 10g,广木香 9g,山楂 10g,黄柏 10g,薏苡仁 15g,苍术 10g,炒柴胡 6g。12 剂。每日 1 剂,最佳服药时间下午、晚间分服。嘱每日测量基础体温,忌食辛辣刺激物等。

二诊 2014 年 5 月 17 日,LMP:2014-04-25,刻下:D23 天,腹痛稍缓,出现锦丝状带下,带下淡黄,舌暗红苔腻,脉弦细。按经间期论治用补肾促排卵汤加入清利之品,药用紫丹参 10g,赤白芍各 10g,山药 10g,山萸肉 6g,丹皮 10g,茯苓 10g,川断 10g,菟丝子 10g,紫石英先煎 10g,五灵脂包煎 10g,广木香 9g,马鞭草 10g,蛇舌草 10g。7 剂。每日 1 剂,最佳服药时间下午、晚间分服。

三诊 2014 年 5 月 24 日,LMP:2014-04-25,刻下:D30 天,基础体温升入高温相,少腹胀痛较甚,带下黄稠,舌暗红苔腻,脉弦细。按经前期论治,温补肾阳,疏肝理气,佐以清热利湿,方用毓麟珠合七制香附丸、红藤败酱散加减,药用制香附 10g,制苍术 10g,紫丹参 10g,赤白芍各 10g,山药 10g,丹皮 10g,茯苓 10g,川断 10g,紫石英先煎 10g,五灵脂包煎 10g,钩藤后下 10g,山楂 10g,怀牛膝 10g,红藤 10g,败酱草 10g。7 剂。每日 1 剂,最佳服药时间上、下午分两次服。

四诊 2014 年 6 月 2 日,LMP:2014-06-01,刻下:D2 天,经量不多,色红,少许血块,下腹作坠,痛经隐隐,按经期论治,疏肝理气,活血调经,方用越鞠丸合五味调经散加减,药用制香附 10g,制苍术 10g,紫丹参 10g,丹皮 10g,赤芍 10g,山楂 10g,益母草 10g,五灵脂包煎 10g,川断 10g,泽兰叶 10g,茯苓 10g,荆芥 6g。7 剂。每日 1 剂,最佳服药时间上、下午分两次服。

每 7~14 天复诊一次,随证加减,如此调治 3 月余诸症瘥。巩固治疗 2月后怀孕,翌年足月顺娩一子。

病案分析:盆腔炎性疾病后遗症是现代疾病谱中的病证,在中医古籍中无此病名,在"热入血室""带下病""产后发热""癥瘕""不孕"等病证中可散见记载。盆腔炎性疾病后遗症的临床表现为不孕、异位妊娠、慢性盆腔痛、盆腔炎反复发作等。

盆腔炎性疾病后遗症的主要病机是正气未复,余邪未尽,风寒湿热、虫毒之邪乘虚内侵,致气机不畅,瘀血阻滞,蕴结血室,反复进退,耗伤气血,缠绵难愈。迁延日久必损及肾中精气,导致肾的阴阳失调,盖"五脏之伤,穷必及肾""四脏相移,必归脾肾"矣,由于肾气虚损,无力祛邪,气血内滞又耗伤元气,致使盆腔炎性疾病后遗症病情反复而又顽固。

西医认为女性解剖和生理的独特性使病原微生物容易分解或破坏宫颈黏液栓,导致上生殖道失去保护屏障,子宫内膜和输卵管发生连续炎症变化,宫内节育器放置于宫腔后改变了宿主的防御机制,宫内节育器的尾丝有利于细菌从下生殖道上行传播,为子宫内膜炎和输卵管炎创造了条件。病原微生物的反复感染引起的并不是一种能完全痊愈的自限性炎症,它造成瘢痕形成和输卵管功能损害,输卵管周围粘连、管腔梗阻,这些解剖学变化最终导致慢性盆腔疼痛、输卵管因素不孕、异位妊娠和反复发作的盆腔炎,这些后遗症对女性全身和生殖健康产生重大不利影响。

按语:西医主要治疗手段包括抗生素、激素、手术、物理治疗等。鉴于盆腔炎性疾病后遗症与盆腔感染相关,临床多选用针对各种致病菌敏感的抗生素联合用药治疗,可局部阴道塞药、口服、静滴全身用药等,由于抗生素不易进入病灶,且长期使用容易产生耐药性和双重感染的可能,并且增加胃肠道及神经系统不良反应性,因此疗效有限,药物治疗效不佳或盆腔有明显炎性包块者可行手术治疗,输卵管因素性不孕症女性只能选择辅助生殖技术。物理治疗主要是通过温热刺激,可促进局部血液循环,缓解下腹及腰骶部酸胀、疼痛等不适感。盆腔炎症性疾病后遗症的中医药治疗以内服饮片为主,外治可采用中药保留灌肠、外敷、针灸治疗、穴位注射及肛门塞药等,均取得了一定成效。

夏桂成教授擅治盆腔炎性疾病后遗症,他认为本病证的发生多为盆腔手术损伤、分娩流产时造成局部损伤,导致局部正气不足,抵抗力低下,湿毒乘虚而入,日久瘀滞内生,气血不畅,导致本病。与肾虚、奇经八脉亏损有关,归根到底在于肾虚。故夏桂成教授治疗的大法仍是补肾调周法,从扶正着手,补肾健脾、宁心疏肝调周,在此基础上加以理气活血,清利湿热。因为病变日久,主要是局部组织粘连,导致气血流动不畅,不通则痛,发为本病。补肾药中常用牛膝、川断。输卵管炎,其病变在两少腹,与肝胆经有关,所以常用炒柴胡、制香附、五灵脂,输卵管不通不畅则用通管散,药如制山甲片、天仙藤、苏木、丝瓜络等。

十七、不孕症(桥本甲状腺炎)

于某,女,26 岁。首诊日期:2009 年 6 月 13 日。

病案摘要:婚后 2 年未避孕未孕。病史:患者 24 岁结婚,婚后未采取避孕措施,至今 2 年未孕。月经史:14 岁初潮,6~7/30 天,量中,有血块,痛经时作,经间期拉丝样白带少。生育史:0-0-0-0。既往有甲减史,内分泌科治疗后甲状腺功能正常范围。辅助检查:甲状腺 B 超示:双侧甲状腺内部回声不均匀,桥本甲状腺炎可能(2009-06-06)。查甲状腺功能示:正常范围之内,TGAb 107.59U/ml,TMAb>1 000U/ml(2009-06-09)。

诊治经过:LMP2009-06-13,刻下月经周期第 1 天,无腹痛,经前无乳胀,大便溏薄,脉细弦,舌红苔腻。诊断:不孕症(原发性不孕症)。证属肾虚偏阴,阳亦不足,心肝气郁,夹有瘀浊。按经期论治,方用五味调经散加减,药用:制苍白术各10g,制香附 10g,丹参 10g,赤芍 10g,泽兰叶 10g,益母草 15g,五灵脂包煎10g,生茜草 10g,川牛膝 10g,炒川断 10g,茯苓 10g,太子参 15g,7 剂。续以经后期论治,方用归芍地黄汤加减,药用:丹参 10g,赤白芍各10g,山药 10g,山萸肉 9g,丹皮 10g,茯苓 10g,川断 10g,桑寄生 10g,制苍白术各10g,广郁金 10g,合欢皮 10g,怀牛膝 10g,太子参 15g,6 剂。

二诊 2009 年 6 月 26 日,LMP:2009-06-13,刻下:月经周期第 14 天,带下量少,大便溏薄,夜寐安,余无不适,脉细弦,舌红苔腻。按经后中末期论治,方用补天五子种玉汤加减,药用:丹参 10g,赤白芍各10g,山药 10g,山萸肉 9g,丹皮 10g,茯苓 10g,怀牛膝 10g,川断 10g,菟丝子 10g,杜仲 12g,鹿角霜先煎10g,广木香 9g,炒白术 10g,砂仁后下5g,7 剂。

三诊 2009 年 7 月 3 日,LMP:2009-06-13,刻下:月经周期第 21 天,BBT上升 4 天,无乳胀,无腰酸,夜寐梦多,大便尚调,脉细弦,舌红苔腻。治宜健脾补肾,疏肝和胃。毓麟珠加减,药用:党参 10g,白术 10g,茯苓 10g,山药 10g,广木香 6g,砂仁后下5g,川断 10g,菟丝子 10g,杜仲 15g,鹿角霜先煎10,五灵脂包煎10g,制香附 10g,陈皮 6g,10 剂。

四诊 2009 年 7 月 15 日。刻下：停经 33 天，BBT 上升 16 天，测尿妊娠试验阳性，腹胀，尿频，脉细滑，舌淡红，苔腻。治以养血补肾，和胃安胎。补肾安胎方加减，药用：白芍 10g，山药 10g，山萸肉 9g，阿胶^{烊化}10g，杜仲 15g，桑寄生 10g，菟丝子 10g，钩藤^{后下}10g，莲子心 5g，广陈皮 6g，苎麻根 30g，苏梗 6g，炒白术 10g。7 剂。

五诊 2009 年 7 月 22 日。刻下：停经 40 天，腹痛，大便不实，舌红苔腻，脉细滑。查孕三项，E_2：395ng/L，P：30.71ng/ml，β-HCG：7 722.0mIU/ml。治以补肾，理气安胎。药用：党参 15g，炒白术 10g，茯苓 10g，广木香 9g，砂仁^{后下}5g，白芍 10g，杜仲 12g，桑寄生 10g，菟丝子 10g，苏梗 6g，广陈皮 6g，苎麻根 30g，7 剂。

病案分析：此例患者经间期锦丝状带下量少，而大便易溏，可见阴虚及阳为本病之本，治疗用药有一定的矛盾性。但补肾养精仍为主要治疗法则，经后期应以补阴养血为主，兼顾脾肾的气阳，随着阴阳消长转化进入经间期，在锦丝状带下增多的前提下，补阳药亦需酌情增加，以顺应阳长的需要。经前期则应补肾助阳，以毓麟珠类方为主。

按语：患者既往桥本甲状腺炎，经治疗甲状腺功能正常仍未孕。加之患者经间期拉丝样白带少，属肾虚偏阴，水阴匮乏，阴虚日久及阳，阳亦不足，心肝气郁，夹有瘀浊，故久不摄精成孕，特来夏桂成教授处用调周法治疗，该患者治疗着重在经后期补肾疏肝，健脾养血，提高其阴精癸水的水平，滋养精卵发育成熟，顺而施之，治疗月余则经调受孕。

第二章　月经病

一、闭经（闭经）

汪某，29 岁。首诊日期：2009 年 1 月 06 日。

病案摘要：月经后期、稀发 10 年，闭经半年。病史：17 岁初潮，4~5/30 天，量中，色暗红，少许血块，无痛经。20 岁月经后期、稀发，调理后于 2005 年 9 月剖宫产 1 子，产后月经稀发逐渐加重，需要服用安宫黄体酮、倍美力等方来潮。近 3 年来，4~5/30 天 ~1 年。G_1P_1。

诊治经过：LMP2008-07-13（服倍美力、安宫黄体酮后 3 个月）。刻下带下偏少，无拉丝样白带，无乳胀，无腰酸，便秘，偶有头昏，多梦，脱发明显，无烘热汗出。舌红，苔腻，脉弦。B 超：子宫双侧附件未见异常（2008-12-05）。MRI：垂体微腺瘤可能（2008-11-19）。FSH 10.8mIU/ml（2008-12-12）。甲状腺功能：无异常（2008-11-13）。中医诊断：闭经，证属肝肾亏虚，阴血不足，冲任失调，治以补肝肾，滋阴血，调冲任。二甲地黄汤加越鞠二陈汤加减，炙龟甲^{先煎}10g，炙鳖甲^{先煎}10g，怀山药 10g，山萸肉 9g，丹皮 10g，茯苓 10g，川断 10g，怀牛膝 10g，广郁金 10g，广陈皮 6g，制苍术 10g，制半夏 6g，钩藤^{后下}12g。12 剂。

二诊 2009 年 1 月 20 日。LMP：2008-07-13。刻下：闭经半年，BBT 低相，带下不多，无拉丝样白带，牙龈出血。舌红，苔腻，脉细弦。上方去丹皮、怀山药，加白芍 10g，菟丝子 10g。7 剂，水煎服，日 1 剂。

三诊 2009 年 2 月 9 日。刻下：闭经 7 月，少量带下，大便秘结，2 天 1 次，BBT 上升至 36.9℃已 5 天。舌红，苔腻，脉细弦。按经前期论治，右归饮加越鞠丸加减，丹参 10g，赤白芍^各10g，怀山药 10g，丹皮 10g，茯苓 10g，杜仲 10g，川断 10g，鹿角霜^{先煎}10g，制苍术 10g，制香附 10g，五灵脂^{包煎}10g，荆芥 6g，熟地 10g。7 剂。继以经期调治，方用五味调经散加减，丹参 10g，赤芍 10g，益母草 15g，五灵脂^{包煎}10g，泽兰叶 10g，川断 10g，生山楂 10g，川牛膝

10g,茯苓10g,艾叶6g,生茜草10g,制苍术10g。7剂,水煎服,日1剂。

四诊2009年2月17日。LMP:2009-02-11,5天净,量少,色红,少许血块,无痛经,上周期高温相维持7天。刻下:月经周期第7天,无带下,无明显不适。舌红苔腻,脉细。按经后期论治,归芍地黄汤加越鞠丸加减,处方:炒当归10g,赤白芍各10g,怀山药10g,山萸肉9g,大生地10g,丹皮10g,茯苓10g,川断10g,桑寄生10g,怀牛膝10g,广郁金10g,合欢皮10g,制苍术10g。14剂。

病案分析:患者素来月经后期,产后更甚,近年来需要服用激素替代方能来潮。来诊时已经闭经半年,带下量少,头昏略作,脱发明显,辨证属于肝肾不足,冲任失养。以二甲地黄汤培补本元,兼以越鞠丸疏肝理气,二诊后基础体温出现高温相,以右归饮为经前期主方,意在水中补火,使得肾水滋足,阳长健旺。来潮后经后期仍以培补肝肾为主,投以归芍地黄汤加越鞠丸,以补肾滋阴,辅助阴长,促进精卵发育。

按语:本案为闭经案,往昔用激素治疗后效果欠佳,用西医周期疗法,月经可以来潮,停药后则病证再发。兼见带下量少等现象,均属于肝肾不足,阴血亏虚,始终停留在经后初期,连经后中期,亦很难进入,所以治疗重点在于恢复阴血,大补肝肾,所以选方用二甲地黄汤加减。二甲地黄汤重用龟甲、鳖甲,实即补养奇经也,奇经八脉主要隶属于肾,"草木无情,难补有情,血肉有情,大补奇经。"为此,我们拟滋阴奠基汤,即在二甲地黄汤中加入紫河车、川断、菟丝子、怀牛膝等品,其中龟甲、鳖甲仍然是主药。龟甲有补肾固涩奇经的作用,是滋阴中的至品,鳖甲养肝而动,亦同样有补养奇经的作用,并有填补血海、促进子宫内膜生长的功效,而且血中养阴,所以在阴虚较甚、血海较虚中首选本二品。关于败龟板之说也应了解,近代有人认为败龟甲,即自死的龟甲为佳,这是根据明代吴菱山"以借其气"的说法,其实龟甲应该采用活龟为好,李时珍曾极力反对用败龟甲,言其自死枯败,气味全无,这种说法,很有道理,对此亦应了解之。

二、绝经前后诸证(围绝经期早期)

钱某,女,42岁。首诊日期:2018年8月31日。

病案摘要:月经后期量少1年,烘热汗出1月。病史:患者近1年来无明显诱因出现月经后期,3~6月一行,伴月经量少,约平素月经量的 1/2,色暗红,无血块及痛经。近 1 月来出现烘热汗出,心情烦躁,易怒。月经史:15 岁初潮,7/30 天,量中,色红,少许血块,无痛经。孕产史:0-0-0-0。辅助检查:2018 年 3 月 11 日查性激素,FSH:29.74mU/L,E$_2$:25ng/L,LH:10.63mU/L,PRL:5.27ng/ml。

诊治经过:LMP 2018 年 6 月,具体日期不详,量色质同平素。刻下:月经 2 月余未潮,无带下,烘热汗出,心情烦躁,易怒,神疲乏力,夜寐差,入睡困难,梦多易醒,腰酸时作,大便时干时稀,夜尿 1~2 次。舌质红,苔黄腻,脉细弦。分析:属肾虚偏阴,癸水衰少,心肝郁火,津液亏少,所以月经后期量少,不能孕育。中医诊断:绝经前后诸症(心肾不交证);西医诊断:围绝经期综合征。初诊时月经 2 月未潮,未见明显带下,按经期论治,拟益肾通经汤加减,柏子仁 10g,丹参 10g,熟地 10g,泽兰 10g,生茜草 12g,茺蔚子 15g,川牛膝 10g,红花 6g,赤芍 10g,合欢皮 15g,茯苓神^{各}12g,川断 10g,肉桂^{后下}5g。7 剂,每日 1 剂,早晚温服。继以经后期论治,拟杞菊地黄汤加减,柏子仁 10g,钩藤^{后下}10g,怀山药 12g,山萸肉 9g,怀牛膝 12g,川断 10g,莲子心 3g,茯苓神^{各}10g,炙龟板^{先煎}10g,制苍术 10g,广郁金 10g,广陈皮 6g,六一散^{包煎}10g,酸枣仁 25g,青龙齿^{先煎}10g。12 剂,每日 1 剂,早晚温服。

二诊 2018 年 9 月 21 日。刻下:月经尚未来潮,未见明显带下,烘热汗出较前好转,神疲乏力仍有,寐差,入睡困难,大便先干后稀,无腰酸,夜尿 1~2 次。舌质红,苔腻,脉细弦。BBT 低温相偏高。拟杞菊地黄汤合越鞠丸加钩藤汤加减,枸杞子 10g,钩藤^{后下}10g,怀山药 10g,山萸肉 9g,怀牛膝 10g,川断 10g,莲子心 5g,合欢皮 10g,制苍白术^{各}10g,广郁金 10g,大生地 10g,炙龟板^{先煎}10g,茯苓神^{各}10g,酸枣仁 25g,青龙齿^{先煎}10g,六一散^{包煎}10g。12 剂,每日 1 剂,早晚温服。

三诊 2018 年 10 月 19 日。刻下:月经尚未来潮,无带下,烘热汗出,夜寐较前好转,神疲乏力减轻,大便正常,夜尿 1~2 次。舌红,苔腻,脉细。BBT 低温相偏高。拟清心滋肾汤加减,钩藤^{后下}10g,莲子心 3g,黄连 3g,青龙齿^{先煎}12g,炙龟板^{先煎}9g,怀牛膝 12g,怀山药 10g,山萸肉 9g,茯苓神^{各}10g,沙参 10g,麦冬 10g,广陈皮 6g,佛手片 6g,川断 12g,菟丝子 10g。20 剂,每日 1 剂,早晚温服。

四诊 2018 年 11 月 1 日。刻下:月经 5 个月未潮,带下时有,腰酸时作,神疲乏力,烘热汗出明显好转,夜寐尚可,夜尿1次,大便正常。舌红,苔腻,脉细弦。BBT低温相偏高。治以清心健脾,佐以滋阴养血助阳之品,钩藤^{后下}10g,莲子心5g,黄连3g,青龙齿^{先煎}10g,太子参15g,炒白术10g,茯苓10g,广木香6g,广陈皮6g,炙龟板^{先煎}10g,砂仁^{后下}3g,怀牛膝10g,酸枣仁20g,灵芝9g,炒川断10g,巴戟天10g。15剂,每日1剂,早晚温服。

五诊2018年11月19日。月经虽未潮,见少量带下,无烘热汗出及腰酸,偶有乏力,夜寐尚可,二便调。在上方基础上去川断,加甘松6g,怀牛膝改为熟怀牛膝10g,继服15剂。

六诊2018年12月6日。少量带下,但仍未见拉丝带下,近日因家庭矛盾,烘热汗出偶作,烦躁易怒,大便干结,腹胀矢气,夜寐尚可,舌红,苔黄,脉细弦。拟清心滋肾汤,加调理脾胃之品,钩藤^{后下}10g,莲子心5g,黄连3g,青龙齿^{先煎}10g,酸枣仁20g,茯苓神^各10g,合欢皮10g,白芍10g,山萸肉9g,川断10g,生白术10g,广陈皮6g,巴戟天6g,广木香6g,炙龟板^{先煎}10g,熟怀牛膝10g。14剂,每日1剂,早晚温服。

七诊2019年1月11日。服上药5天后无烘热汗出,无腰酸,二便调,夜寐尚安。舌淡红,苔腻,脉细弦。拟清心滋肾汤加减,加调理脾胃之品,钩藤^{后下}10g,莲子心5g,黄连3g,青龙齿^{先煎}10g,合欢皮10g,酸枣仁20g,茯苓神^各10g,白芍10g,山萸肉9g,炒川断10g,生白术10g,广木香6g,广陈皮6g,炙龟板^{先煎}10g,炒怀山药10g,菟丝子10g,太子参15g。14剂,每日1剂,早晚温服。

后期继以清心滋肾,调理脾胃之法调治2个月后,2019年3月16日复诊。LMP:2019-03-09,月经来潮,5天净,量偏少,色暗红,无血块及痛经。就诊时月经周期第8天,无烘热汗出,偶见少量带下,稍有乏力,夜寐安,大便正常,夜尿1次。舌质淡红,苔腻,脉细弦。2019年3月10日查性激素,E_2:39ng/L,FSH:23.17mU/L,LH:11.30mU/L。按经后期论治,拟清心滋肾汤合越鞠二陈汤加减,钩藤^{后下}10g,莲子心3g,黄连3g,青龙齿^{先煎}10g,酸枣仁25g,炙龟板^{先煎}10g,山萸肉9g,怀牛膝10g,茯苓神^各10g,制苍白术^各10g,广郁金10g,广木香6g,巴戟天6g,六一散^{包煎}10g,覆盆子9g,太子参15g。14剂,每日1剂,早晚温服。

病案分析:患者42岁,血清FSH水平升高,大于25mU/L,雌激素水平降低,临床症状以月经稀发,月经量少,轻微的血管舒缩及精神神经症状为主。结合患者病史、症状、体征和实验室检查，诊断属中医：绝经前后诸证（心肾不交证）；西医：围绝经期综合征。患者病情较轻，在围绝经期早期范畴，中医病因病机为肾阴亏虚，天癸将竭，夹有心肝郁火，上扰心神，心火上炎，不能下交于肾，水火失济，故出现一系列上述症状。初诊时因患者月经2月余未潮，以益肾通经汤加减，力求补益肝肾，清心降火，通经活络，促月经来潮。继以经后期论治，以杞菊地黄汤加减，益肾滋阴，促进经后期阴长至重。患者二诊时虽症状稍有好转，但月经未复潮，且失眠严重，脾胃功能较差，再以杞菊地黄汤合越鞠丸加钩藤汤加减，以加强清心火，补肾阴之力。再次复诊，上述症状明显减轻。后期继以清心滋肾健脾为大法治疗6个月后，月经来潮，围绝经期症状基本消失。

按语：①心-肾-子宫轴紊乱：本病的发生，中医方面属心-肾-子宫轴紊乱所致。根据我们长期临床观察，此病绝大多数属于肾虚偏阴，天癸乏竭，上则影响心肝，下则影响胞宫。心肝两脏，原为阴中阳脏，心者君火也，肝者相火也，阴虚不能涵阳，水亏不能养火，心肝气火偏旺，火旺上扰神魂，出现精神神经症状；《丹溪心法》云："心之所藏，在内者为血，发外者为汗，盖汗乃心之液。"心火动则汗液外泄，出现烘热汗出等症状。心肝郁火下扰子宫血海，出现月经紊乱，天癸将竭，月经多半出现愆期，甚则闭经。其中，火旺重于心者，必致心烦失眠，且心者，主神明，主血脉，血脉失和，神魂失宁，出现烘热汗出等症；重于肝者，必致头痛头晕，急躁易怒等症。但本病发于心者多见，因胞络者下系于肾，上通于心，肾虚，天癸将竭，子宫失养，经血失调或闭止，气火不得随经血下泄，继而随胞络扰乎心肾，使心肾更不得交济，从而导致心-肾-子宫轴紊乱。西医方面，更年期综合征属于卵巢功能衰退，雌、孕激素分泌减少，垂体促性腺激素分泌增加，导致下丘脑-垂体-卵巢轴的功能紊乱，这一机制与中医病因病机不谋而合。

②治心为主，清心安神为要：更年期综合征治疗上主要以清心滋肾为主。该患者烘热汗出较为明显，且后期复诊因家庭矛盾，情绪不稳定，心情烦躁，症状加重，辨证偏重于心，故以治心为主，清心安神为要。主方以清心滋肾汤加减化裁，时时顾护脾胃，肾为先天之本，脾为后天之本，先后天互相充养，脾赖肾阳以温煦，肾靠后天水谷之精以滋养，肾虚，必然影响到脾之运化。在上案例中多用生炒白术，广木香，广陈皮，茯苓等药以顾护后天脾胃功能。

三、绝经前后诸证(围绝经期中期)

汤某,女,49岁。首诊日期:2019年4月22日。

病案摘要:崩漏,晨起面目浮肿,视物模糊1年余。近1年月经周期及经期紊乱,2019年4月7日见少量阴道流血1天,护垫即可,色暗,无血块及腹痛。4月12日出血量增多至今未净,达月经量,色红,少许血块,伴腰酸,痛经不显。求助于西医,行子宫内膜诊刮术,术后病理结果正常。1年前伴随月经紊乱出现晨起面目浮肿,午后减轻,视物模糊等症状。月经史:14岁初潮,7/28~30天,量中,色红,少许血块及痛经。孕产史:1-0-0-1。查体:未见明显贫血体征。辅助检查:血常规均在正常范围。刻下:仍有少量阴道出血,量较月经稍少,色暗红,少许血块,无痛经,伴腰酸,神疲乏力时有,晨起面目浮肿,视物模糊,烘热汗出,由于长期出血心情烦躁。舌边紫,苔黄腻,脉细。

诊治经过:初诊时仍有少量出血。拟清心健脾汤合加味失笑散加减:钩藤^{后下}10g,莲子心5g,黄连3g,青龙齿^{先煎}15g,酸枣仁10g,生白术10g,茯苓神^各10g,广木香12g,广陈皮10g,黑当归10g,赤白芍^各10g,炒五灵脂^{包煎}10g,炒川断10g,马齿苋10g,血余炭10g,炒蒲黄^{包煎}10g。12剂,每日1剂,早晚温服。

二诊2019年5月24日。出血已止,思虑较多,腰酸、神疲乏力时作,仍有晨起面目浮肿,视物模糊,烘热汗出较前减轻。法以清心肝,调脾胃。拟清心和胃汤加减:钩藤^{后下}10g,莲子心5g,黄连3g,青龙齿^{先煎}15g,酸枣仁30g,合欢皮10g,广陈皮6g,甘松6g,生白术12g,太子参15g,白芍15g,炙甘草3g,刺猬皮10g,干姜3g,炒川断10g。14剂,每日1剂,早晚温服。

三诊2019年6月28日。6月23日又出现阴道流血,量少,未达平素月经量,色红,无血块,腰酸乏力,头晕时作,大便干结,胃脘不适,晨起面目浮肿较前减轻,视物模糊,烘热汗出。上方基础上去刺猬皮,加广木香6g,灵芝粉^{另吞}6g,琥珀粉^{另吞}3g。14剂,每日1剂,早晚温服。

四诊2019年7月19日。7月13日出血,量不多,色红,持续2天净。现未见明显带下,余症同前。上方基础上加白蔻仁^{后下}10g,14剂。

五诊2019年8月29日。8月17日少量出血,1天干净,腰酸较前明显减轻,夜寐欠安,余症同前。上方基础上加生甘草6g,炒丹皮6g。14剂,每日1剂,早晚温服。

六诊 2019 年 9 月 26 日。9 月未见阴道出血,腰酸时作,夜寐转安,大便正常,余症同前。舌红,苔腻,脉细。拟清心和胃汤加减,钩藤^{后下}10g,莲子心 3g,黄连 3g,青龙齿^{先煎}10g,广木香 6g,广陈皮 6g,甘松 6g,佛手片 6g,合欢皮 12g,茯苓神^各12g,太子参 15g,酸枣仁 30g,金银花 9g,炮姜 5g。14 剂,每日 1 剂,早晚温服。

七诊 2019 年 10 月 31 日。10 月 13 日阴道流血,1 天净,量少,色红,无血块,腰酸,乳胀。刻下:小腹坠胀,乳房胀痛,腰酸,晨起上眼睑水肿,夜寐欠佳,不易入睡,易醒,大便正常,日均 1 次。拟清心和胃汤加减:钩藤^{后下}10g,莲子心 3g,黄连 3g,青龙齿^{先煎}10g,广木香 6g,广陈皮 6g,甘松 6g,佛手片 6g,合欢皮 10g,茯苓神^各10g,党参 15g,炒白术 10g,川断 10g,菟丝子 12g,酸枣仁 25g。14 剂,每日 1 剂,早晚温服。

八诊 2019 年 11 月 21 日。11 月无阴道流血,腰酸乏力,胃脘胀痛时作,口干舌燥,夜寐尚可,二便调。舌淡红,苔腻,脉细弦带滑。拟清心和胃汤加减:上方去菟丝子,加白芍 10g。7 剂,每日 1 剂,早晚温服。

九诊 2019 年 12 月 30 日。月经 2 月未潮,面部瘙痒,未见丘疹,胃脘隐痛嘈杂,腹胀矢气,舌质红,苔黄腻,脉细弦带数。拟清心和胃汤加减:钩藤^{后下}10g,莲子心 5g,酸枣仁 15g,茯苓神^各10g,黄连 5g,炒丹皮 10g,紫贝齿^{先煎}10g,青龙齿^{先煎}15g,太子参 15g,制黄精 10g,广木香 10g,生白术 10g,白豆蔻^{后下}5g,陈皮 10g,佛手片 10g,冬桑叶 6g。14 剂,每日 1 剂,早晚温服。

十诊 2020 年 1 月 17 日。月经 3 月未潮,神疲乏力,胃脘隐痛嘈杂,腹胀矢气较前明显好转。上方去桑叶、炒丹皮,加炙龟板^{先煎}9g,熟怀牛膝 10g,白薇 9g。15 剂,每日 1 剂,早晚温服。

后继以清心和胃法治疗 3 个月,上述症状明显好转。

病案分析:该患者 49 岁,出现崩漏,伴随神疲乏力,面目浮肿,视物模糊,烘热汗出,心情烦躁等围绝经期症状,中医诊断为绝经前后诸证。根据其年龄、病史、症状、体征辨其属于围绝经期中晚期。绝经前后亦为癌好发之期,此际出现月经过多或经断复来,伴下腹痛,浮肿,身体骤然消瘦,应详加诊察,明确诊断,以免贻误病情。该患者已行诊刮术,病理结果为正常,血常规未见明显贫血、感染征象。但该患者仍出血不止,病机复杂,涉及脏腑较多。年逾七七,肾气已衰,天癸将竭,本该月经闭止,反而出现崩漏,究其原因不外乎肝肾阴虚,损伤冲任,加之心情烦躁,心君火动,相火随之而动,火热下扰冲任,迫血妄行,是以崩漏。出血过程中,复由脾虚内湿滋生,湿热内阻,必然加重出血或致出血反复发作。病变过程涉及心、肝、脾、肾,临床症状较多,病情复杂,辨证过程中切记不要被诸多症状所混淆,要抓住主要矛盾,方能取得良效。该患者初诊时即以清心和胃汤合加味失笑散加减论治,以清心肝郁火,调理脾胃,同时祛瘀活血共同达到止血目的,而并非一味地见血止血,二诊时血已止。后期诊疗中患者月经复潮几次,但月经量少,点滴即净,夏桂成教授始终以清心和胃为治疗大法,抓住此期患者病因病机的主要矛盾,从而帮助患者顺利度过绝经期,减轻围绝经期症状,提高生活质量。

按语:肾阴亏虚,癸水衰少是绝经前后诸证发病的主要原因,肾阴阳失调必然影响心、肝、脾。心肝旺于上,脾肾虚于下,导致上热下寒诸症,病机复杂,病发于上,根源于下。通过该患者症状、体征,可知其夹有瘀血、痰湿病理因素,致使病情更为复杂。然则万变不离其宗,本病主要为心-肾-子宫轴的紊乱,如天癸竭过快、过早或紊乱者,必致阴虚不能涵养心肝、心血、心神,致心火独旺,肾水衰竭,心肾水火失于交济,因而发病。病情进一步发展影响肝、脾等脏腑,出现一系列症状,临床诊治过程中要同时兼顾。以往对更年期病机的认识多是阴虚火旺,治疗以清热滋阴为主,而夏桂成教授着重清心。若患者同时出现脾胃失和的症状,则单用滋阴药物难以起效,宜益气健脾,尤重和胃,方能获效。

四、绝经前后诸证(围绝经期晚期)

何某,女,55岁。首诊日期:2019年5月8日。

病案摘要:绝经4年,口眼干燥1年。病史:患者已绝经4年,近1年口眼干燥明显,外院诊断为干燥综合征,已服免疫抑制剂治疗半年,但口眼干燥症状仍有,特来求诊。月经史:14岁初潮,7/28~35天,量中等,色红,少许血块,时有痛经。51岁绝经,至今已4年。婚育史:27岁结婚,1-0-1-1。既往:干燥综合征病史1年,慢性萎缩性胃炎病史7个月。就诊时,口眼干燥,无带下,阴道干涩,心烦失眠,甚则彻夜难眠,乏力,双下肢明显,胃脘嘈杂不适,大便偶有秘结,小便正常,舌质偏红,苔中根黄腻,脉细弦。中医诊断:绝经前后诸证;西医诊断:围绝经期综合征。

诊治经过:初诊即拟清心健脾汤加减:钩藤^{后下}10g,莲子心5g,青龙齿^{先煎}10g,茯苓神^各12g,酸枣仁30g,灵芝粉^{另吞}6g,琥珀粉^{另吞}3g,炒丹皮10g,党参15g,生炒白术^各10g,广木香6g,广陈皮6g,娑罗子10g,甘松6g,合欢皮12g。15剂,每日1剂,早晚温服。

二诊 2019年5月22日。胃脘嘈杂和睡眠较前明显好转,睡眠时间维持3小时左右,余症同前。上方去琥珀粉,加佛手片5g,煅瓦楞子^{先煎}15g。15剂,每日1剂,早晚温服。

三诊 2019年6月10日。脾胃不适,失眠较前明显缓解,恰逢黄梅天气,双手湿疹复发,水疱,伴瘙痒,余症同前。原方基础上加草果6g,荆芥10g。14剂,每日1剂,早晚温服。

四诊 2019年7月3日。诸症好转,纳食渐馨,但仍苦于口眼干,失眠。以二甲地黄汤合钩藤汤加减:钩藤^{后下}10g,莲子心5g,茯苓神^各10g,酸枣仁25g,炙鳖甲^{先煎}10g,牡蛎^{先煎}15g,怀山药10g,山萸肉5g,大生地10g,北沙参12g,丹皮10g,广郁金10g。15剂后复诊口眼有润泽感,夜寐较前大有好转,病情基本稳定。

病案分析:患者年逾五十,阴气衰半,癸水已竭。癸水者,与肾阴有关,五脏之阴非此不能滋生。肾主五液,全赖肾气充之,天癸已竭,阴虚精少,津液不充,不能润养四肢百骸,故而出现一系列阴伤症状。绝经4年,阴虚日久,势必致阳亦虚,阳虚不能温化脾土,脾胃运化功能失调,水谷不化,不能正常输布水谷精微,反而化湿成痰,燥湿错杂,形成恶性循环。患者病程久延,体质羸弱,经绝,全身功能衰退,主要病机在于阴虚,其次是阳虚,夹有痰湿,同时有脾胃失和症状,临床治疗较为棘手。

此外,该患者复诊时正值黄梅天气,诱发双手湿疹。自然界的气候对人体的影响至关重要,气候的变化也是有规律的,符合圆运动节律,如春温、夏热、秋凉、冬寒的规律性变化可促进生物的生长收藏变化。人体内部生、长、收、藏等阴阳消长的变化必然受到自然界的影响。湿邪对应长夏,进入梅雨季节后,自然界湿气加重,引动体内湿气,故诱发湿疹。

按语:临床治疗应分清主次,滋阴而不碍脾运,化湿而不伤阴分。患者初诊时,虽出现一系列阴伤等干燥症状,但失眠、脾胃症状亦为明显,若不先行调理脾胃,清心安神,滋阴药物难以起效,故初诊以清心健脾汤加减治疗月余,失眠及脾胃症状明显减轻,后又逢梅雨季节来临,引发体内湿邪,故临床加用草果以温燥痰湿,此后诸症渐平,再投以二甲地黄汤补肾滋阴,同时不忘清心安神,顾护脾胃,方获得良效。

五、月经量少(月经量少伴面部痤疮)

周某,女,36岁,已婚,工人。首诊日期:2009年7月9日。

病案摘要:月经量少伴面部痤疮6年余。现病史:患者6年前产后月经量即减少,色红,夹血块,伴面生痤疮,且渐加重,大便干结,3~4日一解,曾在皮肤科门诊就诊,效不显。LMP:2009-06-15,经间期锦丝带下量少。刻下:D26天,面部痤疮明显,心烦易怒,口干欲饮,腰酸不适,大便干结,舌红,中有裂纹,脉细弦。月经史:初潮15岁,经期3天,周期30天,量中等。生育史:25岁结婚,1-0-2-1,未上环。中医诊断:月经量少(肾虚夹瘀,心肝火旺);西医诊断:月经失调。

诊治经过:病机分析,该患者证属肾虚偏阴,心肝火旺,夹有瘀血湿浊。现值经前期,从调周治疗,拟经前期方,滋阴助阳,清肝化瘀。方取右归饮合钩藤汤合血府逐瘀汤加减,药用当归10g,赤白芍^各10g,山药10g,干地黄10g,丹皮10g,茯苓10g,川断10g,紫石英^{先煎}10g,钩藤^{后下}12g,黄连5g,合欢皮10g,白蒺藜10g,怀牛膝10g,泽兰叶^各10g。7剂,日1剂,每日2次。

二诊2009年7月16日。LMP:2009-07-14,量较前略增,色红,夹血块,伴小腹痛,腰酸。刻下:D3天,量少将净,舌红,苔薄,脉细弦。从经后期治疗,归芍地黄汤合越鞠二陈汤加减,药用丹参10g,赤白芍^各10g,怀山药10g,山萸肉9g,丹皮10g,茯苓10g,川断10g,怀牛膝10g,制苍术10g,广陈皮6g,广郁金10g,干地黄10g。7剂。

三诊2009年7月26日。LMP:2009-07-14,刻下:D13天,白带量不多,无明显锦丝状带下,腹不痛,腰略酸,面部痤疮减轻,纳谷尚可,大便稀溏,舌红,苔薄,脉细弦。药用丹参10g,赤白芍^各10g,山药10g,山萸肉9g,丹皮10g,茯苓10g,川断10g,菟丝子10g,炒荆芥6g,怀牛膝10g,广木香9g,生山楂10g,7剂。

四诊2009年8月13日。LMP:2009-08-12,经量中等,色红,无血块,伴小腹隐痛,腰不酸。刻下:D2天,患者面部痤疮好转,未有新生痤疮,纳谷尚可,二便自调。从经期调气和血以治,五味调经散加减。药用制苍术10g,制香附10g,丹参10g,赤芍10g,生山楂10g,泽兰10g,益母草15g,五灵脂^{包煎}10g,茯苓 10g,丹皮 10g,川断 10g,广木香 9g,六一散^{包煎}10g,7 剂。

如此按调周治疗,患者 3 个月后面部痤疮消失。

病案分析:女子面部生痤疮,伴有月经量减少,且经前加重,说明本病是女性内在月经周期节律失常形诸外的表现,就患者的月经分析,量减少,色紫黑,夹有血块,为有瘀滞。从全身症状分析面生痤疮,心烦易怒,腰酸隐隐,口干欲饮,大便干结等,属肾虚偏阴,心肝郁火,夹有湿热,其瘀滞亦为心肝气郁所致,而湿热与肝气郁结,脾胃失调有关。患者面生痤疮而经前尤甚,与月经周期中阴阳消长转化的节律有关,经前期阳长至重,心肝郁火在这一时期,被阳热所激发则特别旺,再夹有湿热,通过阳明胃气上泛至面部,而致面部痤疮加重。随着行经期排出经血,阳热气火随经血下泻后,面部痤疮好转,如此循环。

按语:患者以面生痤疮前来就诊,但细问其病史,伴月经量少,可见其面部痤疮也是其内在阴阳气血失衡的外在表现,故按调周治疗,恢复其正常的阴阳消长转化,患者不仅月经量增多,而且面部痤疮亦消失。夏桂成教授认为面部大多与阳明经脉有关,而且湿热上泛,亦易侵犯阳明经络,之所以呈周期性发作加剧者,说明本病与妇科有关,与妇女的月经周期演变有关。因此治疗此病仅按局部治疗少效,而按照月经周期演变的阶段特点,进行调周序贯治疗,同时合用清热利湿法,方可获效。

六、痛经(子宫腺肌病)

梁某,34 岁,教师。首诊日期:2012 年 5 月 15 日。

病案摘要:经行腹痛 2 年,有再生育要求。病史:患者 2008 年早产一男。近 2 年痛经逐渐加重,疼痛难忍,服用芬必得 4~8 粒,仍难缓解。有甲减病史。辅助检查:CA125:575.2U/ml ↑(2012-04-24),B 超提示子宫腺肌症可能(2012-05-09)。月经史:13 岁初潮,7/26~30 天,量中,色红,有血块,既往无痛经,经间期锦丝状带下偏少。未上环。婚育史:0-1-0-1。

诊治经过:LMP:2012-04-20,刻下:D26 天,无乳胀,腰酸,夜寐欠安,易早醒,大便稀溏,矢气频,脉细弦,舌红苔腻。治予经期方:越鞠丸合内异止痛汤加减,制苍术 10g,制香附 10g,生山楂 10g,丹参 10g,赤芍 10g,茯苓 10g,川断 10g,泽兰叶 10g,益母草 15g,五灵脂^{包煎}10g,肉桂^{后下}5g,广木香 9g,延胡索 10g,天山雪莲 5g,全蝎 5g,7 剂。经后期方:清心健脾汤,钩藤^{后下}10g,莲子心 5g,黄连 3g,青龙齿^{先煎}10g,合欢皮 10g,太子参 15g,茯苓神^各10g,白芍 10g,炒白术 10g,山萸肉 9g,广木香 9g,砂仁^{后下}5g,7 剂。

二诊 2012 年 5 月 30 日。LMP:2012-05-20,刻下:D10 天,此次经行量中,色红,血块少,痛经,现带下略有,无腰酸,寐浅欠安,失眠时作,脉细弦,舌红苔腻。治予清心滋肾汤加减,钩藤^{后下}10g,莲子心 5g,黄连 5g,青龙齿^{先煎}10g,合欢皮 10g,白芍 10g,怀山药 10g,山萸肉 9g,川断 10g,菟丝子 10g,炙龟板^{先煎}10g,茯苓神^各10g,7 剂。后续以补天种玉丹,丹参 10g,赤白芍^各10g,怀山药 10g,山萸肉 9g,茯苓 10g,川断 10g,菟丝子 10g,杜仲 15g,鹿角霜^{先煎}10g,五灵脂^{包煎}10g,荆芥 6g,炙鳖甲^{先煎}10g,莲子心 5g,合欢皮 10g,7 剂。

三诊 2012 年 6 月 15 日。LMP:2012-05-20。刻下:D26 天,无腰酸,BBT 高温相 36.8℃维持 10 日,现已下降,月经将潮,脉细弦,舌红苔腻。治予经期方:越鞠丸合内异止痛汤加减,制苍术 10g,制香附 10g,生山楂 10g,丹参 10g,赤芍 10g,泽兰叶 10g,益母草 15g,五灵脂^{包煎}10g,川断 10g,茯苓 10g,川牛膝 10g,肉桂^{后下}5g,广木香 6g,延胡索 12g,全蝎 5g,7 剂。后继以经后期方:杞菊地黄汤加减,枸杞 10g,钩藤^{后下}10g,怀山药 10g,山萸肉 9g,丹皮 10g,茯苓 10g,川断 10g,桑寄生 10g,怀牛膝 10g,制苍白术^各10g,广郁金 10g,合欢皮 10g,砂仁^{后下}3g,炮姜 5g,炙龟板^{先煎}10g,7 剂。

四诊 2012 年 7 月 2 日。LMP:2012-06-15,刻下:D18 天,BBT 上升,腰酸,夜寐欠安,矢气腹胀,二便尚调,脉细,舌红苔腻。治予经前期方:健固汤合越鞠丸加减,党参 15g,炒白术 10g,茯苓 10g,广木香 9g,砂仁^{后下}3g,川断 10g,杜仲 10g,菟丝子 10g,五灵脂^{包煎}10g,制苍术 10g,制香附 10g,天山雪莲 5g,鹿血晶^{另吞}1g,合欢皮 10g,12 剂。

五诊 2012 年 7 月 23 日。LMP:2012-07-12,刻下:D12 天,月经尚未净,无腰酸,小腹作胀,夜寐尚安,脉细弦,舌红苔腻。治予经后中期方:滋肾生肝饮合香砂六君汤加减,黑当归 10g,赤白芍^各10g,怀山药 10g,山萸肉 9g,丹皮 10g,茯苓 10g,川断 10g,菟丝子 10g,杜仲 10g,荆芥 6g,党参 10g,炒白术 10g,广木香 6g,砂仁^{后下}3g,炙龟板^{先煎}10g,7 剂。续以补天种玉丹,丹参 10g,赤白芍^各10g,怀山药 10g,山萸肉 9g,丹皮 10g,茯苓 10g,川断 10g,菟丝子 10g,杜仲 10g,鹿角片^{先煎}10g,五灵脂^{包煎}10g,荆芥 6g,7 剂。

六诊 2012 年 8 月 6 日。LMP:2012-07-12,刻下:D26 天,出血淋漓不净,

夹有咖啡色分泌物,BBT 上升 5 天,无腰酸,夜寐欠安,多梦,脉细弦,舌红苔腻。治予经前期方:法以健脾补肾,化瘀固冲。健固汤合加味失笑散加减,党参 15g,炒白术 10g,茯苓 10g,广木香 9g,砂仁^后下5g,五灵脂^包煎10g,炒蒲黄^包煎10g,川断 10g,杜仲 15g,鹿角霜^先煎10g,血余炭 10g,荆芥 6g,菟丝子 10g,7 剂。经期方:制苍术 10g,制香附 10g,赤芍 10g,茯苓 10g,川断 10g,川牛膝 10g,泽兰叶 10g,益母草 15g,五灵脂^包煎10g,肉桂^后下5g,广木香 9g,延胡索 10g,全蝎 5g,荆芥 6g,7 剂。

继予上法调治 3 个周期,后受孕。

病案分析:子宫腺肌病,常伴有疼痛剧烈的痛经,该患者 CA125 升高及痛经提示 EMs。中医则称作痛经、癥瘕。另外,该患者素有甲减病史,提示其亦有心肝之郁之象。经期活血化瘀消癥为主,就患者而言,控制疼痛是迫切需要的,故在疏肝调经、活血化瘀的基础之上,加用阳药温阳活血和血,与解痉止痛相用,标本同治。常用内异止痛汤或痛经汤加减,阳药可选用鹿血晶 1g、肉桂 3~5g、天山雪莲 5g;解痉止痛可选用全蝎 3~5g,延胡索 10g。经后期,由于平素腹泻较著,加之夜寐失眠,在健脾基础上补养肾阴,为更好地助阴滋长,必加清热或宁心安神之品,如合欢皮、钩藤、莲子心、黄连、龟板等,而炙龟板即有心肾同养之意,肠鸣辘辘酌加炮姜。经间期,时有少量出血,乃阴长不足,适值转化让位于阳,加之素体脾虚,阴虚阳搏之际引起崩中漏下,故仍以补肾滋阴为前提,健脾益气,化瘀固冲为法,可酌加失笑散以控制出血;若将进入经前期,或加鹿角胶 10g 以温阳止血。经前期以阳长为主,夏桂成教授认为阳长可制消阴邪,但温下助阳的同时,又要慎防心火偏亢。然诸痛痒疮皆属于心,胞宫又与心肾相连,故痛症,势必连及于心,在经前期即着重心的调养,因此类患者多有心肝郁火,酌加钩藤、莲子心;若睡眠不佳可酌加合欢皮以宁心安神。该患者黄体功能欠佳,脾肾阳虚,常伴腹泻肠鸣,故在经前期多采健脾补肾、疏肝理气、助阳化瘀之法,脾肾同补,加鹿血晶、天山雪莲之品以期温化胞宫寒瘀,如此助长重阳之力,即可缓解行经期的痛经。

按语:该病中医诊断为痛经,西医诊断为子宫腺肌病,其病机可概括为肾虚偏阳,阴亦不足,心肝气郁,夹有瘀浊,结为癥瘕,治予温肾助阳,散结消癥。故在治疗其痛症的过程中,培本之虚与清标之实须同步进行,常用内异止痛汤或痛经汤加减。本案中以调周法调治 3 个周期后受孕。

第三章 胎 前 病

一、滑胎（孕后保胎）

李某，女，35 岁，已婚，教师。首诊日期：2012 年 10 月 08 日。

病案摘要：主诉不良妊娠 3 次，停经 41 天，阴道见红 3 天。现病史：患者结婚 4 年，3 年前停经 80 天 B 超提示未见胎心行清宫术，2 年前停经 70 天 B 超提示未见胎心行清宫术，1 年前停经 60 天 B 超提示未见胎心行清宫术。此后避孕，查双方染色体未见异常，男方精液常规未见异常，女方子宫附件三维 B 超：未见子宫纵隔及宫腔粘连，查抗精子抗体、抗子宫内膜抗体、抗心磷脂抗体、弓形虫抗体、风疹病毒、人巨细胞病毒、单纯疱疹病毒皆阴性，查甲功五项、血泌乳素、血糖、血小板、凝血功能、抗核抗体未见异常，查封闭抗体 CD3（＋），CD4（－），CD8（－），曾在外院生殖中心主动免疫治疗三次，此次在该生殖中心用人类绝经期促性腺激素同时指导同房，健黄体治疗后妊娠，无明显诱因于停经 39 天见红，西医给予达芙通 10mg 每日 3 次、爱乐维 1 片 /d 治疗，但止血效果不明显，就诊时停经 41 天，阴道漏红 3 天，量少，日用卫生护垫 1 片，血色鲜红，伴小腹坠痛，腰酸隐隐，纳少便干，夜尿频多，夜难入寐，舌红苔薄黄，脉细滑。妇科检查子宫附件未见异常，妇科 B 超提示：宫内见 0.5cm×0.4cm×0.4cm 无回声，未见明显孕囊，未见胚芽胎心。月经史：15 岁初潮，5/26 天，量中，色红，少许血块，无痛经。生育史：0-0-3-0。

诊治经过：就诊时根据患者的临床表现，病属滑胎，病机是肾气亏虚，阴虚内热，胎元不固。就诊时已妊娠，治疗以滋阴清热、益肾固冲安胎为法，方取保阴煎加减，药用炙龟板^{先煎}10g，生地 10g，炒黄柏 9g，白芍 10g，桑寄生 10g，杜仲 10g，炒川断 10g，钩藤^{后下}10g，炒香谷芽 10g，太子参 10g，苎麻根 30g，炒地榆 10g，莲子心 5g。每日 1 剂，早晚分两次服，嘱其绝对卧床休息,禁房事,安定情绪。

二诊2012年10月15日。刻下:孕48天,见红止、夜尿转少、大便转畅,纳可乳胀,但仍小腹隐痛腰酸,夜寐易醒,舌红苔薄,脉细滑。改用寿胎丸加减,药用炒白芍10g,山药10g,茯苓10g,菟丝子10g,桑寄生10g,杜仲10g,钩藤[后下]10g,苏梗6g,广陈皮6g,苎麻根15g,太子参10g。医嘱同前。1周后复诊。

三诊2012年10月22日。此时孕56天,药后腹痛腰酸楚,夜寐转沉,但口苦胁胀,恶心泛吐,妇科B超提示:宫内见孕囊,见胚芽见胎心,舌淡红苔薄白,脉细滑,原方去太子参,加姜竹茹9g,黄连3g。此后证情渐趋平稳,1周复诊一次,随证稍作加减,停经84天超声检查示:子宫增大,内见一成形胎儿,胎心搏动良好,双附件未见异常。

病案分析:此病属复发性流产,中医属滑胎,《诸病源候论·妇人妊娠病诸候上》首载,称为“妊娠数堕胎候”,认为有两类因素,其一“其母有疾以动胎”,盖“血气虚损,子脏为风冷所居,则气血不足,不能养胎,所以致胎数堕”,其二“胎有不牢以病母”。《景岳全书·妇人规》对其病机的论述较为全面,有禀赋素虚、年力之衰残、忧怒劳苦、色欲不慎、跌扑和饮食不当,皆可导致屡孕屡堕。总之,滑胎主要因禀赋不足,或孕产频多损伤肾气;或饮食劳倦伤脾,化源不足,导致气血虚弱;或宿有癥瘕,瘀阻胞宫;或父母精气不足、胎元禀赋薄弱等导致冲任损伤、系胎无力,胎元不固。

西医认为复发性流产病因复杂,主要包括遗传因素如染色体核型异常;解剖因素如子宫畸形、子宫肌瘤、宫腔粘连、宫颈功能不全、子宫内膜异位症等;内分泌异常如黄体功能不健、高泌乳素血症、多囊卵巢综合征、甲状腺功能紊乱、糖尿病等;感染因素如弓形虫、风疹病毒、人巨细胞病毒、单纯疱疹病毒、支原体、衣原体等;免疫因素如:保护性免疫缺陷、自身抗体异常、生殖细胞相关抗体表达异常、细胞免疫紊乱等和血栓前状态等;此外,不良环境因素如有害化学物质的过多接触、放射线的过量暴露以及噪声、震动等;不良心理如精神紧张、情绪消极抑郁、恐惧悲伤等;过重的体力劳动,吸烟、酗酒、吸毒等不良嗜好;年龄因素如大于35岁,可因卵子老化等导致流产。

按语:复发性流产,由于病因复杂,治疗不可一概而论,染色体异常导致的流产,目前尚无有效的治疗方法,子宫异常者主张孕前手术纠正,对存有内分泌异常者,应针对基础疾病积极治疗,生殖道感染则应在准确检测出感染因素的基础上加以针对性治疗,血栓前状态则给予抗凝治疗,对于免疫性流产者给予主动、被动免疫治疗,一旦妊娠,给予保胎治疗,一旦发生流产,有必要对流产的胚胎行细胞遗传学、形态学及组织学检查,以便发现此次流产的原因并预测以后再次妊娠的结局。

中医称此病为"滑胎",认为以虚证居多,以脏腑、气血辨证为主,治疗分孕前、孕后两个阶段,再次妊娠前务求明确病因,辨病与辨证结合,调理脾肾气血以固本,此为"预培其损",夏桂成教授亦采用补肾调周法治疗,孕后应积极保胎治疗,并通过孕三项检查$(E_2$、P、HCG)及B超等动态观察母体和胎元情况,治疗期限应超过既往堕胎、小产的孕周。

夏桂成教授运用辨证论治的方法治疗滑胎,不仅能止血、消除腹痛腰酸,更因为固冲安胎多用补肾药,利于胎儿发育特别是智力的发育,《女科集略》云:"女子肾脏系于胎,是母之真气,子所系也。"因此肾气充盛,才能固摄胎元,又因女属阴,女子"血少气多"之体,补肾必当养血,血聚以养胎。因此补肾养血的目的不仅是固摄胎元,而且是养胎以助发育。夏桂成教授倡导有流产史的病人孕早期100天服安胎中药,以补肾为要,是利于优生优育的。大量临床随访显示不孕不育女性通过治疗,且妊娠后坚持孕早期100天内服用补肾安胎中药后,其小孩后天发育好,体格健硕,智商较高。

古人云:"胞脉者上系于心""胞脉者系于肾",因此心肾相交,心肾既济是固摄胎元的重要方法,患者因反复流产,更因此次孕早期即阴道出血,腹痛腰酸,担心再次流产,往往心理负担过重,经常因情绪上的波动出现失眠等症,因此宁心安神尤其重要,夏桂成教授自拟钩藤汤(钩藤10g,莲子心5g,青龙齿10g,合欢皮9g),使心肾相济,以固摄胎元。

此外,由于先天依赖后天充养,故健脾胃使生化之源充盛,肾气、肾精源泉不竭亦非常重要,临床常用脾肾双补之法,常用寿胎丸合胎元饮、香砂六君汤等。夏桂成教授提出的"3、5、7"奇数律生殖节律理论亦指导保胎治疗,夏桂成教授尤其重视孕30天、50天、70天这三个关口时间的治疗,他认为女性月经期行经天数以3天、5天、7天居多,4天、6天占少数,他把行经期3天者称为3数律,行经期5天者称为5数律,行经期7天者称为7数律,从而提出了女性月经生理中存在三、五、七奇数律这一特殊节律,依此推到若胎元出现问题往往会发生在孕30天、50天、70天这三个关口时间段,所以他强调女性在妊娠至30天、50天和70天时尤其要绝对卧床安胎,切不可在这关口时间草率停药或减药,他强调不论何种流产,孕早期100天的保胎治疗非常重要,孕100天后方转入相对稳定期。

二、滑胎(孕前治疗)

徐某,女,34岁,已婚,护士。首诊日期:2015年3月2日。

病案摘要:药物流产1次,胚停3次。患者结婚6年来曾药物流产1次,3年前孕70天胚停,行清宫术1次,此后又2次都是在孕50天胚停行清宫术。术后胚胎查染色体未见异常。月经史:14岁初潮,3~4/25天,量中,色红,少许血块,无痛经。生育史:0-0-4-0。妇科检查未见异常,查封闭抗体CD3(-),CD4(-),CD8(-),测基础体温黄体期呈犬齿状,黄体高峰期测孕酮10.5pg/ml,宫腔镜检查未见异常,查TORCH(-)、ACA(-)、ASAb(-)、EMAb(-),甲功七项正常,抗核抗体阴性,D-二聚体正常,男方精液常规未见异常,患者结婚多年,目前避孕中,平时月经量少,腰酸便溏,神疲乏力,面色晦暗,喜熬夜,舌暗红苔薄腻,脉弦细。

就诊经过:就诊时正值经后初期,治拟滋肾养血,健脾益气,归芍地黄汤合木香六君汤加减,药用紫丹参10g,赤白芍各10g,山药10g,山萸肉6g,莲子心5g,茯苓10g,川断10g,菟丝子10g,党参10g,黄芪10g,白术10g,荆芥9g。7剂,每日1剂,最佳服药时间下午、晚间分服。

二诊2015年3月9日,LMP:2015-02-21,刻下:D17天,少量锦丝状带下,值经后中末期,改用补天五子种玉丹加减,药用紫丹参10g,赤白芍各10g,山药10g,山萸肉6g,五味子5g,枸杞子10g,紫河车另吞9g,川断10g,菟丝子10g,焦山楂10g,五灵脂包煎10g,广木香6g,白术10g,7剂,每日1剂。当出现较多锦丝状带下时改用补肾促排卵汤加减,药用紫丹参10g,赤白芍各10g,山药10g,山萸肉6g,丹皮10g,茯苓10g,川断10g,鹿角片先煎10g,广木香6g,马鞭草10g,五灵脂包煎10g,荆芥6g。7剂,每日1剂,早晚温服。当进入黄体期改用夏桂成教授自拟助孕汤加减,药用紫丹参10g,赤白芍各10g,山药10g,丹皮10g,茯苓10g,川断10g,鹿角片先煎10g,紫河车另吞9g,五灵脂包煎10g,炒柴胡6g,制苍白术各10g等。经期用五味调经散加减,药用制香附10g,制苍术10g,紫丹参10g,赤芍10g,丹皮10g,山楂10g,五灵脂包煎

10g,益母草10g,广木香6g,泽兰叶10g,艾叶9g,杜仲10g。

如此随证加减调治8月后出现停经,尿妊娠试验阳性,收住院保胎至孕100天。翌年足月顺娩一健康男婴。

病案分析:复发性流产病因很多,此人系肾虚偏阳,阴亦不足,心肝气郁,夹有血瘀。病因母体方面,药物流产损伤肾气,肾主生殖,肾虚则冲任不固,以致反复流产;西医考虑为黄体功能不全,与药物流产有一定关系,流产可能是由正常孕激素产生和利用障碍以及孕激素受体功能异常所造成,孕激素产生不足,黄体期维持时间过短,子宫内膜发育不良或子宫内膜成熟迟滞2天以上,孕激素受体功能异常,均会妨碍孕卵着床和胚胎发育从而导致流产。

按语:此病亦属复发性流产,属黄体功能不健,西医治疗给予氯米芬或HMG诱发排卵,排卵前注射HCG以改善黄体功能,排卵后应用HCG或天然孕激素行黄体支持,其缺点是如有多个卵泡排卵,HCG有诱发卵巢过度刺激的风险。夏桂成教授认为此病之病机是肾虚偏阳,宫寒不孕,兼夹肝脾失调和痰湿血瘀。治疗按补肾调周大法滋肾健脾,温阳助孕,兼以疏肝解郁。

具体治法上重在温补肾阳,兼以滋阴养血,疏肝健脾。夏桂成教授有一临床验方——助孕汤,就是在张景岳毓麟珠的基础上,以归芍地黄汤为基础加入川断、菟丝子、紫河车、鹿角片、五灵脂、炒柴胡,在黄体期服用,疗效显著。对于兼夹脾虚的病人,则改用温肾健脾汤,药用党参、白术、茯苓、山药、山萸肉、川断、菟丝子、鹿角片、煨木香等,以求后天补先天,以阴补阳,更好达到助阳目的。同时注重疏肝宁心,此类病人,由于久不生育,心理压力大,郁火内生,常伴有乳房胀痛、性情抑郁或经前期综合征,甚者血清泌乳素升高,出现溢乳,故夏桂成教授常于经后期用越鞠二陈汤、荆芥疏肝理气,经前期用越鞠丸、钩藤、玫瑰花等以宁心调肝,以助肾阳的恢复。

三、胞阻、恶阻(先兆流产、妊娠剧吐)

李某,女,28岁。首诊日期:2000年1月5日。

病案摘要:患者因结婚三年夫妻同居未孕于1998年8月起在当地医院诊治。1999年1月孕70余天,因"胚停"在当地医院行清宫术,术后无发热腹痛等不适。以往月经正常，LMP：1999-11-09。此次停经 58 天，小腹隐痛近半月，因恐再次流产，在当地医院口服维生素 E 等效不显，而来夏桂成教授处求诊。月经史：初潮 12 岁，5/28 天，量中等，色紫红，可见腐肉状血块，经行第一天腹痛明显。平时带下量少，色白，无臭气，无瘙痒感。婚育史：25 岁结婚，配偶体健，0-0-1-0，未避孕。

诊治经过：刻下：停经 58 天，小腹隐痛，时或饱胀感，腰痛不显，伴恶心呕吐，纳差神疲，夜寐不佳，大便偏干。舌淡苔腻，脉滑。诊断：胞阻（先兆流产）。证属脾虚血少，肝郁气滞，胞脉阻滞，胃失和降。治拟健脾养血，抑肝和胃，益肾安胎。方取胎元饮合抑肝和胃饮化裁，药用：当归 10g，白芍 10g，茯苓 10g，苏叶梗^各6g，黄连 5g，竹茹 10g，陈皮 6g，炒杜仲 10g，炒川断 10g，桑寄生 10g，钩藤^{后下}10g，炒香谷芽 15g，7 剂。

二诊 2000 年 1 月 12 日。患者已孕 65 天，近 3 天恶心呕吐加剧，食入即吐，呕吐胃内容物及酸苦水，头晕心烦，夜寐尚可，大便干结，小腹作胀，舌淡苔腻，脉滑带弦。叩诊患者腹部鼓音明显。辅助检查：尿酮体试验（++）。分析其目前病机为肝胃不和为主，肝气上逆，胃失和降。治疗当抑肝和胃为君，补肾养血为佐，以抑肝和胃饮为主方加减，嘱其舒畅情志，忌恼制怒，否则会加重病情，不利于治疗。药用：苏叶梗^各6g，黄连 5g，陈皮 6g，竹茹 10g，太子参 15g，茯苓 10g，钩藤^{后下}15g，炒川断 10g，桑寄生 10g，炒杜仲 10g，生白芍 10g，炒香谷芽 15g，7 剂。

三诊 2000 年 1 月 18 日。患者孕 71 天，药后呕吐渐平，恶心偶作，小腹不痛，纳可寐安，大便正常，舌淡苔白，脉细滑。腹部检查：耻骨联合上 2 指可触及宫底。辅助检查：尿酮体试验阴性。予原方继服。

病案分析：患者初为"胞阻"求诊，后又继发"恶阻"，二者之间有区别，但亦有联系。肝郁为其重要病机，肝郁气滞，胞脉阻滞发为"胞阻"，随着妊娠月份的增加，肝郁未解，与冲气相夹，上扰犯胃，则发为"恶阻"，胞阻治疗养血疏肝为主，故首诊以胎元饮为主治疗，当归、白芍养血柔肝，茯苓、陈皮、炒谷芽健脾和胃，苏叶梗、黄连、钩藤抑肝和胃，川断、杜仲、桑寄生补肾安胎。当证情转变为恶阻时，则以抑肝和胃为主，故以抑肝和胃饮加减，去辛温的当归，加太子参健脾养阴，尚需结合益肾安胎。

按语：妊娠腹痛为临床常见病，凡妊娠期间出现与妊娠相关的腹痛而无阴道出血者，皆属于本病范围。其疼痛不仅局限于小腹，少腹疼痛亦多见,因肝之经脉绕阴器,至少腹,上贯膈布胁肋。素性抑郁,孕后肝血偏虚,肝失条达,气机不畅,胞脉气血阻滞,故少腹胀痛。因此养血同时应注意疏肝理气。此例患者初为"胞阻"求诊,后又继发"恶阻",二者之间有区别,但亦有联系。肝郁为其重要病机,前者治疗以养血疏肝为主,后者则以抑肝和胃为主,尚需结合益肾安胎。若抑肝和胃,镇降太过则对胎不利,乃至有胎漏、胎动不安之弊。

四、转胞(早孕合并尿潴留)

李某,女,28 岁。首诊日期:2008 年 9 月 2 日。

病案摘要:孕 86 天,排尿困难 9 天,伴尿潴留。病史:患者 8 月 22 日呼吸道感染外院予以青霉素治疗,8 月 25 日起出现排尿困难,现在于省妇幼保健院住院治疗,保留导尿,曾拔除导尿管后仍小便不能自解,遂又导尿治疗。

诊治经过:刻下孕 86 天,排尿困难,无阴道出血,无腰酸,小便略胀,恶心不适,纳少,咳嗽阵作,咯痰量少,难以咯出,无发热,便秘,4~5 天一行,平素汗多。中医诊断:转胞,属脾虚气陷夹有湿热。治疗拟补气健脾,和胃降浊,佐以清利膀胱。补中益气汤加滋肾丸加减,处方:黄芪 15g,党参 15g,白术 10g,茯苓 10g,炙升麻 6g,广陈皮 6g,炒竹茹 6g,炒黄柏 6g,泽泻 10g,乌药 6g,六一散[包煎]10g,桔梗 6g。7 剂。

二诊 2008 年 9 月 9 日。服用上药后,9 月 5 日尿管拔除,小溲能解。B 超:单胎,顶臀径 74.8mm,胎心搏动好。刻下:孕 93 天,小便已经通,略有淋漓不净,有排不净之感,咳嗽偶作,痔疮出血,便秘,恶心欲吐稍缓,纳食偏少,腰略酸,舌红苔腻,脉细滑带濡。宜益气开阳,清热利湿,仍为补中益气汤加滋肾丸加减,处方:黄芪 15g,党参 15g,白术 10g,茯苓 10g,炙升麻 6g,陈皮 6g,竹茹 10g,炒黄柏 6g,炙知母 6g,肉桂[后下]5g,地榆炭 10g,杜仲 10g,泽泻 10g,7 剂。

病案分析:患者妊娠小便不通,腹胀,恶心纳少,兼有咳嗽咯痰。辨证属脾虚气陷,夹有湿热,治疗以健脾益气为主,佐以清利,入补中益气汤加滋肾丸。用黄芪、党参、白术、升麻益气补中,黄柏、泽泻、六一散清热利湿,而乌药一味助膀胱气化,桔梗则能提升肺气,提壶揭盖,对治疗该病亦具有重要意义。多角度进行辨证治疗,是取得疗效的保证。

按语:李案系转胞病证,转胞者,根据方书论述《针灸甲乙经》曰:"胞转不得溺,少腹满,关元穴主之",又曰:"小便难,水胀溺少,胞转,曲骨主之",《针灸甲乙经》所指出的胞转,非妊娠小便不通,此胞指膀胱而言。《金匮要略·妇人杂病脉证并治》:"问曰:妇人病,饮食如故,烦热不得卧,而反倚息者,何也? 师曰:此名转胞,不得溺也。以胞系乘戾,故致此病,但利小便则愈,宜肾气丸主之。"虽未明确指出妊娠小便不通,实包括在内。朱丹溪则明确指出:"有妇妊孕九月,转胞小便不出,下急,脚肿,不堪活。诊脉右涩,左稍和,此饱食气伤,胎系弱,不能自举而下坠,压着膀胱,偏在一边,气急为其所闭,故水窍不能出。转胞之病,大率如此。"赵养葵指出:"有妊妇转胞不得小便,由中气虚怯,不能举胎,胎压其胞,胞系了戾,小便不通。以补气加升举之药、令下窍通,补中汤加减是也。"是案确为脾虚气陷,但又兼夹湿热,故以李东垣补中益气汤合滋肾丸,能获较好的效果。温故而知新,应多加温习前人著作,方能丰富自己而应付临床复杂多变的局面。

五、子肿(卵巢过度刺激综合征)

吴某,女,29岁,首诊日期:2009年6月12日。

病案摘要:胚胎移植术后1月,伴腹胀。病史:患者2009年5月13日在南京市鼓楼医院行体外受精-胚胎移植术(IVF-ET),植入2枚胚胎。现术后1个月,下腹坠胀,皮色光亮,胸闷气喘,恶心痰黄,下肢水肿,按之凹陷,畏寒肢冷,口干欲饮,纳谷尚可,小便频数,尿量偏多,大便稀溏,日行5次。舌质红,苔薄腻,脉弦滑数。2008年6月在外院行双侧输卵管结扎术。生育史:0-0-0-0。查体:腹围96.5cm,持续1周未下降。体重67kg,近五天平均每天下降2kg,近五日每日尿量大于4 000ml,实验室检查:ALT 88.7U/L,AST 178.2U/L,总蛋白54.3g/L,白蛋白33.5g/L(2009-06-06)。盆腔B超示:单胎,见胎心。双下肢血管B超未见异常(2009-06-09)。已在外院住院治疗,给予黄体酮60mg肌注,每日1次;低分子右旋糖酐500mg静脉滴注,每日1次;阿司匹林75mg口服,每日1次;速碧林0.4mg皮下注射,每日1~2次;补达秀0.5g口服,每日1次;甲强龙20mg静脉滴注,每日1次;白蛋白10g,隔日1次;球蛋白10g,隔日1次。中医诊断:妊娠水肿。西医诊断:卵巢过度刺激综合征(OHSS)。

诊治经过:中医辨证为肾虚偏阴,日久及阳,脾肾阳虚,气化不利,水湿内停。治疗拟健脾益肾,理气利水。方取香砂六君子汤合防己黄芪汤加减,并加入清心补肾之品。药用党参25g,生黄芪30g,广木香9g,砂仁[后下]5g,炒白术12g,茯苓12g,杜仲10g,防己9g,桑寄生10g,钩藤[后下]10g,莲子心5g,陈皮6g,补骨脂10g,炒白芍10g,炮姜5g。7剂,日1剂,每日2次。患者服药后腹水减少,腹围下降10cm,形体消瘦,面色少华,面生痤疮,口干欲饮,纳谷尚可,大便偏软,舌淡尖红,苔薄腻,脉细弦而滑。原方既效,故拟原方加川桂枝6g,生黄芪改为20g。7剂,日1剂,每日2次。服药后患者有极少量阴道流血,点滴即净。B超盆腔示:胎心搏动良好。以上诸症明显减轻,腹围下降至接近正常。舌淡尖边红,苔薄腻,脉细滑数。原方改炮姜3g,防己6g,去桂枝加子芩10g。服药14剂,每日1剂,每日2次。后其家属来述,患者已痊愈出院,甚是感激。

病案分析:结合病史、体征及实验室检查,患者证属中医学"妊娠水肿"的范畴。患者禀赋薄弱,肾阴不足,癸水不充,阴虚日久及阳,肾阳亦虚。肾主元阳司开阖,脾乃中土,主运化水湿。脾肾阳虚,则温煦气化及运化水湿的功能失常,水湿停滞,积于腹中,故下腹坠胀,皮色光亮;水湿不化,阻遏心阳,心阳不振,肺失宣降,故胸闷气喘,恶心痰多;水湿趋下,则下肢水肿,按之凹陷。肾阳不足,膀胱气化不利,故小便频数,尿量偏多。脾阳不足,运化失司,则大便稀溏,日行5次。阴虚肝火易旺,灼津耗液,故口干欲饮。证属肾虚偏阴,日久及阳,脾肾阳虚,温化不利,水湿内停。夏桂成教授辨证准确,患者药到病除。

按语:OHSS主要是指因超促排卵行卵巢刺激后而发生的医源性并发症。由于人类辅助生殖技术(ART)的兴起,并且在20多年ART的发展中,随着超促排卵药物的广泛应用和推广,引起的GnRH诱导排卵中最严重的并发症,即为OHSS,若治疗延误,病情加重可危及患者的生命。夏桂成教授认为:本病是由于医源性因素的刺激,妨碍或破坏了人体正常的生理机制,导致脏腑功能失常,阴阳失和,气血失调,从而影响子宫、冲任、胞脉、胞络的气血运行,导致水湿、痰、瘀等病理产物,反过来这些病理产物将更影响脏腑经络,阴阳气血之功能,使之更加紊乱,临床当慎之。

六、妊娠皮肤瘙痒(妊娠期肝内胆汁淤积症)

曹某,女,31 岁,已婚,职员。首诊日期:2018 年 11 月 23 日。

病案摘要:胚胎移植后 63 天,皮肤瘙痒 1 月余。病史:患者 2018 年 9 月 21 日于长沙某医院行鲜胚移植,术后孕三项及 B 超均提示正常。移植后 28 天出现全身皮肤瘙痒,查肝功能示胆红素及胆汁酸增高,并且呈持续增高趋势,B 超提示肝实质回声较致密,欠均匀,肝内片状高回声区,胆囊息肉。瘙痒夜间明显,于当地住院治疗,后未有明显缓解,现出院。为求进一步诊治,来我院就诊。月经史:12 岁初潮,7/37 天,量可,色红,血块少许,痛经,经间期锦丝状带下 2~3 天。既往:孕前服用二甲双胍及溴隐亭后肝功能异常,调理后恢复正常后妊娠,本次为鲜胚移植,移植后曾出现卵巢过度刺激综合征。

诊治经过:刻下:移植后 63 天,皮肤瘙痒明显,夜间甚,伴低热,夜寐差,大便正常,日行 1 次。舌边有紫气,苔腻,脉细弦带濡。诊断:妊娠身痒。证属:肾虚偏阴,阳也不足,心肝气郁,湿热痰浊内阻,湿热肝火伤阴。治疗:丹栀逍遥散加减,药用炒山栀 9g,丹皮 10g,当归 10g,赤白芍^各10g,炒柴胡 10g,地肤子 10g,白鲜皮 10g,白蒺藜 10g,莲子心 5g,合欢皮 15g,生白术 15g,茯苓神^各10g,制苍术 10g,广陈皮 6g,海桐皮 9g。7 剂,每日 1 剂,水煎分服,最佳服药时间下午、晚上分温服。

二诊 2018 年 11 月 30 日。刻下:移植后 70 天,瘙痒较前明显好转,夜寐好转。上方去丹皮,赤芍,苍术,加茵陈蒿 6g,钩藤^{后下}10g,川断 10g。7 剂,每日 1 剂,水煎分服。

三诊 2018 年 12 月 07 日。刻下:移植后 77 天,皮肤仍有少许瘙痒,但较前有明显好转,不影响睡眠,大便正常,日行 2 次,舌偏红,苔腻,脉弦滑带数。辅助检查:B 超示早期妊娠,胎儿存活,胎儿测量大小相当于孕 12 周 4 天。总胆红素:76.07μmol/L,直接胆红素 67.56μmol/L(2018-12-3)。处方在 2018-11-23 方基础上去丹皮,赤芍,加茵陈 6g,水牛角^{先煎}50g,炒黄柏 6g。10 剂,每日 1 剂,水煎分服。

四诊 2018 年 12 月 13 日。刻下:移植后 83 天,瘙痒不显,舌淡苔白腻,脉细弦带滑。处方在 2018-11-23 方基础上去当归、丹皮,加茵陈 6g,水牛角^{先煎}50g,省头草 15g。14 剂,每日 1 剂,水煎分服。

继续调理数月,翌年剖宫产一健康女婴。

病案分析:"妊娠身痒"相当于西医学的妊娠期肝内胆汁淤积症(ICP),本病散见于古典医籍"妊娠黄疸""妊娠身痒"的描述中。我们认为,妊娠身痒往往出现较早,且持续时间较长,治疗不及时或病情进一步发展,可出现黄疸。前人已认识到,"孕妇患此必致腹胀胎腐"(《陈素庵妇科补解》),因此,当重视本病的防治。

本病孕妇预后良好,但可致胎儿生长受限、胎死宫内或早产等,使围产儿患病率和死亡率增高,因而近年来已被列为高危妊娠,并日益受到重视。

按语:妊娠期肝内胆汁淤积症发生的原因在于肝经郁火与湿热。患者素体不足,妊娠之后阴血下聚以养胎,肝失血养,肝之藏血与疏泄功能均受影响。肝血不足则肝气易郁,郁久化火,肝火内炽则胆热液泄,流入营血;肝又为心之母,母病及子,引动心火,心肝之郁火夹胆液入络,外达肌表,致身痒不已或黄疸。或素体脾虚,湿浊偏盛,孕后过服辛温之剂,或土壅木郁,郁久化火,加之妊娠中晚期胎火偏旺,湿热内生,肝火兼胎火夹湿热入络,壅遏肌肤,发为身痒或黄疸。若失治或病情日进,肝火、湿热经久不解,更耗阴血,进而继发气滞血瘀,则胎失所养,胎萎不长,甚至胎死宫内。肝失藏血,还可发生产时及产后出血。总之,本病以郁火、湿热为主,在发病过程中有偏于郁火和偏于湿热之不同。本病发于营血之中,与肝胆关系很大,其病理变化亦是顺着肝胆血分而发展,故必须及时控制。

夏桂成教授认为,本病以心肝(胆)郁火湿热为发病的主要原因,因此临床宜清肝解郁与利湿止痒结合,常用的方剂为丹栀逍遥散合茵陈蒿汤,基本的药物为炒山栀、炒丹皮、当归、白芍、钩藤、茵陈、泽泻、炒柴胡、茯苓、地肤子等。偏于郁火,以火热为主者,治疗上清热必须占主导,可加入生地、黄连,甚则大黄。凉血泄热,才能达到止痒的要求。偏于湿热,以湿为主者,治疗上必须燥湿占主导,可加入制苍白术、防风、藿香、佩兰等。温燥化湿,才能达到除湿的要求。此外,还要认识到瘀滞的重要性,因为肝经郁火必然有瘀滞,所以常在上述基本方药中加入赤芍、丹参、虎杖等活血之品。这些活血化瘀的药物性质虽较为缓和,但毕竟偏于活血,要慎重使用,用之得当,效果颇佳。在治疗过程中,始终要注意湿热的变化。如湿甚于热,应以温燥为主;热重于湿,应以清利为主,但不能专事清利。临床发现,对湿甚于热者,只用清利反易致脾弱湿甚,湿蕴蒸热,出现烦热身痒加重的变化,不可不知。如果肝肾阴虚,藏血不足,待郁火湿热解除后,还应侧重滋阴养血以保护肝脏;脾胃薄弱者,湿热清除后宜健脾和胃,恢复后天生化之源,既为保肝之措施,又为养胎之要着,有着积极的临床意义。

七、妊娠合并子宫肌瘤

杨某,女,36岁,已婚,职员。首诊日期:2013年8月12日。

病例摘要:孕44天,阴道间断出血3天。病史:患者停经44天,3天前无明显诱因出现夜间阴道出血,量多,色鲜红,似乎有物落下。昨日查血E_2:2 367ng/L、P:22ng/ml、HCG>200 000mIU/ml。月经史:7/22~23天,量多,色深红,痛经时作,有时较为明显,夹有烂肉及血块。生育史:0-0-0-0。既往有多发子宫肌瘤(肌壁间40mm×46mm×37mm、35mm×34mm×32mm、34mm×35mm×33mm)病史。刻下:干呕,纳差,乏力,余无不适。

诊治经过:患者系妊娠合并子宫肌瘤。保胎时运用益气补肾安胎治法。处方:太子参20g,生黄芪20g,杜仲15g,桑寄生10g,苎麻根30g,菟丝子10g,党参15g,苏梗6g,广木香6g,地榆炭10g,仙鹤草15g,血余炭10g,白芍10g。14剂,每日1剂,最佳服药时间是下午、晚间各服一次。另嘱患者卧床休息。

二诊2013年8月19日。患者停经51天。血查E_2:3 409ng/L,P>40ng/ml,HCG>200 000mIU/ml。B超:已见胚芽及胎心。刻下:阴道见少量褐色分泌物,如厕时褐色分泌物加重,便秘,3日一行,纳差,夜寐易于惊醒,小腹抽动,白带较多,余无不适,脉细滑,舌红苔腻。上方去仙鹤草、太子参,加广陈皮6g,炒蒲黄[包煎]5g。7剂,每日1剂,最佳服药时间是下午、晚间各服一次。

三诊2013年8月26日。患者停经58天。自觉能扪及腹部的肌瘤,腰酸,阴道每日有褐色分泌物,唾液较多,晚上小腹作抽,时有小腹作坠,喷嚏时作,纳谷不香,略有恶心,舌红苔腻,脉弦细滑。拟初诊方去地榆炭、仙鹤草,加黄连3g,炒白术10g,炒蒲黄[包煎]10g,蚕茧壳7个,南瓜蒂5个。14剂,每日1剂,最佳服药时间是下午、晚间各服一次。

四诊2013年9月9日。患者停经72天。血测E_2:3 901ng/L、P>40ng/ml、HCG:129 634mIU/ml。B超:胎儿已经基本成形。刻下:阴道出血2天1次,

极少量,无腰酸,夜寐安,牙龈出血,脉细滑,舌红苔腻。治以养血补肾,和胃安胎。处方:白芍 10g,山药 10g,山萸肉 9g,菟丝子 10g,杜仲 15g,桑寄生 10g,苏梗 6g,苎麻根 30g,地榆炭 10g,广陈皮 6g,竹茹 6g,血余炭 10g,生黄芪 15g,太子参 15g。14 剂,每日 1 剂,最佳服药时间是下午、晚间各服一次。

五诊 2013 年 9 月 23 日。患者孕 89 天。刻下:腹胀明显,时有隐痛,白带量中等,如厕时白带流出,淡黄色,咽干,腰酸,夜寐翻身较多,余无不适,脉细滑,舌偏红,苔黄白腻。治以养血理气,少佐化瘀消癥瘕。方取归芍六君汤合理气消癥等品治之。处方:黑当归 10g,白芍 10g,党参 15g,炒白术 10g,茯苓 10g,广木香 6g,广陈皮 6g,川断 10g,桑寄生 10g,左牡蛎^{先煎}15g,花蕊石^{先煎}10g,景天三七 10g,生山楂 10g,苏梗 6g。每日 1 剂,最佳服药时间是下午、晚间各服一次。

此后患者未见阴道出血,现已足月分娩一男婴。

病案分析:妊娠合并子宫肌瘤,常见并发症有先兆流产、早产、胎儿窘迫等。子宫肌瘤属于癥瘕的范畴。妊娠合并癥瘕,早在《金匮要略·妇人妊娠病脉证》中就有记载:"妇人宿有癥瘕,经断未及三月,而得漏下不止……桂枝茯苓丸主之。"后世诸家多理解为子宫肌瘤而又妊娠者,其下血不止,以桂枝茯苓丸治之。夏桂成教授认为,妊娠合并子宫肌瘤的重点不在于攻邪,而在于安胎,癥瘕碍胎之时,当对症下药,辨证论治,不可草草攻邪,以防酿生他变。

西医对子宫肌瘤确切病因尚未明了,认为肌瘤组织局部对雌激素的高敏感性是肌瘤发生的重要因素,并且孕激素有促进肌瘤有丝分裂、刺激肌瘤生长的作用。由于妊娠期间雌孕激素显著升高,故妊娠早期肌瘤会有一个增大的过程,后期发展相对缓慢。

按语:西医认为子宫肌瘤对妊娠的影响与肌瘤类型及大小有关,黏膜下肌瘤可影响受精卵着床,导致早期流产;肌壁间肌瘤过大可使宫腔变形或内膜供血不足引起流产,妊娠期肌瘤易发生红色变性,西医通常采用保守治疗,以缓解症状。

夏桂成教授认为,癥瘕之所以形成,原在于体内阳气之不足,瘀浊凝聚,久而结为癥瘕,孕后脾肾阳气更弱,故癥瘕损害胎元,冲任失固,是以出现漏红。妊娠合并子宫肌瘤的重点不在于攻邪,而在于安胎。夏桂成教授治疗先兆流产注重补肾、健脾、宁心，遇妊娠合并子宫肌瘤者则需在此基础上更加重视补气升提、固摄冲任、镇静安神三者，以重肾之封藏之职，故治以助阳固冲，益气升胎，不仅有安胎止血之功，而且"养正则积自除"，对控制癥瘕，固护胎元，均有裨益。若癥瘕碍胎之时，当对症下药，辨证论治，不可草草攻邪，以防酿生他变。临证多采用补肾安胎，固任止血之法治疗妊娠合并子宫肌瘤。具体治法：多以寿胎丸加减，因子宫肌瘤之病机，夏桂成教授多责之肾阳不足，阳长不旺，以致痰湿瘀浊等阴邪凝结，化为癥瘕。临证安胎，补肾为基础，但需注意温煦肾阳，可根据病情入鹿角霜、肉桂等助阳药物，同时可适当加入党参、黄芪等补气药物，意在气中扶阳。对于子宫肌瘤合并妊娠者易出现出血的症状，需要仔细辨别。若脾肾不足，气虚下陷引起出血，临床需要益气升提，固摄冲任；若阴虚火旺，热伏冲任，离经之血妄行，则宜滋阴清热、固冲安胎；若有明显血瘀证，小腹隐痛，宜化瘀和络、止血安胎。止血之中药除了地榆炭、血余炭、仙鹤草、白及粉等传统妊娠止血药物外，尚有一些特殊用药，临证加减，有时能获取良效，如苎麻根、蚕茧壳、南瓜蒂、黄牛鼻等。

夏桂成教授治疗妊娠合并子宫肌瘤者，重在"固、提、养、静"四字，即固摄冲任，益气升提，资生养胎，镇静安神。同时注意加强心理疏导，心神安定，使得心宁肾实，胎元得安。用药上秉承"有故无殒，亦无殒也"，谨慎防止子宫肌瘤碍及胎儿生长发育。

第四章 产后病

一、产后缺乳

陶某,女,25岁,已婚,售票员。首诊日期:1997年10月7日。

病案摘要:产后乳汁量少12天。病史:患者于1997年9月27日生产第一胎(顺产)。刻下:产后12天,乳少,质稠,两乳微胀,默不欲言,恶露量少,色暗无块,小腹不痛,大便干结,数日一行,舌淡苔黄腻,脉细弦。诊断:产后缺乳。证属血虚肝郁。治以疏肝通络,养血和胃。予以下乳涌泉散加减。药用:炒当归10g,赤芍10g,漏芦10g,王不留行10g,炮山甲^{先煎}9g,丝瓜络6g,通草6g,钟乳石^{先煎}10g,广郁金10g,全瓜蒌^{打碎}10g,枳壳10g,合欢皮10g,7剂。7剂服完后来人诉乳汁增多,婴儿够食。予以原方7剂继服。

病案分析:患者于1997年9月27日生产第一胎(顺产)。产后乳汁量少,质稠,两乳微胀,前来求诊,以求下乳。乳血同源,乳汁的生成赖脾胃生化,气旺血足才能化乳,乳汁的分泌还赖肝气的疏泄。肝郁气滞、疏泄不及亦是乳少的原因之一,患者产后阴血亏虚,肝体失养,疏泄不及,乳汁运行不畅。故治疗既需养血和胃,又需疏肝通络,此妇肝郁明显,选下乳涌泉散加减,因此方中疏肝通络药为君,寓养血于疏肝之中,药后颇效,使乳汁下如涌泉。

按语:缺乳的主要病机为乳汁生化不足或乳络不畅。女性分娩失血耗气,以至气血亏虚,乳汁生化乏源,正如《景岳全书·妇人规》云:"妇人乳汁,乃冲任气血所化,故下则为经,上则为乳。若产后乳迟乳少者,由气血之不足,而犹或无乳者,其中为冲任之虚弱无疑也。"但若肝失条达,气机不畅,亦可使乳脉不通,乳汁运行不畅,故无乳,故《儒门事亲》曰:"啼哭悲怒郁结,气溢闭塞,以致乳脉不行。"夏桂成教授治疗此类病证除辨证用药下乳外,更嘱患者应保持情志舒畅,忌恼制怒。夏桂成教授认为治疗本病时还应酌加丝瓜络、瓜蒌等理气通络之品。

二、产后自汗

张某,38岁,已婚,司机。首诊日期:1999年7月28日。

病案摘要:产后4月,恶风自汗3月。病史:患者于1999年3月孕6月余发现"系统性红斑狼疮",在江苏省人民医院行引产术,引产未成,行剖宫产术,术后1周切口愈合良好出院,近3月来恶风畏寒,自汗不已,动则尤甚,双上肢关节酸痛,口服强的松30mg日一次,雷公藤多苷片2片日3次,症状不能缓解。婚育史:23岁结婚,36岁再婚,1-1-1-1,未避孕。月经史:初经13岁,3/30天,量中等,色暗红,无血块,腹不痛。辅助检查:血常规示RBC:3.69×10^{12}/L,HGB:120g/L,WBC:8.2×10^9/L,N:78%,L:78%,M:2%。

诊治经过:LMP:1999-07-23,刻下:D6天,量少未净,患者恶风畏寒,自汗不已,动则尤甚,头晕目涩,神疲乏力,纳谷不香,上肢关节酸痛,夜寐不安,二便尚调,舌暗红,苔薄白腻,脉细弦。诊断:产后自汗(系统性红斑狼疮)。证属气阴两虚,日久及阳,阳亦不足,营卫失和,卫表不固。治拟益气固表,调和营卫,兼佐化瘀止血。予以玉屏风散、桂枝汤、加味失笑散出入之。药用:黄芪12g,党参15g,炒白术12g,炒防风6g,桂枝10g,白芍10g,陈皮6g,茯苓10g,炒五灵脂^{包煎}10g,炒蒲黄^{包煎}10g,合欢皮10g,生姜5片,大枣5枚。5剂。

二诊1999年8月3日。刻下:药后患者恶风畏寒已消,自汗亦少,纳谷稍增,关节仍痛,夜寐尚安,二便亦调,经水已净3天,舌暗红苔薄白,脉细弦。予去化瘀止血之属,酌加温阳和阴之品以调和营卫,上方去五灵脂、蒲黄、合欢皮,加制附片^{先煎}6g,白芍15g,炒丹皮10g,炙甘草3g。

再服5剂,药后恶风畏寒即除,自汗亦瘥,关节疼痛减轻。

病案分析:该患者病起于产后,生产之后血去气伤,腠理不密,卫外不固,又因经行7天未净,兼夹瘀血为患,治予益气固表,调和营卫,兼以化瘀止血,方取玉屏风散、桂枝汤、加味失笑散出入。黄芪、党参、炒白术、炒防风益气固表;桂枝、白芍、生姜、大枣调和营卫;陈皮、茯苓健脾和胃,合欢皮解郁安神;五灵脂、炒蒲黄化瘀止血。药服5剂恶风缓解,自汗减少,经水已净,二诊再加强其温阳和阴之力,加制附片、白芍、丹皮、炙甘草,而使恶风畏寒即除,自汗即痊。

按语:产后汗证,一般来说在产后 1 周之内有少量盗汗,或饮食时有少量自汗,原本不是病态,但如汗出过多,或时间较长者,就属于病变。产后自汗、盗汗,因虚所致,前者主要责之于气虚,后者主要责之于阴虚,临床辨证时,除根据出汗时间在昼在夜外,尚须结合兼证及舌脉进行分析,治疗时及时针对病因或补气、或滋阴,并宜酌加敛汗之品,预后良好。但若汗出不止,日久不瘥者,须防气随津脱,变生他疾。患者基础疾病为系统性红斑狼疮,长期服用糖皮质激素治疗,气阴两虚,日久及阳,故首诊先予益气固表,调和营卫,二诊酌加温阳和阴,恶风畏寒即除,自汗亦痊,但仍需内科继续治疗基础病。

三、半产(先兆早产)

黄某,女,29 岁,医师。首诊日期:2001 年 3 月 14 日。

病案摘要:孕 31 周余,频繁宫缩 1 周。病史:患者孕 31$^+$周,近 1 周来频繁宫缩,已住省人民医院产科病房,静脉滴注硫酸镁 1 次后心率加快,不能继续使用。并伴有心悸失眠,带下色黄,尿如浓茶,大便干结,其夫来院代为转方。诊断:半产(先兆早产)。证属阴血亏虚,心肝失养,治拟清心宁神,养血柔肝。方取钩藤汤合当归芍药散加减。药用钩藤^{后下}20g,黄连 5g,当归 10g,白芍 15g,青龙齿^{先煎}10g,炒黄柏 9g,炒枣仁 10g,茯苓 10g,生地 10g,泽泻 10g,青黛拌灯心草 3g,桑寄生 10g,7 剂。

二诊 2001 年 3 月 20 日。药后心悸已平,夜寐转安,站立则有宫缩,但较前明显减少,拟前意继进。上方加太子参 30g,7 剂。

如上治疗,服药 6 周,宫缩在正常范围,孕 38 周自然分娩一健康男婴。

病案分析:患者未足月,即有"半产"之兆,见频繁宫缩伴有心悸失眠等症,观其证属阴血亏虚,心肝之火下扰胞宫,胎元失养,是以宫缩频作,治疗重在清心宁神,佐以养血柔肝,方取钩藤汤合当归芍药散加减。钩藤、黄连、青龙齿、炒枣仁、茯苓、青黛拌灯心草清心肝以安心神,当归、白芍、生地养血柔肝,黄柏、泽泻清热利湿,桑寄生补肾安胎,二诊加太子参益气健脾,既可补中养血,更是"知肝传脾,当先实脾",上工之举。

按语:先兆早产,可由许多因素所导致。如见频繁宫缩伴有心悸失眠等症,多属阴血亏虚,心肝之火下扰胞宫,胎元失养,治疗重在清心宁神,佐以养血柔肝。心肝火平,自无扰胎之虞,养血柔肝,更有助于清心宁神,水足火降,胎儿得以继续生长至足月。此例的治疗亦体现了夏桂成教授的心-肾-子宫轴的理论的运用,心肾交济在产科的治疗中亦至关重要。如上治疗,服药 6 周,宫缩在正常范围,孕 38 周自然分娩一健康男婴。

四、产后身痛

蒋某,女,29 岁。首诊日期:2005 年 10 月 21 日。

病案摘要:产后 3 月余,关节不利 2 月余。病史:患者盛夏剖宫产,产后汗出受风寒,近 2 月来关节肌肉酸胀,以上肢为甚,下肢较轻,现哺乳中,乳汁尚足,恶露已净,未转经,胸闷喜叹,自汗出,寐尚安,二便调。舌质偏红,苔薄白,脉细弦。月经史:初潮 17 岁,5/30 天,量中等,色鲜红,有血块,痛经。婚育史:26 岁结婚,1-0-0-1。诊断:产后身痛(产褥期抑郁症)。证属肾虚阴阳不足,心肝气郁化火,外则营卫经络失和,内则神魂失宁。治拟外和营卫,内调阴阳,养血和络,补肾解郁。予以黄芪桂枝五物汤加减,药用:炙桂枝 9g,赤白芍各 10g,炙甘草 5g,生姜 5 片,大枣 5 枚,炙黄芪 15g,太子参 15g,广郁金 10g,鸡血藤 15g,丹皮 10g,醋炒柴胡 6g,茯苓神各 10g,桑寄生 10g,枸杞子 10g。7 剂。药服 7 剂,关节肌肉作胀大减,再以本方服用月余,关节肌肉酸胀缓解。

病案分析:本例患者有产后汗出受风寒史,又因为产后特殊的病理特点,结合疼痛为四肢酸胀作痛,程度上呈绵绵状,并自汗症状明显,故可诊断为肾虚阴阳不足、气血亏虚,并夹有风寒湿邪。治疗以黄芪桂枝五物汤加减,方中黄芪、太子参益气固表;桂枝、白芍温经通络、调和营卫;赤芍、丹皮、鸡血藤以增养血通络之功;枸杞子、桑寄生以养血补肾、强腰壮骨;广郁金、醋炒柴胡、茯苓神疏肝解郁、养血安神;生姜、大枣、炙甘草和营卫、调诸药,身痛方得痊愈。

按语:产后身痛,俗称产后风,主要是指周身的关节酸痛。本病与内科学中的痹证同有外界风寒湿入侵的因素,不同者是产后多虚,尤以肾虚为主,常或兼有心肝气郁,故治疗上不可误投风药与活血药。《沈氏女科辑要笺正》:"遍身疼痛,痛在经络,皆无定处的……此症多血虚,宜滋养。或有风寒湿三气杂至之痹,则养血为主,稍参宣络,不可峻投风药。"夏桂成教授认为患者生产前后心理变化较大,常兼有心肝气郁,治疗上本病以黄芪桂枝五物汤为基础以养血和络,同时加以补肾、解郁、安神之品,并进行心理疏导,舒畅情怀,方可获事半功倍之效。

五、产后身痛

洪某,女,37岁。首诊日期:2008年9月4日。

病案摘要:产后4月,腰背酸痛2月。病史:患者产后4月,哺乳期,近2月来劳累后感腰背酸痛,双膝僵直,后背不适,双腿无力。舌红,苔腻,脉细弦。中医诊断:产后身痛,属肾虚血亏,脉络失和证。治以补肾养血,和络祛风,以独活寄生汤加养荣之品加减治疗,处方:鸡血藤15g,赤白芍各10g,怀山药10g,川断10g,杜仲12g,骨碎补10g,桑寄生10g,独活10g,石楠叶10g,怀牛膝10g,威灵仙10g,黄芪15g。7剂,水煎服,日1剂。

二诊2008年9月25日。药后腰背痛明显好转,停药后复发,乳汁少,背痛,膝脚疼,行走不利,舌红,苔腻,脉细弦。上方去石楠叶,加红花5g。14剂,水煎服,日1剂。

三诊2008年10月25日。后背不适好转,不耐劳累,腰疼,余无不适。9月4日方去独活、石楠叶、黄芪,加炙狗脊10g,熟地10g,砂仁后下5g,制苍术10g。14剂,水煎服,日1剂。

病案分析:患者产后腰背酸重,双膝僵直无力,产时耗伤气血过甚,产后则易于百脉空虚,腠理不固,此时外邪易于入侵,经脉凝滞,不通则痛。治以补肾养血,和络祛风,以独活寄生汤加养荣之品加减。以川断、杜仲、骨碎补、桑寄生、独活等补肾强筋,以鸡血藤、赤芍等活血通络,石楠叶、威灵仙则祛风生湿和络,黄芪、白芍能补气养血,荣养充营,故能奏效明显。

按语:本案系属于产后身痛。产后身痛,《产宝》即《经效产宝》以趁痛散为主方,但是《金匮要略》早有黄芪桂枝五物汤治之。这都是从血气方面论治,血虚者着重养血止痛,血实者着重活血通络止痛。独活寄生汤,养血补肾祛风燥湿,至明清时代,开始重视肾虚经络失和,或肾虚夹有风湿,所以《沈氏女科辑要笺证·产后遍身疼痛》中说:"薛立斋云:以手按之痛甚者,血滞也,按之痛缓者,血虚也。"但张山雷说:"遍身疼痛,痛在络脉,皆无一定处,病人自己且无从摸索,如何可以寻按,薛立斋乃如此说法真实按图索骥,此公庸愚,说来无不发喙。次证多血虚,宜滋养,或有风寒湿三气杂至之痹,则养血为主,稍参血络,不可峻投风药。"但我们认为,产后身痛,大多为肾虚,所以临床上大多采用养荣壮肾汤、独活寄生汤,其中以杜仲、桑寄生、骨碎补、牛膝、狗脊加独活、石楠叶等品为重要、常用。如痛剧者尚须加入全蝎、蜈蚣之品。

六、产后情志异常(产后抑郁症)

单某,女,32 岁,已婚,职员。首诊日期:2010 年 3 月 8 日。

病例摘要:产后情志异常 2 月余。病史:患者足月分娩一女婴后,因不慎感袭风寒,以致恶露月余始净。又因与公婆不和,心情不畅。现产后 2 月余,郁郁寡欢,情怀不畅,神志恍惚,形体消瘦,汗出较多,周身关节酸痛,形寒肢冷,胸闷烦躁,夜寐甚差,有时舌质淡红,苔白腻,脉细缓带弦。已服用越鞠丸、温胆汤、独活寄生汤、趁痛散等方药,未见明显改善。生育史:1-0-2-1。

诊治经过:患者系产后情志异常。中医辨证属肝郁气滞,营卫失和,治以温阳和营,疏肝解郁。处方:桂枝 10g,赤白芍[各]10g,陈皮 6g,煅牡蛎[先煎]15g,青龙齿[先煎]10g,醋炒柴胡 5g,广郁金 9g,桑寄生 12g,生姜 3 片,大枣 3枚,荆芥 6g,防己 10g,合欢皮 10g,甘草 6g。14 剂,每日 1 剂,最佳服药时间是下午、晚间各服 1 次。同时予以心理疏导,另嘱家人与患者加强沟通。

患者 1 月后复诊,诉诸症均减,以上方再服半月,同时进行心理疏导,得以痊愈。

病案分析:产妇在产褥期出现精神抑郁,沉默寡言,或神志错乱,狂言妄语等症者,称为"产后情志异常"。产后情志异常,中医学称之为"产后发狂""产后忧郁"等。《妇人大全良方》较广泛地论述相关病证,分列有"产后癫狂""产后狂言谵语如有神灵""产后不语""产后乍见鬼神"等方论。本病主要发病机制为产后多虚多瘀,心神失养;或性情忧郁,血不舍魂;或产后多瘀,闭阻心窍。

西医产褥期抑郁症属于产后情志异常,西医治疗方案有心理治疗和药物治疗。心理治疗为重要的治疗手段;药物治疗适用于中重度抑郁症及心理治疗无效患者,应尽量选用不进入乳汁的抗抑郁药。

按语:产后情志异常严重影响产妇及其家庭关系,本病若不及时治疗,产妇可出现自杀倾向,或伤害婴儿,应当予以重视。

夏桂成教授认为,产后情志异常与心、肝密切相关。该患者病由产后而起,性情忧郁,常多烦躁失眠,可见心肝气郁,营卫失和,故用桂枝汤合逍遥散加减治之。桂枝原为辛温解表的药物,得芍药酸敛的配合,一散一敛,一温一凉,散敛以解肌,温凉以解表,无汗能发汗,有汗能敛汗,故有发汗解表、温运表阳、敛汗护中的双相性调节作用。逍遥散加广郁金、合欢皮以解郁,且逍遥散中的柴胡不仅有疏肝解郁的作用,还有和解少阳之功。少阳者,胆经也,与肝经厥阴相表里。之所以加入龙牡者,因龙牡镇降安神。桂枝合龙牡,本为二加龙牡汤,原为虚劳病而设,产后本就虚弱,故在解郁方药中加此镇静安神,调治虚劳。加入桑寄生、防己者,乃因肾虚关节酸痛,又加陈皮和中,姜枣调和诸药,始为得当。同时加强心理疏导解除患者的心理负担,使患者心情愉悦,有助于身心早日康复。

夏桂成教授认为,产后情志异常首先要注意心理疗法,应根据患者个体化特征给予个体化心理疏导,用药注重心肝,以安定神魂、清火化痰、活血化瘀宁心等法调之,对临床治疗具有指导意义。

第五章 带下病

一、带下过多（细菌性阴道病）

龚某,女,29岁。首诊日期:2008年10月31日。

病案摘要:带下量多伴有腹胀、尿频9个月。病史:患者近9月来下腹作胀,带下量多色黄,伴有尿频,而尿量正常,无腹痛及尿痛,腰骶酸楚不适,肠鸣时作。月经史:16岁初潮,3~4/30天,量中,有血块,痛经不显。生育史:G4P2,上环14年,已经取环。辅助检查:妇科B超:子宫小肌瘤(2008-07-11)。

诊治经过:LMP:2008-10-20,刻下:月经周期第12天,带下量多,色黄,无阴痒,质地粘,大便尚调,易于疲劳。脉细弦,舌红苔腻。中医诊断:带下病,属肾阳虚弱,夹有湿热。治以补肾助阳,清热利湿。方取覆盆地黄丸、缩泉丸、温肾丸。处方:覆盆子10g,菟丝子10g,怀山药10g,山萸肉9g,熟地10g,丹皮10g,茯苓10g,泽泻10g,台乌药10g,益智仁20g,砂仁[后下]5g,木香6g,肉桂[后下]5g,炒黄柏10g,黄芪10g。14剂,水煎服,日1剂。

二诊2008年11月28日。LMP:2018-11-16,刻下:月经周期第13天,带下量中,呈水样,尿频好转,无腰酸,小腹微胀。舌红苔腻,脉细弦。经后中末期,以滋肾生肝饮合红藤败酱散加减,处方:炒当归10g,赤白芍[各]10g,怀山药10g,山萸肉9g,丹皮10g,茯苓10g,川断10g,菟丝子10g,炒柴胡6g,杜仲10g,红藤15g,败酱草15g,生薏苡仁15g,广木香6g。继以经期方:制苍术10g,制香附10g,生山楂10g,丹参10g,赤芍10g,益母草15g,川牛膝10g,泽兰叶10g,川断10g,茯苓10g,五灵脂[包煎]10g,艾叶6g。3剂。

病案分析:患者带下量多9个月余,带下量多色黄,属湿热下注为患,腹胀尿频,肠鸣时作,气力不足,辨属肾阳不足,气化不利,温煦失司,治以补肾助阳,清热利湿。方取覆盆地黄丸、缩泉丸、温肾丸,温中有清,固中有利。二诊尿频好转,但小腹微胀,带下水样,辨证结合周期,以滋肾生肝饮为主,加入红藤、败酱草清热利湿,生薏苡仁、木香健脾利湿。

按语:本案带下量多是其特点,带下过多,《傅青主女科》认为:"带下俱是湿证。"刘河间亦说:"带下,由下部任脉湿热甚,津液溢而为带下也。"所以带下过多,与湿浊或湿热有关。湿浊干扰排卵,影响受孕。肖慎斋在按语中说:"带下自《圣惠》巢元方以下,主于风冷之邪,张子和非之,断为湿热,不可作风冷治,故刘河间、张洁古,均从湿热立论,但湿热有主于任脉经虚者,有主于热乘太阳者,有主于中焦浊气者,有主于下焦郁热者,无非湿热下乘。"龚案带下多,治疗湿热,消除带下。结合补肾调周法,疗效较快。

二、带下过多(人乳头瘤病毒感染)

黄某,女,35岁,已婚,职员。首诊日期:2004年6月3日。

病案摘要:带下量多伴阴痒1年余。病史:患者两年前出现带下增多,色黄,自予"克霉唑、制霉菌素、甲硝唑"等间断用药,未见明显改善。1月前妇科检查发现,人乳头瘤病毒-16(HPV-16)阳性,子宫颈低级别鳞状上皮内瘤变,宫颈重度炎症,未行治疗,遂来就诊。刻下:带下量多,色黄,阴痒时作,无异味,舌红,苔黄腻,脉滑。

诊治经过:患者系慢性宫颈炎、HPV感染,证属湿热下注,治以清热化湿、固摄任带。拟方:制苍白术各10g,猪茯苓各12g,泽泻12g,赤芍12g,荆芥6g,车前子包煎12g,薏苡仁15g,茵陈蒿10g,陈皮6g,炒黄柏10g。7剂,每日1剂,最佳服药时间是下午、晚间各服1次。另嘱患者注意个人卫生情况,治疗期间工具避孕。

二诊2004年6月10日。患者诉带下量明显减少,色黄,无阴痒,舌红,苔稍黄腻,脉滑。时值经后末期,治以健脾补肾清热,予补天种玉丹加易黄汤加减,处方:丹参10g,赤白芍各10g,炒山药15g,山萸肉10g,炒丹皮10g,茯苓10g,炒川断10g,杜仲10g,五灵脂包煎10g,鹿角霜先煎10g,荆芥6g,薏苡仁20g,炒黄柏10g,怀牛膝10g。服药14剂后月经来潮,于五味调经散合越鞠丸基础上加四妙丸,增苍术、川牛膝、泽泻、马鞭草等利湿化浊之品。7剂,每日1剂,最佳服药时间是下午、晚间各服1次。

此后在调整月经周期的同时注重补益肝肾、健脾化湿。如此3个周期后妇科检查示 HPV 转阴,宫颈轻度炎症。

病案分析:子宫颈鳞状上皮内病变(SIL)是与子宫颈癌密切相关的一组子宫颈病变,常发生于 25~55 岁妇女,与 HPV 感染密切相关。中医古籍无该病名记载,因其以带下增多为主要表现,故归属于中医带下量多范畴。湿浊为患为其主要病因,经行产后胞脉空虚,或用具不洁,或性生活不洁,湿浊之邪乘虚而入,损伤任带,发为带下。

西医对于 HPV 感染合并子宫颈低级别鳞状上皮内瘤变,一般不予处理,随诊观察。对于 HPV 感染合并子宫颈高级别鳞状上皮内瘤变,多采用干扰素治疗,必要时行诊断性锥切术。

按语:HPV 持续感染是导致宫颈癌的重要因素,因而对宫颈炎伴 HPV 感染应采取积极有效的治疗措施,避免发展成为宫颈癌。但是临床上西药治疗的效果并不理想,且疗程长,复发率较高。该病可归属于中医学带下病范畴,湿浊之邪为其致病因素,日久影响到肾、肝、脾三脏,致虚中夹实。中医治疗从整体观念出发,调理脏腑功能,标本同治,临床疗效颇佳。

夏桂成教授对带下过多的辨治主要责之于湿浊为患,在脏腑整体功能失调中,脾虚、肾虚、肝郁三者常互相影响,湿热与湿毒亦常兼夹肝郁、脾虚、肾虚的变化,有的既有脾肾两虚,又有湿热内蕴。本案患者带下色黄,HPV 感染,宫颈重度炎症,结合舌苔脉象,辨证当属脾虚湿热,故治疗以健脾补肾、清利湿热为法,以补天种玉丹合易黄汤,同时加入四妙丸,脾肾双补,兼顾祛邪。

夏桂成教授认为带下过多从湿论治,以化湿为主。因临床上更多的是兼夹证型,即在带下的量、色、质、气味四者间存在冲突,需与辨病相结合治疗,提高免疫功能,减轻炎症反应,可有效改善临床症状,值得在临床推广使用。

第六章 杂 病

一、经断复来（绝经后阴道出血）

刘某,女,66岁,教师。首诊日期:2000年4月12日。

病案摘要:绝经10年,阴道流血2月余。现病史:患者肝硬化腹水史9年,此次因"肝硬化腹水"住内科病区治疗。患者绝经已10年,近2月阴道流血量时多时少,内科予静注止血敏后阴道流血量少但不净,又因肝功能异常,凝血功能差而暂不宜行诊刮术,B超印象:子宫附件未见异常。遂请夏桂成教授会诊。

既往史:绝经10年,以往无不规则阴道流血史。

刻诊:阴道流血2月余,量少,血块小,小腹作痛,两目黄赤,面色黧黑,口干不欲饮,心烦易怒,脘腹作胀,舌红干裂无苔,脉弦带数。理化检查:血谷丙转氨酶132U/L,黄疸指数97。

诊断:老年复经(子宫异常出血)。证属肝肾阴精亏耗,气火偏旺,阴血凝固无权。治法:滋阴降火,兼以健脾利湿,方用固经丸合木香六君汤加减。药用:炙龟板^{先煎}15g,炒黄柏9g,椿根白皮10g,阿胶珠^{烊化}10g,怀山药10g,旱莲草15g,白芍15g,地榆炭10g,苎麻根15g,太子参15g,广木香6g,碧玉散^{包煎}10g,广陈皮6g,14剂。

二诊2000年4月26日。药后阴道流血已净10天,纳转香,神转振,寐安,大便溏泄,日行2~3次,时觉腹胀,舌红少苔中裂,脉弦细。前方滋阴养肝,兼调脾胃,胞宫已清。当下转从调理脾胃为主论治。药用:太子参15g,怀山药10g,炒白术10g,炒白芍10g,茯苓10g,广木香6g,炒扁豆10g,广陈皮6g,苎麻根15g,仙鹤草15g,建莲肉10g,制黄精10g,碧玉散^{包煎}10g,7剂。

病案分析:患者痼疾"癥积""臌胀"日久,肝肾阴精亏耗,久病心情不佳,气火偏旺,阴血凝固无权,阴络伤则血下溢,治疗此等证候,当从滋阴降火、固经止血为主,但腹胀面暗,两目黄赤,又当兼顾脾胃,加入健脾利湿等法治之,药服5剂阴道流血即净,服药14剂,纳香神振。继予调理脾胃以收功。

按语:患者基础病肝硬化腹水史9年,肝功能异常,凝血功能降低,阴道流血2月余不止,内科治疗原发病,但对阴道流血束手无策。使用止血药后阴道流血减少,但2月余不止,夏桂成教授会诊后认为此等证候属肝肾阴精亏耗,心肝火旺,下扰胞宫,阴络伤则血下溢,但又有脾虚湿阻之症存在,治疗颇为棘手,遂以复方图治,药服5剂,阴道流血诸症悉除。一个患者痛苦、医家棘手的病证迎刃而解,足见中医学在疑难杂证上是大有可为的,但前提是要有扎实的中医临床功底,准确地辨证施治方获殊效。

二、癥瘕病(卵巢子宫内膜异位囊肿)

王某,女,34岁,已婚,职员。首诊日期:2019年7月29日。

病案摘要:左侧巧克力囊肿剥除术后复发3月余。病史:患者2018年因右侧巧克力囊肿于马鞍山医院行"右侧卵巢切除术"。2019年因左侧巧克力囊肿于本院行左侧巧克力囊肿剥除术,现巧克力囊肿再次复发,大小5.2cm×4.9cm。月经史:14岁初潮,7/37~40天,量中,色红,血块少许,16岁起痛经,进行性加重,痛时恶心作呕。生育史:1-0-0-1。

诊治经过:LMP:2019-07-06,量色质同平素。于7月6日注射抑那通。刻下:月经周期第24天,腰酸时作,夜寐欠安,需要服用安眠药,乳房时有作痛,二便正常。舌红苔腻,脉弦。治疗予清心和胃汤加减:钩藤[后下]10g,大生地6g,莲子心5g,广木香12g,陈皮10g,炒枣仁15g,茯苓神[各]15g,黄连3g,青龙齿[先煎]15g,太子参15g,生白术12g,甘松6g,佛手10g,紫石英[先煎]12g,生山楂12g,鸡内金12g,琥珀粉[另吞]3g,灵芝粉[另吞]6g,12剂,另配合定坤丹。

二诊2019年8月12日。刻下:月经周期第38天,带下量中,有时水样,腰酸时作,夜寐欠安,大便正常,左少腹立久隐痛,乳房抽痛。舌红苔腻,脉细弦。清心和胃汤加减,钩藤[后下]10g,莲子心5g,黄连3g,青龙齿[先煎]15g,党参12g,生白术10g,木香10g,陈皮10g,合欢皮10g,灵芝12g,炒枣仁15g,白芍12g,紫贝齿[先煎]15g,生山楂15g,炒当归10g,14剂。

三诊 2019 年 8 月 26 日。LMP:2019-08-20,刻下:月经周期第 7 天,量极少,仅护垫量,腰酸,夜寐欠安,右侧少腹隐痛。按经后期论治,方用清心和胃汤加减:钩藤^{后下}10g,莲子心 5g,黄连 5g,青龙齿^{先煎}15g,炙鳖甲^{先煎}15g,陈皮 10g,甘松 6g,广木香 10g,灵芝 12g,炒枣仁 15g,白芍 12g,合欢皮 10g,生山楂 10g,生鸡内金 10g,琥珀粉^{另吞}3g,灵芝粉^{另吞}6g,12 剂。

四诊 2019 年 9 月 9 日。LMP:2019-08-20,刻下:月经周期第 21 天,BBT 未升,带下增多,色黄,腰酸不著,右侧少腹痛,夜寐欠安。经间排卵期方:当归 10g,赤白芍^各10g,炒怀山药 12g,山萸肉 10g,鹿血晶^{另吞}1g,杜仲 10g,川断 10g,莲子心 5g,鹿茸片^{先煎}3g,肉桂^{后下}6g,生山楂 10g,广木香 10g,石打穿 12g,炙地鳖虫 6g,荆芥 10g,12 剂。

五诊 2019 年 9 月 23 日。LMP:2019-08-20,刻下:月经周期第 35 天,腰酸不著,乳胀乳痛,BBT 高相 9 日。辅助检查:B 超示左侧巧克力囊肿大小 4.8cm×4.9cm。治疗:月经将行,前高温相药继服。继予经期方,越鞠丸加通瘀煎加减,制苍术 10g,制香附 10g,生山楂 10g,丹参 10g,肉桂^{后下}6g,延胡索 15g,广木香 12g,赤芍 10g,胡芦巴 6g,川断 10g,全蝎 4g,泽兰 10g,炒五灵脂^{包煎}10g,炒莪术 10g,石打穿 12g,炙地鳖虫 6g,7 剂。经后期予二至地黄汤加越鞠丸加减:女贞子 12g,墨旱莲 12g,炒山药 15g,川断 10g,丹参皮^各6g,制苍白术^各10g,郁金 10g,茯苓神^各15g,山萸肉 6g,左牡蛎^{先煎}20g,合欢皮 12g,琥珀粉^{另吞}3g,灵芝粉^{另吞}6g,7 剂。

六诊 2019 年 10 月 14 日。LMP:2019-09-27,9 天净,仅第 1 天量可,第 2 天起量明显减少,护垫即可,色红到褐色,血块无,经前 1 天至经期第 1 天痛经明显,但较前明显好转,其后数天腹痛隐隐。刻下:月经周期第 18 天,两侧少腹阵痛不适,诉前几日服用经后期方后带下明显增多,水样,现 BBT 上升 3 天,夜寐欠佳,服用安眠药,大便正常,日行 1 次,肛门坠胀感。脉细弦,舌红苔腻。辅助检查:月经周期第 3 天性激素 E_2 27.87ng/L,FSH 16.35mIU/ml,LH 8.2mIU/ml,P 0.42ng/ml(2019-09-29)。治疗:健固汤合越鞠二陈汤、钩藤汤加减:党参 12g,巴戟天 10g,鹿血晶^{另吞}1g,潼蒺藜 10g,钩藤^{后下}12g,炒枣仁 10g,茯苓神^各12g,白术 10g,生薏苡仁 10g,赤白芍^各10g,炒五灵脂^{包煎}10g,陈皮 10g,甘松 6g,莲子心 5g,琥珀粉^{另吞}3g,灵芝粉^{另吞}6g,10 剂。继按经期论治,越鞠丸加痛经汤加减:2019-09-23 经期方,7 剂。

七诊 2019 年 11 月 4 日。LMP:2019-10-25,7 天净,量不多,仅第 1 天

量多,色红到褐色,血块无,小腹隐痛不适,较前明显好转。刻下:月经周期第 11 天,双侧少腹隐隐不适,带下较多,拉丝带下,乳房刺痛不舒,夜寐较前明显好转,可不依赖安眠药,大便正常,日行 1 次。B 超示巧克力囊肿缩小,约为 3.1cm×2.5cm。治疗按经后中末期方论治:丹参 10g,赤白芍^各15g,炒怀山药 10g,山萸肉 9g,炒川断 10g,炒丹皮 10g,茯苓神^各10g,杜仲10g,鹿血晶^{另吞}1g,巴戟天 10g,生甘草 6g,灵芝粉^{另吞}6g,生山楂 10g,钩藤^{后下}10g,莲子心 5g,琥珀粉^{另吞}3g,炒枣仁 30g,醋柴胡 6g,14 剂。

八诊 2019 年 11 月 18 日。LMP:2019-10-25,刻下:月经周期第 25 天,BBT 上升 12 天,腰酸时作,胃脘不适,夜寐尚可,大便正常。脉细弦,舌红苔腻。月经即将来潮,予以经期方论治,越鞠丸加痛经汤加减:制香附 10g,生山楂 12g,陈皮 10g,广木香 10g,赤白芍^各10g,炒五灵脂^{包煎}10g,红花 10g,延胡索 12g,肉桂^{后下}8g,胡芦巴 6g,石见穿 10g,生鸡内金 10g,制苍术 10g,钩藤^{后下}10g,莲子心 3g,7 剂。经后期予归芍地黄汤加越鞠丸加减:炒当归10g,白芍 10g,炒山药 12g,菟丝子 12g,川断 12g,制苍白术^各12g,制香附10g,广木香 10g,山萸肉 10g,左牡蛎^{先煎}15g,莲子心 5g,茯苓神^各12g,鸡血藤 10g,7 剂。

九诊 2019 年 12 月 2 日。LMP:2019-11-19,刻下:月经周期第 14 天,拉丝白带时有,腰酸无,夜寐可,左侧少腹腰背酸痛,脉细弦,舌红苔腻。经后中期予健脾滋阴汤加减:党参 12g,炒山药 12g,炒白芍 10g,制苍白术^各12g,菟丝子 10g,川断 12g,陈皮 10g,钩藤^{后下}10g,莲子心 5g,炒白扁豆 10g,建莲肉 10g,制黄精 10g,灵芝粉^{另吞}6g,5 剂。继予补天种玉丹:2019-11-04 方,7 剂。

十诊 2019 年 12 月 16 日。LMP:2019-11-19,刻下:月经周期第 28 天,BBT 缓慢上升,乳胀时作,夜寐欠安,烦躁热之感,大便时便秘。诉平素经前便干,经行便溏。治疗按经前期方论治:炒当归 10g,赤白芍^各10g,炒山药 15g,川断 12g,丹皮 10g,鹿血晶^{另吞}1g,巴戟天 10g,鹿茸片^{先煎}5g,钩藤^{后下}12g,莲子心 5g,六一散^{包煎}10g,肉桂^{后下}6g,生山楂 12g,制香附 12g,3 剂。经期方:制苍白术^各12g,丹参 10g,赤白芍^各10g,制香附 12g,红花 10g,炒五灵脂^{包煎}10g,广木香 12g,砂仁^{后下}3g,川断 10g,益母草 10g,怀牛膝 10g,延胡索10g,肉桂^{后下}6g,7 剂。

十一诊 2019 年 12 月 30 日。LMP:2019-12-20,量中,色红,血块时有,

痛经不著,刻下:月经周期第11天,月经干净3日,大便尚调,无带下。治疗:按经后期论治,方用滋肾生肝饮合钩藤汤加减:怀山药12g,山萸肉10g,白芍12g,制龟板^(先煎)12g,左牡蛎^(先煎)15g,丹参10g,菟丝子10g,钩藤^(后下)10g,炒枣仁15g,覆盆子6g,川断10g,荆芥10g,莲子心5g,合欢皮10g,琥珀粉^(另吞)3g,灵芝粉^(另吞)6g,5剂。继予补天种玉丹加减:丹参10g,赤白芍^各12g,川断10g,菟丝子12g,鹿茸片^(先煎)5g,合欢皮10g,茯苓神^各12g,制黄精12g,怀山药12g,杜仲10g,鹿血晶^(另吞)1g,巴戟天10g,7剂。

十二诊2020年1月13日。LMP:2019-12-20,刻下:月经周期第25天,腰酸不著,乳房作痛,腹痛偶作,BBT双相明显,高温相已持续6天,夜寐尚可,大便正常。脉细弦,舌红苔腻。按经前期后半期论治,毓麟珠加钩藤汤加减:党参12g,炒白术10g,茯苓神^各12g,杜仲10g,川断12g,合欢皮10g,钩藤^(后下)10g,怀牛膝10g,丹参10g,白芍12g,怀山药12g,山萸肉10g,莲子心5g,鹿血晶^(另吞)1g,鹿茸片^(先煎)5g,胡芦巴6g,炒枣仁15g,琥珀粉^(另吞)3g,7剂。继予经期方论治:炒五灵脂^(包煎)10g,赤白芍^各12g,肉桂^(后下)6g,制香附10g,川断10g,胡芦巴6g,泽兰叶10g,益母草10g,炒蒲黄^(包煎)10g,生山楂10g,荆芥10g,生茜草10g,血见愁10g,7剂。

十三诊2020年2月3日。LMP:2020-01-20,刻下:月经周期第15天,锦丝带下时有,腰酸不著,夜寐尚安,大便偏稀,日行1~2次,经行第2日时小腹隐痛。按经后中末期论治,补天种玉丹加减:丹参10g,赤白芍^各10g,川断12g,鹿茸片^(先煎)5g,鹿血晶^(另吞)1g,巴戟天10g,怀山药12g,山萸肉10g,茯苓神^各12g,灵芝粉^(另吞)6g,生山楂12g,左牡蛎^(先煎)15g,鸡内金10g,鸡血藤12g,广木香10g,炒白术10g,12剂。

病案分析:子宫内膜异位症在育龄期女性的发病率呈上升趋势,其临床表现以痛经、不孕为多见,严重影响了女性的生活质量和家庭稳定。该患者经历2次巧克力囊肿手术病史,又再次复发,恐惧再次手术寻求中医治疗。因患者已育有一子,无再生育要求,主要治疗目标在于控制病情发展,控制巧克力囊肿的大小及痛经症状。

按语:子宫内膜异位症确切的病因尚不清楚。其发病率有上升的趋势,是临床较难治疗的疾病。运用中医药治疗本病一般均从"痛经""癥瘕"等症入手。子宫内膜异位症一般基础体温(BBT)异常,低温相偏高,特别是行经期,BBT应该下降,却降而复升,或下降不快;其高温相缓慢上升或高温相偏短,不能达到 12 天或高温相偏低,BBT 高温相与低温相之间的差距较小,一般在 0.2~0.3℃之间。在观察疗效的过程中,BBT 正常或较正常者的治疗效果较好,恢复正常的 BBT 高温相十分重要,对控制症状和抑制内异症的发展是有效的。夏桂成教授通过长期的临床实践,认为本病证的主要病机在于肾虚偏阳,阴亦不足,痰脂瘀浊内阻,不通则痛。治疗上主张运用补肾调周法并加入一定的化瘀消癥药以获奇效,重视经间、经前期的助阳,因为只有阳长至重才能较好地溶解子宫内膜性质的瘀浊。

同时,重视心的作用,心为君主之官,脏腑之主,主血脉,藏神,经云"诸痛痒疮,皆属于心",治疗同时不忘从"心"论治,一般入钩藤、合欢皮等,起到镇静、宁心、止痛的作用。

三、盆腔炎(盆腔炎性疾病后遗症)

华某,女,41 岁,已婚。首诊日期:2018 年 7 月 9 日。

病案摘要:小腹疼痛间作 2 年。病史:患者 2 年前劳累后并发急性盆腔炎,治愈后小腹疼痛间作,伴带下色黄,量不多,有异味。月经史:13 岁初潮,7/23 天,量不多,色红,血块无,痛经无,经前乳胀,近 2 年月经量较前明显减少,约为前量 1/2。生育史:1-0-0-1。

诊治经过:LMP:2018-06-30,量色质同平素。刻下:月经周期第 10 天,夜寐欠安,大便正常,小腹疼痛间作,劳累、性生活后腹痛,下腹无冷感,无足冷。脉细弦,舌红苔腻。治疗:按经后期论治,归芍地黄汤加钩藤汤加减:炒当归 10g,赤白芍^各10g,怀山药 10g,山萸肉 10g,熟地黄 15g,莲子心 3g,茯苓神^各10g,钩藤^{后下}10g,酸枣仁 15g,合欢皮 10g,青龙齿^{先煎}10g,制苍术 10g,广郁金 10g,太子参 10g,7 剂。继按经前期论治,补天种玉丹加钩藤汤加减:赤白芍^各10g,山药 10g,山萸肉 10g,莲子心 3g,茯苓神^各10g,川断 10g,鹿茸片^{先煎}6g,鹿血晶^{另吞}1g,炙鳖甲^{先煎}10g,广木香 6g,广陈皮 9g,炒川断 10g,骨碎补 10g,12 剂。

二诊 2018 年 7 月 27 日。LMP:2018-06-30,刻下:月经周期第 28 天,乳胀无,腰酸,腹痛偶作,阴道作坠之感,大便偏稀,入睡时有困难,胃脘不适,反酸水明显。舌红苔腻,脉细弦。按经前期论治,健固汤加越鞠丸加减:党参 15g,炒白术 10g,茯苓神^各10g,巴戟天 9g,广陈皮 6g,制苍术 10g,制香附 10g,合欢皮 10g,酸枣仁 20g,鹿血晶^{另吞}1g,莲子心 3g,钩藤^{后下}10g,赤白芍^各10g,生薏苡仁 10g,6 剂。继予经期方:制苍术 10g,制香附 10g,生山楂 10g,丹参 10g,赤芍 10g,泽兰叶 10g,益母草 15g,川断 10g,茯苓神^各10g,广木香 6g,广陈皮 6g,佛手片 6g,红花 6g,肉桂^{后下}6g,炒丹皮 10g,5 剂。

三诊 2018 年 8 月 6 日。LMP:2018-07-31,刻下:月经周期第 7 天,量较前增多,色红,血块不显,痛经不著,大便偏稀,腰酸,胃中不适。治疗:健脾滋阴汤加减,党参 10g,炒白术 10g,木香 6g,陈皮 9g,砂仁^{后下}3g,白扁豆 10g,莲子肉 10g,白芍 10g,山萸肉 10g,佛手片 6g,甘松 6g,合欢皮 10g,炒枣仁 20g,7 剂。继予补天种玉丹加调理心脾之品,丹参 10g,赤白芍^各10g,山药 10g,山萸肉 10g,莲子心 3g,川断 10g,杜仲 10g,巴戟天 10g,鹿血晶^{另吞}1g,钩藤^{后下}10g,合欢皮 10g,茯苓神^各10g,炒枣仁 20g,12 剂。

四诊 2018 年 8 月 24 日。LMP:2018-08-22,刻下:月经周期第 3 天,腹痛 2 天,夜间腹痛明显,大便稀,2~3 次每日。脉细,舌红苔腻。治疗:经期治以健脾宁心,活血调经,方用越鞠丸加异功散、五味调经散加减:制苍白术^各10g,制香附 10g,生山楂 10g,丹参 10g,赤芍 10g,泽兰叶 10g,益母草 15g,广木香 6g,延胡索 10g,肉桂^{后下}6g,红花 6g,广陈皮 6g,焦六曲 10g,3 剂。继按经后期论治,方用归芍六君子汤加减:丹参 10g,白芍 10g,太子参 15g,炒白术 10g,广木香 6g,广陈皮 6g,茯苓神^各10g,合欢皮 15g,炒枣仁 25g,炒白扁豆 10g,建莲肉 10g,焦山楂 10g,10 剂。

五诊 2018 年 9 月 7 日。LMP:2018-08-22,刻下:月经周期第 17 天,腰酸,夜寐好转,大便稀,日行 1 次,足怕冷。脉细,舌红苔腻。治疗:健脾温肾汤加越鞠丸加减:党参 10g,炒白术 10g,川断 10g,菟丝子 10g,杜仲 10g,巴戟天 9g,茯苓神^各10g,骨碎补 10g,鸡血藤 10g,合欢皮 15g,炒枣仁 25g,生山楂 10g,制苍术 10g,制香附 10g,12 剂。继予经期方加减,苍术 10g,香附 10g,生山楂 10g,丹参 10g,赤芍 10g,泽兰 10g,益母草 15g,川牛膝 10g,炒川断 10g,茯苓神^各10g,红花 6g,合欢皮 15g,鸡血藤 10g,肉桂^{后下}6g,7 剂。

六诊 2018 年 10 月 8 日。LMP:2018-09-14,刻下:月经周期第 25 天,体温上升 8 天,诉近来无腹痛,无性交痛,乳胀时作,腰酸,夜寐尚可,大便稀,每日 1 次,经期明显。脉细,舌质偏红苔腻。治疗:经前后半期论治,方用健固汤、越鞠丸加钩藤汤加减,党参 10g,白术 10g,茯苓神^各10g,木香 6g,砂仁^{后下}3g,杜仲 10g,杜仲 10g,骨碎补 10g,鹿血晶^{吞服}1g,钩藤^{后下}10g,莲子心 3g,紫贝齿^{先煎}10g,炮姜 3g,赤白芍^各10g,丝瓜络 10g,炒枣仁 20g,4 剂。继按经期论治,越鞠丸合五味调经散加减,配合调理心脾之品,制苍白术^各10g,制香附 10g,广木香 6g,合欢皮 10g,生山楂 10g,赤白芍^各10g,泽兰叶10g,川牛膝 10g,肉桂^{后下}5g,益母草 15g,茯苓神^各10g,焦六曲 10g,7 剂。

病案分析:该患者因"下腹疼痛间作 2 年"就诊,诊断为"盆腔炎性疾病后遗症"。病因机理为肾虚偏阴,阳亦不足,心肝气郁,脉络欠畅,所以腹痛,证属本虚标实,治当从本论治。重在调周论治,恢复正常月经周期,并重视以心肾交合为着眼点的调理原则,燮理阴阳。阴阳平衡,精神乃治,抵抗力相应就会提高,从而使气血流畅,瘀血得以流通,湿热趋于蠲化。

按语:慢性盆腔炎与急性盆腔炎不同,急性盆腔炎主要在于热毒、湿热、气滞、血瘀等,而慢性盆腔炎主要在于气滞血瘀,或兼夹湿热。是证从湿热、热毒演变成瘀滞,此种瘀滞表面上看起来是实证,但本质上以虚为主,是脾肾不足,正气虚弱,以致瘀浊内阻。

治疗过程中注意到扶正一面,应该"扶正改邪",改邪养正有两个方面,一个在于阴,一个在于阳。必须把阴阳恢复,稍微加一些活血化瘀的药物,使其局部组织的微循环建立,再缓缓滋助阳气。只有阳气旺盛,才能够溶解阴邪。另一方面,夏桂成教授主张盆腔炎性疾病后遗症仍当从心肾论治。盆腔炎的病变部位在下焦,下焦主要与肾有关。夏桂成教授认为慢性阶段仅仅治肾,不能奏效,关键要重视心肾的交合问题。"心不静则肾不实",心神安定,补肾方能奏效。如果经常烦心、睡眠差,补肾效果也不佳。盆腔炎之所以有瘀血,一是炎症的后遗结果,二是还与心有关。因为心主血脉,心气不宁,则气不行血,血瘀蓄于下焦则为积聚,所以瘀血产生的根本原因还在于心。故盆腔炎慢性阶段仅从肾论证,是远远不够的,还要在心肾交合情况下,调整月经周期节律。

近年来夏桂成教授所倡心 - 肾 - 子宫轴调控下的月经周期疗法,对盆腔炎性疾病后遗症疗效显著,不治炎症而炎症自愈,充分证实重视心 - 肾 - 子宫轴主导作用的重要意义。

总之,在治疗过程中注意到扶正一面,应该"扶正改邪",临床上分期调治,并当佐以怡情养性,调畅情志,才能收到满意的效果。

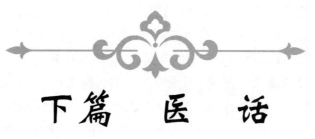

下篇 医话

第一章 关于读书治学之路的一些想法

潜心研究古籍资料是夯实中医基本知识的基础,为进而能够在临床灵活实践提供重要保障。而运用恰当的读书方法能够让自己事半功倍。常言道,医学这个专业,就是"活到老,学到老",不读书,不学习,譬若逆水行舟,不进则退。我即使八十几岁的年龄,也告诫自己每日读书,日有新知,知新不忘温故,临证不忘思考,每周需要去书店翻阅新书,以获取更多的知识。本人回顾自己多年的临床生涯,发现每个阶段的读书都有不同的心得,现将本人读书以及治学的经历做一叙述,希望能对后来学习中医的学生有所裨益。

一、广收博采,融会贯通

1955 年,本人考进江苏省进修学校,也就是今天江苏省南京中医药大学的前身,时值全国解放,百废待兴,中医事业亦不例外。因为我早年经历过传统"师带徒"模式,又有几年的临床工作经验,所以此次考到南京,对于自己的知识寻求定位还是有一定的心理评价的,这就是不断博览群书,夯实基础,将以前师带徒和临证过程中没有搞清楚的问题进行梳理,再有的放矢地进行学习。这一时期学习的主要书目为:《黄帝内经》《伤寒论》《金匮要略》等经典书籍。

当时,中医进修学校的藏书比较丰富,所以遨游在经典医籍的海洋中实在是人生的享受,许多书籍都是这一阶段看到,日后加以研究的,甚至一些珍本善本,读来令人难以忘怀,一些经典的范例至今记忆犹新。当时的江苏省中医进修学校名医汇集,能够充分利用一切机会向他们求教,博采众长,医术益精。回想起来,江苏中医进修学校是我一生中学习得到最大收获的地方,因为来学习的学生来自五湖四海,很多都是当地的名医,他们不拘年龄,却各抒己见,带来许多书本上没有的观点,常常令人耳目一新。当时的一届进修班有四个班级,班级之间互相授课,称之为交替教学。既然交替上课,学生需要自己收集材料,自己整理观点并到课堂上讲解,这些锻炼了我的自学归纳的能力,并且一定程度上奠定了做学问的功力。当时,为了将一些问题讲透彻,我经常旁征博引,加以推敲研究,从中寻找出最有利的素材,客观上扩充了知识储备。

这一时期,我还参加了《中医护病学》的编写工作,主要撰写总论部分以及《诸病源候论》的部分校释工作。交替教学时除了中医基础理论,用心最多的当属方剂学,这为后来编写《实用中医妇科方剂学》打下了坚实的基础,对于许多方剂的沿革、运用等进行了深入的研究,颇有心得。当时的方剂教研组主任彭怀仁,也就是日后南京中医药大学名著《方剂大辞典》的主编,也曾向我发出邀请毕业后留校入方剂教学组任教,后来我进入了江苏省中医院,专心于临床发展,但是对于方剂学的热情是始终不断的。

除了经典著作的精细研读外,对于许多散见的医学著作,我不少都能通读,比如《李翁医记》《柳选四家医案》以及《竹林寺女科》诸版本比较等等。我记得在《余昕鸿医案》中治疗老年阴痒的一段话,云:"余在业师贾兰泉先生处见师治一妪,年约50余,阴痒半载,服黑归脾汤大剂三十余剂而愈。余不甚解,问之,师曰:'治病……皆有祖父之遗法也。'道光时,吾族中某太太,年近六旬,阴痒数月……每以利湿清热之剂,或以炙肝片夹之,其痒更甚,彻夜不寐,后延孟河北乡贾先生,即以党参四两,桂圆肉四两,煎浓汁,分申、戌、子时服尽,即能酣寐,至明日日晡时醒,其病霍然。众问故? 贾先生曰:'高年血燥生风,诸公用利湿之品,利去一分湿,即伤其一分阴,湿愈利血愈虚,血愈虚而风愈甚,其痒岂能止息?! 治法无奇,唯养血而已。'"这段话奠定了我对于老年性疾病的生理特点的认识,其后每每遇到老年性妇科疾病我都对这段话记忆犹新,临证辨证的同时,不要忘记老年女性阴分亏耗、脾胃薄弱的生理特点,不主张过分利湿。

二、精深耕作,注重方药

一九五六年,本人以优等生的身份进入了江苏省中医院,并且戏剧性地被安排在了妇科,这是一个以前很少涉及的领域,我的入门老师江阴夏奕钧是内科名家,虽然学习过程中对于中医妇科有所了解,但是却很不系统。此时此刻,需要对中医妇科学进行深入的研究和学习才能胜任工作。首先我跟师江苏省中医院妇科名老黄鹤秋主任抄方一年多,对中医妇科学有了一些实际性的了解。工作没有几年,我就参加了教学工作,因为当时的老中医没有教学的经验,系统性不强,他们也更愿意在门诊工作,于是教学的重任就落在了我的身上。我通过对临床的学习和了解,认为还得从源头上来学习中医妇科学,于是我将《黄帝内经》《金匮要略》《医宗金鉴》中有关妇科的内容仔细梳理学习了一番,通过临床的实践,两者相结合的情况下,使得理论和临床不断提升。然而,通过越来越深入的教学工作的推进,我发现,现有的教学材料不足以全面科学地诠释中医妇科学的系统,迫切需要编写一本适合自己教学的教材。于是,我通过自己对中医妇科学的理解和理论知识的积累,尝试着编写了一部教材,获得了大家的肯定,也激发了我坚定地将教学工作做好的信心。

通过临床教学的实践,我越发感受到中医妇科学的发展大有可为,因为许多问题,古人似乎尚没有完全解释得透彻,还有很多地方值得深入研究。这一阶段,我将中医学典籍妇科相关内容仔细梳理,但是现在看来,对我影响最大的还要算《景岳全书》和《傅青主女科》,其中,《傅青主女科》尤甚。通过对《黄帝内经》的理解,加上对《景岳全书》中肾阴阳调节的阐述,让我明白了阴阳二字的真谛所在,而《傅青主女科》对于肾阴阳结合心的调节、扶正解郁的思想更加让我觉得贴近临床,贴近女性的生理病理。这两本书对于我学术理论的构建起到了决定性的作用,并且我对其中的许多观点进行深入推敲理解,进而为自己所用,更能够娴熟运用于临床中去。

通过仔细研究,我认为在理论的构建上,《傅青主女科》奠定肾在周期中的基础作用的观点。从历代的文献中可以看出,中医妇科学以气血的活动归纳女性的生理调节,尤其以宋代陈自明《妇人大全良方》强调"妇人调其血",《圣济总录》指出:"女人以血为本,以气为用。"对后世有深远之影响。而《傅青主女科》将肾的位置放在诸脏之首,其中关于肾气、肾精、肾阴、肾阳的论述非常精辟,远较前人认为的"妇女经血源于阳明水谷精气"之说更具有说服力。其把经、胎病均责重在肾,如经水先期量多为水火俱旺,先期量少则为肾中火旺水亏。由此可见月经病的关键所在,为此也就奠定了肾之阴阳在调节妇女月经周期节律中的地位,结合脏腑辨证,完善了五脏调节的理论。根据傅青主的重视肾阴阳的观点,我通过临床大量观察,提出肾阴阳的消长转化主导着月经周期的转化,确立了经后期以阴长为主,经前期以阳长为主的阴阳消长观。《傅青主女科》虽然没有提出调整月经周期节律的论点,但是从它的调经种子两门的学术思想看来,已经意识到调经必须调周。傅氏指出:"经原非血也,乃天一之水出自肾中,是至阴之精,而有至阳之气。"傅氏创制了一系列如两地汤、养精种玉汤、益经汤等补阴方剂,并且,在治疗不孕症时重在温阳暖宫,有温胞饮、温土毓麟汤等方剂。我尝试着总结了一系列傅氏补肾阴阳的特点:补阴方注重血中补阴,阴中求阳,补阴清热,补阴结合敛藏、静谧、择时;补阳方注重气中补阳,水中补火,血中补阳,补阳时刻不忘阴精的保护。所以经后期补阴为主,经前期补阳为主,阴阳平衡,生理节律才能协调,建立起月经调理的周期节律观点。这样,通过撰写一系列的文章,我从各个层面阐述了《傅青主女科》的主要学术特点和用药特色,并且吸取其精华运用到自己的学术构架和临证用药当中去,我觉得这样读书才能理解透彻。

前面亦曾提及,在南京中医学院学习的过程当中,我曾经有一年时间参加过方剂学的教学工作,并且差点就进入方剂教研室工作。日后本人虽然从事妇科临床、教学、科研工作,但是却始终没有放弃对方剂的研究。九十年代,我就编写了一部方剂学著作《实用妇科方剂学》。这本著作是我熟读历代方剂学的心得精华凝练,阅读了各种医学方剂著作中的妇科部分,将最具有代表性的方剂,按照阴、阳、血、气、通利、外用等性能进行分类,选取了200例方剂,逐一按照方源、组成、服法、功效、主治、禁忌、方解、运用、按语等分析,体现了我对方剂和中药的理解,同样,各类方剂列在一起,更加方便我对比它们的异同,治疗选方更加得心应手起来。

善于对比同类方剂的异同,从而准确总结出方剂运用规律,是我对于方剂学研究的一个重要方法。我对妇科方剂著作《妇人大全良方》《景岳全书·妇人规》《傅青主女科》进行了深入的研究,比如,对于《妇人大全良方》中10首胶艾汤化裁进行分析,对《妇人规》中补阴、补阳、滋阴健脾类方进行细致比较;对《傅青主女科》中补阴、补阳、解郁方剂进行研析,仔细分析细微区别,揣摩医家组方思路,从而针对临床,结合辨证,尽可能做到组方正确,用药精当。我觉得,对于方剂中药的熟练把握,是提高临床疗效的一个不可或缺的法宝。通过对这些经典方剂中药著作的分析,提炼、总结、化裁,我终于形成了自己具有个人调周特色的方剂组群,创制了一系列新的方剂,这些方剂大多数都是从古方化裁而来,但是又能够契合现代临床。故而在2004年,我出版了具有一定个人特色的《妇科方剂心得十五讲》,这本方剂著作更是我总结化裁结合临床创新的方剂的汇总,体现了我多年来读书结合临床思考的结晶。

三、古为今用,继承创新

我认为,读书的目的除了继承前人的知识基础和临床经验外,还应该具有融合知识,去伪存真,勇于创新,发展学术的精神和态度。古往今来,一些具有较大学术贡献的大家无一不是在学术继承的基础上进行创新,从而为医学的发展做出贡献的。东汉张仲景继承了《黄帝内经》的学术思想,确立了辨证论治的中医治疗大法,创制了一系列经方,立法严谨,配伍精当。金元大家李东垣,立脾胃论,尤重补中升阳。朱震亨以理学治医,创立"阳常有余,阴常不足"论。清代温病学发展,医家多有理论,如吴鞠通倡导的温热论,叶天士的卫气营血论。因此,温古习古是为了创新,结合临床,发现问题,解决问题,提出理论,印证理论,修改理论,从而得到发展。

通过对中医妇科学的研究,及多年来的临床实践,我提出了经间期出血的疾病概念,目的是将经间期引入到月经周期中去,从而完善月经周期的命名。时值八十年代第五版《中医妇科学》教材编写,当时,许多学者持保留态度,因为古人没有提出过经间期出血这个疾病,而我通过对古人的著作的学习,发现《女科证治准绳》引袁了凡曰:"天地生物,必有氤氲之时,万物化生,必有乐育之时。猫犬至微,将受娠也,其雌必狂呼而奔跳,以氤氲乐育之气触之不能自止耳,此天然之节候,生化之真机也。"这段话生动地描述了经间期的概念,指出其是适合妊娠的最佳时间,古人的这一论述,帮助我成功地将经间期出血这一疾病纳入第五版教科书。关于经间期的重要性,不仅是时间概念,而是在于转化,在于排卵活动,在于阴阳月周运动中至关重要的转化运动,所以我们提出的经间期含有特定意义。整个月经周期运动,实际上是建立在经间期的转化运动上的,明乎此,才能了解经间期的重要性。由此，我几十年来，对月经周期进行了详尽的研究分析，在古人的经典方剂基础上，提出了一系列适合自身运用的创新方剂，这些均收录在《实用妇科方剂学》《中医妇科理论与实践》《中医妇科方剂十五讲》中。

我在研究《傅青主女科》肾阴阳论的同时，注重肾阴阳对心肝脾胃的作用，实际上是注重心肾交合对于肝脾的关系的研究。此主要表现在首先肯定心肾交济：《傅青主女科》在"种子门"中说"盖胞胎居于心肾之间，且上属于心而下系于肾"，又说："胞胎上系于心包，下系于命门。系心包者通于心，心者，阳也；系命门者，通于肾，肾者阴也"。接着又从病理方面反说："心肾不交，则胞胎之血，两无所归，而心肾二经之气不来照摄，听其自便。"形成出血性疾病。在"下部冰冷不孕"中亦说道："盖胞胎居于心肾之间，上系心而下系于肾，胞胎之寒凉，乃心肾两火之衰微也。"由此可以看出，心、肾与子宫之间存在着密切的联系，而其联系的主要途径是经脉，子宫的作用，全在心肾两脏的主持。心为君主之官，内藏神明，又主血脉，心气下降，胞脉通畅，子宫开放，行泻的作用，肾为生殖之本，藏精，又为封藏之脏，子宫闭阖，行藏的作用与肾有关。所以子宫的藏泻功能实际上受心肾所主宰。我认为，心肾主宰子宫的藏泻，必须在"心肾交合"的情况下完成。并在此基础上，我提出了心-肾-子宫轴的学说。显然，这个学说不是空想出来的，这里我想指出的是，这是通过临床一系列观察和思考得出的结论，目前，在我临证用药中，心-肾-子宫轴已经是经常需要考虑的问题，我还在对其进行更加深入的研究，期待能够更加推动学术的理论发展。

四、读书有三法，初、精、对比读

从我学医时开始，我喜欢读书，参加工作后，边临床边读书，多年来的体会，觉得读书有三种方法。即初读、精读、对比读。初读者，即一本新书，或没有学习过的医学书籍，先粗略地看一篇，了解该书的大概情况；精读者，即将概述的重要观点，重要理论，重要的方药，反复地研究分析，搞清搞通它的精深内容，不仅要在理论上，而结合临床实践，亦可借现代医学、现代科学来加强理解，精读者非一日之功，我们至今尚有一些观点和内容尚未达到精深理解，所以活到老，学到老，至今仍需学，仍需要精读；对比读者,不仅要将有关条文进行对比分析,甚至有关病证,进行对比分析,以及方药的对比分析,找出其共同性相关性,不同性特殊性等,然后结合自己的认识,结合实践的体会,寻求理论的突破,不断提高临床疗效。推动中医妇科学术的发展,今以《傅青主女科》为例,谈谈我的读书三法的体会。

(一)初读,又可称为通读

凡一本书到手后,必须前后通读一遍,叫做初读。要了解该书的特点及其大概情况。《傅青主女科》一书,是妇科的重要著作,一般在初读后,经过思考,要有一个重视肝肾脾胃气血阴阳的扶正观,又有清经散、两地汤、养精种玉汤、健固汤等方剂的印象,且对"经水出诸肾""水多则经多""水少则经少"有初步的理解,如此即可。

(二)精读,在通读的基础上,必须精读

精读者有三:其一是确定重要观点,理论特点,名方药;其二是反复研析,必要时借助有关书籍,有关内容,如《傅青主女科》者,需借用《傅青主手稿》《辨证录》《辨证奇闻》等有关书籍;其三是结合临床实际,亦即是理论与实际相结合。《傅青主女科·月经先期》中提出的"肾中水火之旺",火太旺则迫血妄行,故先期,容易理解,但水太旺,此在《傅山手稿》中水火之旺,《辨证奇闻》中水火俱旺,总的说水火均处于旺的状态,一般来说,水者,《傅青主女科》认为,属肾的范围,或有称之为肾水,属于阴水的范围,阴水者,正常之水也,缘何增多,一不解也;水火处于对立状态,水旺则火不易旺,此不解二也;水火俱旺,是否两者相关,合二为一,此不解三也。有此三者,就得反复研析,结合临床,并借助西医学的有关检查检验,临床上恰有雌激素过多,所致功血者,的确亦反复出现水火俱旺的反映,真所谓"阴极似阳",水盛化火,两者合一,但亦有泻火炽张,或心肝郁火的一面,这就是临床上的复杂性。故清经散应用大量清热药物,并佐以一定量的补阴之药物,含有深意,用之临床上也确有其效。

又如《傅青主女科·经前大便下血》中所说:"不知胞胎之系,上通心而下通肾,心肾不交,则胞胎之血,两无所归,"由此可知,心肾相交,则胞胎之血,就有所归,引申之,心肾主宰胞胎之血,月经之所以来潮,实际上亦受心肾所主宰,考心者,火也,藏神明,主血脉,在于动、开、升,肾者,水也,藏精喜静,主生殖,我们认为:月经之来潮及经间期之转化子宫之开动与心火有关,经净后的阴长,经间期后之阳长,均在子宫静藏下演变,必然又与肾有关。由此我们提出了心 - 肾 - 子宫轴调节下的阴阳消长转化,气血升降活动,子宫的动静演变的节律性,是调理月经方法的理论依据,有着重要的意义。

(三) 对比读

即在精读的基础上,加以对比分析,找出异同点。一般将相似的条文,或有关的病证,归纳在一起,进行前后对比,尽自己的水平,找出其中的相同点或不同点,然后再进行推断。如《傅青主女科》中的月经先期量多及所用的清经散与月经先期量少中所用的两地汤进行对比分析,我们有专文论述,兹不赘述。

这里着重在《傅青主女科》的"调经"与"种子"两门的对比分析,众所周知,调经与种子,有着密切的关联,故有"调经即是种子","种子必须调经"。从"调经"门来看,总的是血分。

《傅青主女科》调经门常用滋阴血名方药物分析表。见表4。

从这几张代表方药对比分析中,不难看出白芍、熟地最为常用,当归、山药亦颇为常用,意味着血中养阴,柴胡亦为常用者,说明女性解郁的重要性,为我们在经后期滋阴养血做出了启迪。

在"种子"门中共有十条,但确有七条是与阳虚宫寒有关,如果把七条的方药合起来进行对比,有如下表(表5),就不难看出,种子与助阳暖宫的重要性。

从"种子"门助阳益气,暖宫种子方药分析中,不难看出,一是种子在于助阳暖宫,而助阳暖宫还需与益气健脾相结合,关于这一点,为我们提倡调周法中关于经前期补肾助阳,提供了依据;二是助阳暖宫的主要药,傅氏较为常用的是巴戟天、肉桂,亦为我们临床上选择助阳暖宫方药的参考。

以上是我从治学的角度谈了一些关于读书学习的经历和想法,随着现代医学的发展,中医学在部分领域有所萎缩是不争的事实,虽然中医妇科学以其独特的临床疗效在广大女性患者心中已然有较高的地位,但是依然需要同仁们居安思危。社会节奏发展的越来越快,临床医生工作量大,压力越来越大,在纷繁的工作之余,我们依然需要温故知新,读经典,做临床,这样才能够可持续发展,队伍越来越壮大,学术越来越进步。

表 4 清经散、两地汤、定经汤、温经摄血汤、益经汤的比较

方名	适应证	生枣仁	肉桂	沙参	五味子	柴胡	白术	川芎	阿胶	麦冬	玄参	大生地	黄柏	白茯苓	青蒿	大熟地	白芍	杜仲	地骨皮	人参	丹皮	当归	川断	菟丝子	山药	荆芥穗
清经散	月经先期量多												+	+	+	+	+		+		+					+
两地汤	月经先期量少								+	+	+	+					+		+							
定经汤	月经先后无定期					+								+		+	+					+		+	+	
温经摄血汤	月经后期量多		+		+	+	+	+								+	+					+	+			
益经汤	年未老经水断	+		+		+	+									+	+	+		+	+				+	

表 5　并提汤、温胞汤、温土毓麟汤、升带汤、化水种子汤、加味补中益气汤的比较

药名 方名	人参	白术	茯苓	巴戟天	熟地	黄芪	山黄肉	枸杞子	覆盆子	杜仲	菟丝子	芡实	肉桂	附子	补骨脂	山药	神曲	麦冬	肉苁蓉	当归	白芍	五味子	莲子	沙参	鳖甲	荸荠粉	半夏	车前子	柴胡	甘草	升麻	陈皮	适应证
并提汤	+	+		+	+		+	+	+																				+				胸满不思食物,不孕
温胞汤	+	+								+	+	+	+	+	+																		下部冰冷不孕
温土毓麟汤	+	+							+								+	+															胸满少食不孕
宽带汤	+	+								+										+	+	+	+										少腹急迫不孕
升带汤	+	+	+										+				+							+	+	+	+						腰酸腹胀不孕
化水种子汤		+								+	+			+													+	+					便涩腹胀足肿不孕
加味补中益气汤	+	+				+													+								+		+	+	+	+	肥胖不孕

第二章 浅析"五运六气"理论对女性生殖节律的影响

夏桂成教授从事月经周期及生殖节律观察研究,强调推导分析,论治未病。

夏桂成教授认为诸凡一切呈生物钟现象的,大多与气候气象的变化有关,甚至受其支配。而运气学说正是在分析气象气候、时相变化规律中推导运算,通过规律运算,揭示事物内部变化的主要方面及主要过程,以便进行论治;特别是按其发展特点,提出具体的治法方药,不仅大大地扩充了治疗内容,而且可以掌握未病的关键时间进行处理,并预测病变的善恶吉凶。五运与月经周期有着重要关系。以五运推导而论,一年分为五季。春节由冷转暖,由阴转阳,相似月经周期中的经间排卵期;夏季气候炎热,以阳长为主,相当于经前前半期;长夏暑热颇甚,阳长至重,重阳延续,相当于经前后半期;秋季由热转凉,由阳转阴,相当于行经期;冬季气候寒冷,阴长为主,相当于经后期。

按五运进行推导,一般均从主运的常规推导,则依次为木运、火运、土运、金运、水运,因而亦就产生疏肝、扶火、运土、肃金、滋水的治法。使用于月经周期中,形成经间期疏肝调肝,以升散促排卵;经前半期扶火助阳,经前后半期运土益气;行经期肃肺降气,引经下行;经后期滋水补肾,意在沉降。1步到5步,完全可以预知,为论治未病提供了理论依据。何者不足先为调之,火阳不足,则木火期调治,木期尤为重要;水阴不足,则金水期调治,金期尤为重要。由于运动的互联性,在调治火阳时,更考虑水阴;在调治水阴时,亦要考虑火阳;太过者,亦在上述时间内预为疏泄之。如出现特殊变化者,亦应按五运秩序结合特殊方法处理之,从心 - 肾 - 子宫轴的调节中心论治,期望通过自然调复包括胜复功能而恢复。

六气演变失常,将成为六淫。六淫致病,在妇科学来说,亦是一个重要的外因。其中尤以风、寒、湿、热致病更为明显,因为女子以血为主,血得寒则凝,得热则行。血凝则涩滞不行,见月经后期、经量偏少、痛经等病证;热甚则迫血妄行,易致崩漏、月经先期、经量过多等出血病证。风邪善行而数变,且风毒致病,不仅影响气血导致月经病证,还易致过敏性疾病。在诊治不孕不育症的过程中发现,风毒之邪潜伏于血液之中,不仅影响受孕,而且影响优生。湿邪致病,在妇科更为重要,因女子之病,大多发生在腰带以下,盆腔之中,所谓下焦部位,湿邪稽留,常致带下疾患。近年来六气多变,全球变暖,对以阴血为主的女子来说,易患疾病,只有加强体阴的充实,纠正血少气多的偏颇,才能有效抵御外来暑热湿邪的入侵;重视冬令肾水之藏,特别是阴精的固藏,乃是防止春夏病温的要著,切勿轻视之。

第三章 正反五行学说的概念及在妇科学中的应用

阴阳五行,脏腑经络,是构成中医学理论的核心。其中阴阳五行,属于哲学范畴,颇多争论,有人甚至反对用此,但由于几千年来指导我们医疗实践,在没有足可以取代这种理论之前,仍然要加以研究整理,发扬提高,使之更好地为中医学服务。

五行学说,争论更多,但也用之更为广泛,可以弥补阴阳之不足,它概括五种广义的物质,并以五种元素为基本物质,讨论其行。行者,活动也,或称为运动,运气学说中即称其为"五运",即五种物质的运动规律。所谓反五行者,非是反五种物质,而是指反其运行活动,即与五种物质运动的规律相反,故又可以称作为倒五行,有别于正五行,确切地说,是一种反方向的运动,而且还包括一种性质上不同或相反物质的运动。随着医学科学的发展,不仅要研究体内外物质的运动规律,而且要研究物质或元素间的反方向运动,或性质运行违规的运动,作为一个中医妇科医师,主要从事月经周期、生殖节律、生命节律的诊治工作,有较多的疑杂难治的病证,需要从正反两个方面去考虑,知常达变,拓宽思维领域,挖掘多种治疗方法,推动中医妇科学的不断发展。

一、基本概念的简析

五行学说的内涵,主要在于生克方面。所谓相生者,是说五行中有相互资生、相互助长的关系,具体来讲,即木生火,火生土,土生金,金生水,水生木,木再生火。如以木为例,生我者为水,则水为木之母;我生者为火,故火为木之子,余者类推,图示如下:

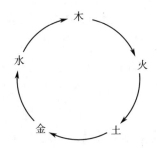

相生循环,生生不已,又称为母子关系,五者之间的相生循环,远较阴阳互根为复杂,可解释复杂事物的内在联系。

相克者,是指五行中有相互克制、相互制约的关系。具体来讲,即木克土,土克水,水克火,火克金,金克木,木再克土,亦相互循环。与相生一样。形成圆运动规律。亦如图示。

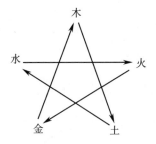

在相克关系中,任何一行都有克我、我克两方面的联系,也就是"所胜""所不胜"的关系,克我者为"所不胜",我克者为"所胜"。以木为例,克我者为金,则金为木之"所不胜";我克者为土,则土为木之"所胜"。所以五行相克关系,又称"所胜""所不胜"的关系。五者间的相克循环,协调五者间的相对性平衡,推动事物内部健康地发展。

相生相克,不是绝对的,亦不是单一的,而是互相有关,相生之中寓有相克,相克之中也寓有相生。相生与相克,构成一个有机的整体,如图示。

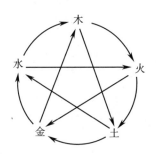

如木能克土,而土能生金,金又能克木。从这一关系上可以看出,木固然可以克土,但土却能生金以制木。其他火、土、金、水四行亦同样存在相互约制、相互生化的关系。如果只有相生而无相克,或有相克而无相生,则万物不能生化,也不能保持正常的平衡发展,所以相生相克是一切事物在生化过程中维持相对平衡不可缺少的调节机理。《类经》中说:"造化之机,不可无生,也不可无制,无生则发育无由,无制则亢而害"。因而生中有制,制中有生,才能运行不息,相反相成也。

反五行学说,亦在于相生相克的反向运动,亦包括一些性质不同的异常运动。首先就反相生而言,是指五行中的相互资生相互助长的关系是相反的,亦可以说子助母、子养母也。具体来说,即以木为例,木生火,水生木,现在就变成了木也能生水,火也能生木。依此形成了水生金,金生土,土生火,火生木的倒向相生。如下图。

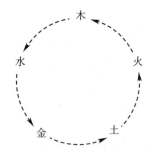

在相生关系上,形成反相生,即子亦能生母,把相生、相互资助,形成两方面的关系,非是单一性。我们认为只有这样,才能较完整的体现相生的关系。

就反相克而言,是指五行中相克关系也有相反的,其制约关系是反方向的。"所胜""所不胜"与正五行恰恰是颠倒的。以木为例,原本是木克土,而今为土克木,木克金,金克火,火克水,水克土,土再克木,这样反过来的循环。如下图所示。

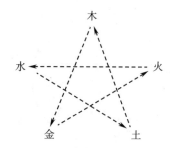

　　上图所示的反相克,同反相生一样,是在正相生正相克的前提下所形成,也是循环往复,维持物质运动间的相对性平衡。反相克失常,或加强的病理反应,称之为反侮。

　　反五行的生克,与正五行的生克虽是一样的,但运动绝然相反。正五行的生克是一致的,构成一个整体,而反五行的生克也是一致的,也构成一个整体,正反五行的生克是相关的,构成一个大整体。但是以正五行为前提,为主要,如下图所示。

正反五行生克相关系示意图
实线箭头代表正五行,虚线箭头代表反五行

　　上图所示,是正反五行生克有关统一图,不仅有助于我们对一般事物的分析,而且有助于我们对复杂事物的分析,处理复杂和疑难的问题,对中医学尤其是中医妇科学有着极为重要的意义。

二、在妇科医学中的应用

　　正、反五行学说,在中医妇科学中的应用,不仅有助于分析和解释机体内外的复杂机理,而且有助于提供处理的多种方法,特别是反五行学说,在诊治月经周期节律失常的少数顽固病症,以及解决生殖医学中的难题的过程中,将提供有效的治疗方法和深刻的理论解释。

　　1. 在理论上应用。重在生理,病理分析,提高认识。

　　(1)月经周期五期分类,并对圆运动规律分析。

　　五行中的相生,呈圆运动状,如木生火,火生土,土生金,金生水,水生木,木再生火,如此循环往复,生生不息,周而复始。反五行说中的反相生,即木生水,水生金,金生土,土生火,火生木,是一种反过来相生的循环,同样反过来的圆周状,但必须说明,它是在正五行相生的前提下,才能形成,也是一种母子互相生养的状态。从相克来说,正五行木克土,土克水,水克火,火克金,金克木,木又克土,形成一种相克的循环。反五行说,是木克金,金克火,火克水,水克土,土克木,木再克金,是一种反克的循环,但必须在正五行相克的前提下,才能形成反相克的圆运动,我们认为:在正五行的生克圆运动规律下,带动反生克的圆运动,可以弥补正五行生克运动中的不足,具有更加广泛的意义。为此,我们在月经周期演变中,仅仅按阴阳消长转化的四期分类,还有所不足,因而运用五行分类将月经周期分为五个时期较为合适和妥当。这样就形成行经期,经后期,经间排卵期,经前前半期,经前后半期(也即是古人所说的经前期)。五期循环,与年相五季气候转变相一致。春季由寒转暖,属木,由沉降转变为升浮,是一个重阴转阳的时期,相似于经间排卵期;夏季气温上升为炎热,属火,由升浮上升为蒸发,是一个阳长至重的时期,相似于经前期;长夏季上升为暑热夹湿,属土,酷暑蒸发更甚,是个重阳维持时期,相似于经前后半期,即行经前的准备时期;秋季由热转凉,属金,由升散转变为肃降,是一个重阳转阴的时期,相似于行经期;冬季由凉转寒,属水,沉降潜藏的时期,是一个阴长至重的时期,相似于经后期。五季更替,既体现了阴阳消长转化的特点,又体现了五行性质的特点,就中医妇科学月经周期演变的生物钟特点而言。经后期阴长至重,具有水性下降潜藏的特点,而经前期阳长至重,具有火性上升蒸发的特点,且火性快速,故经前后半期已进入重阳维持期,与湿土有关,湿土属长夏,故多暑湿脾胃病证,反五行者,其反向运行大多表现在冬、夏与长夏三个时期,即经后期与经前前半期、经前后半期,阴长与阳长的错位,冬行夏令,夏行冬令。一般不过甚者,亦趋于平。但太过则转入病理,导致长消失常,具体可见下图。

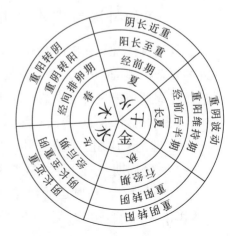

上图所示,月经周期是圆运动生物钟演变,阴阳消长与五行特性,还应包括升降浮沉潜降蒸发等运动特点,最外一圆是反五行运动的特点,亦有一定的重要性。

(2)从第三个物质方面来协调平衡,反映正反五行的特点。如正五行中的木克土,当木克土有所偏胜的时候,常需通过土克水,水生木得调解,达到三者间的平衡。如图所示。

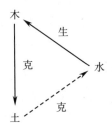

反五行说中,木能克土,反过来土亦能克木。但反过来对的,火反过来生木,木强自能调节土,如下图。

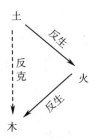

上二图所示,木土之间,可以通过水来调节,反五行所示土木之间需通过第三者火来调解,水火可以调解土木,或者说土木之间的矛盾。众所周知,月经周期失调的病证,常常出现痰阻气滞性的病变,这与土木(肝脾)之间的失调有关,单纯处理肝脾,并不能解除病变,因而要考虑水(肾)、火(心)才能有效地协调正常。

在水火之间,如不能协调,同样可以通过木与土来协调。首先如水火不得交合,有时需要木来帮助,水者肾也,火者心也,心肾水火交济,得木土介绍也,如《傅青主女科》在"经前大便下血"方药后注释说:"不知肝乃肾之子,心之母也,补肝则肝气往来于心肾之间,不啻介绍之助也"。此心火肾水交合,赖肝为之介绍,从而维持水火阴阳之平衡。又水火心肾之交合,赖脾胃之土为之输转,为之媒合,脾胃属土,居中焦,为上下升降之枢纽,心居上焦,属火,宜下降,肾居下焦,属水,宜上济,心肾相交,水火既济,上下交合,必涉及升降,所以有时需得脾胃升降枢纽的协助,前人曾有:"童男(指心火)姹女(指肾水)交合,需得黄婆(指脾胃中土)为之媒合",因土为黄色,且土性敦和,故喻之为黄婆。

(3)反馈式调节。反五行说者,其本身就有反馈的意义,如木生火,火亦能生木,这就是互相生长,共同提高,但木生火是主要的,是前提,反过来火亦能助木,故谓反生;木克土,土亦能克木,在木克土的前提下,土所反映出现的反克,目的就在于调节木土之间的关系。就五行来说,土为其他四行的中心,所谓土生万物。但是从运动变化的角度而言,火与水又是中心,故水火相合,阴阳既济,是后天八卦的中心轴。就妇科月经周期与生殖而言,心火肾水相合,加入女子特有的器官子宫也是调节癸水阴阳演变的中心轴,心火肾水既有调节肝木脾胃土的作用,而肝木脾胃土反过来亦有调节肾水心火的功用,这种反过来的调节作用,实际就是含有反馈式的调节。

2. 在临床上应用,重在治疗,提供多种疗法。

(1)周期治疗的特点。不仅五期分类反映五行特色,而且在每一时期中同样反映出五行的特点,行经期重阳转阴,气血活动,排出精血,除旧迎新,排瘀是主要的,因为这一时期,相似于肺、金,秋令时期,在于肃降。故气血活动的形式在于降,降才能很好地排瘀,所以治疗必须在活血调经法中贯串肃降的特点;经后期阴长阳消,向重阴发展,相似于肾、水,冬令时期,在于潜藏,故此期治疗滋阴养血,扶助阴长,结合肾水潜藏的特点,更为符合这一时期的特点;经间排卵期重阴转阳,气血活动,排出精卵,促新是主要的,相似于肝、木,春令时期,在于升发,故气血活动的形式在于升,升则才能更好地促发排卵,在活血通络的治法中要贯串升的特点;经前期阳长阴消,向重阳发展,相似于心、火,夏令时期,在于炎上,故这一时期的治疗养血助阳,扶助阳长,结合心火炎上的特点;经前后半期重阳维持时,是行经期的准备时期,相当于脾胃、土,长夏时期,在于暑湿蒸腾,此期治疗助阳健脾,理气升散,以符合这一时期的治疗特点。周期中的反治法,即是五期中的反治法。如行经期,重阳必阴,转化期重在活血祛瘀,但如出现重阴转阳者,用益肾通经汤,即宁心滋阴,稍佐化瘀,此对月经过少者具有重要意义。经后期如出现阳长不及,重在助阳,用扶阳菟丝子汤,是重要的反治法;经间排卵期如出现重阳必阴,用右归丸者,亦谓之反治法。经前期出现阴长为主的运动,应用六味地黄丸,亦属反治法,从反五行而来。经前后半期,阴长至重,用柏子仁丸合归芍地黄汤者,亦为反治法。这些反治法及其方药,对一些顽固性月经周期失常,如多囊卵巢综合征,卵巢早衰症有着极为重要的意义。

（2）虚则补母,实则泻子的正反治法。虚则补其母,实则泻其子,是五行相生中特有的治疗方法。如肝、木病补肾、水,谓之滋水养木,方药有滋肾生肝饮;火心病,补肝木,养木生火,调肝宁心汤;脾土病,补心火,火能生土,有苓桂术甘汤、四神丸等;肺金病,治脾、胃土,培土生金,有劫劳散、人参补肺汤等;肾水病治肺金,金能生水,有二冬汤、沙参麦冬饮。实则泻子者,如肝木实则泻心火,心与小肠为表里,泻子者泻小肠之腑也,清利小便,龙胆泻肝汤;心火实则泻脾胃土,泻胃腑,三承气汤以泻心火之实;脾土实泻肺金,肺与大肠相表里,宣白承气汤用之;肺金实泻肾水,肾与膀胱相表里,泻膀胱利小便,如葶苈丸;肾实无泻,故泻子者,泻肝胆也,但为中清之腑,无泻也。反治者子母互养也,如水能生木,但木亦能反过来养水,故养精种玉汤,即四物汤去川芎加山萸肉,是养血涵精,从肝木滋养肾水之名方也;木生火,但心火亦能养肝木,用小建中汤,即有火生木之意;火生土,脾土亦能生心火,人参养荣汤是也,归脾汤亦有此意;土生金,反过来肺金亦能生脾胃之土,如杏苏二陈汤即有此意也;金生水,反过来肾水亦能生肺金,如麦味地黄汤,即是肾水养金的著名方剂。实则泻子,但子母互泻,如火实泻土,即心火实泻胃土,反过来土实泻心火之小肠,导赤散清利以除脾胃间湿热,余可依此推之,用之得当,效果明显。

（3）论治未病。按五行生克规律论治未病,这亦是应用正反五行在治疗上的特点,特别是相克规律的传变,更有重要性。《金匮要略》在其首页中指出:"治未病者,见肝之病,知肝传脾,当先实脾。"此乃肝木克脾土的必然规律。所以强健脾胃之土,就可以防止肝木之病传入脾胃之土。反五行之说,脾胃之土亦有可能反过来克肝木,所以脾胃之土有病,亦可先调肝木,亦是论治未病之意。我们用逍遥散来调治脾胃失和,亦常有取效者,此外还有佐金平木,通过肺金的肃降来平抑肝木的左金丸,水火心肾不交,治在肝木,用顺经两安汤,水火心肾不交,治在脾胃之土,用归脾汤,按五行生克,治在第三者,亦含有治未病之意,值得研究和发扬。

总之,正、反五行学说的提出,不仅在于阐明复杂的理论机制,更为重要的是有助于论治未病,提供多种治疗方法,为解决妇科的疑难顽病增添一些方法和药物,用之有效,就应整理发扬,以提高临床诊治水平。

第四章 妇科膏方脉案特色及制剂工艺改良初探

　　膏方作为一种滋补之品,近年来,随着人们生活水平的逐渐提高和保健意识的增强而逐渐兴盛起来。膏,原本作为脂肪或者类似脂肪状态的滑腻润泽之品。《金匮要略》提出猪膏发煎,《备急千金要方》记载太傅白膏、润脾膏等或外用或内服的膏状药物。南宋《洪氏集验方》中收载了铁瓮先生神仙秘法琼玉膏,沿用至今。而作为一部流传较广、影响较大的官刻方书,《太平惠民和剂局方》中则收录了大量膏方的配伍制作方法,成为汤药的一种补充治疗疾病的形式。清代宫廷中运用膏方滋补延年,《慈禧光绪医方选议》载有"延年益寿膏""扶元和中膏"等滋补之品,对后世影响较深,使之成为一种提高身体功能的进补形式,受到大众追捧。我们妇科口服膏方和内科膏方相比有自身的一些特点,下面我将简要分析之。

一、目的与意义

　　膏方运用的目的有二,补虚与治病。补虚,是膏的作用,所谓滋补者,在于膏也,故又称为膏滋,为改善亚健康服务,也是目前大众对膏方的最先认识;治病,调治慢性疾病,是方的作用,故要求有方的特点,即"方"的路子。

　　意义者,主要有三种状况,即调重于补,补重于调,调补兼施。

　　1. 调重于补　方重于膏,是为慢性病证服务,方者必须按方剂要求而用。有"君臣佐使"的组合,有一定的方路,并不是药物堆砌。

　　2. 补重于调　膏重于方,是为体虚之亚健康服务。膏者有稀膏、黏膏、硬膏,而口服者,大多是稀膏与黏膏。硬膏者,外用为多,但必须注意脾胃运化与痰湿内阻情况。

　　3. 调补兼施　膏与方并重,为体虚慢性病症而用。必须注意到体虚与病证间的矛盾,对于肝、肾、脾胃有损害情况者,尤需注意药物的毒性及其对脏腑的影响等,尽可能避免药损。

二、原则与特点

(一)开膏方的原则

1. 体虚所需 体质虚弱,亚健康状态,需要进补。阴虚者滋阴,阳虚者助阳,气虚者补气,血虚者养血,燮理阴阳,调补血气,提高健康水平。

2. 辨证为前提 故凡一切慢性病症,以及体弱者,均需在辨证的前提下,使用方药,寒者温之,热者凉之,虚则补之,实则泻之。妇科亦不例外。

3. 方药的有机结合 防止对抗性,注意协同性,凡十八反、十九畏者,避免之。寒热对抗,攻补相阻者,均应慎重之。按组方要求施之。

(二)妇科特点

1. 阴血虚 女子以血为主,以血为用,癸水是女性生殖中最为主要的物质,《内经》所谓"不足于血,有余于气,以其数脱血也",是以滋养阴血是主要方面。

2. 经、孕、产的生理特点 行经期除旧生新,孕早期,一般反应较大,产后一周,亦即新产,排出瘀浊,均不宜进补。

3. "7、5、3"奇数律的个体特异性 一般来说,7 数律者,属于少阳数,少阳与厥阴相表里,亦即是肝胆两脏;5 数律者,属阳明数,阳明与太阴相表里,亦即是脾胃两脏;3 数律者,属太阳数,太阳与少阴相表里,亦即是肾与膀胱两脏。

三、临床应用

1. 调补并施 开膏方,不仅在于补养,而且亦在调治疾病。所以开膏方实际上应改成开方膏。应有一定的方路,即君臣佐使,即主次轻重,不是药物堆砌。有些医生,认为膏方就应该尽量进补,因此加入补阴、补阳、补气、补血等各种滋补之药,这种现象应当予以注意。

2. 膏方类型 临床上所使用的膏方类型有荤膏、素膏、蜜膏、糖膏。荤膏,选用阿胶、龟板胶、鳖甲胶、鹿角胶等动物类胶收膏。素膏者,不用动物类胶收膏,是用冰糖、麦芽糖收膏;蜜膏,用蜂蜜收膏;糖膏是用饴糖、白砂糖收膏。根据病情而选取膏滋剂型。

3. 成方膏　亦即中成药中的商品膏滋药。如益母草膏,是由益母草加红糖制成,行经期使用,重在活血调经;二冬膏,由天冬、麦冬所制成,滋阴养液;二仪膏,人参、熟地所制成;当归养血膏,由当归、黄芪所制成,经后期使用为更佳。

4. 临床方膏　是医生针对患者身体状况进行辨证处方制定的。一人一方,不同体质不同病证分别予以不同方膏,亦只限患者本人使用。方药亦因人而异,可多可少,但需在2~3月量。因之方膏不宜过少。

5. 大小膏方　一般来说,膏方的大小,主要取决于方药的多少。剂量重服用时间长者为大膏方,可服至3月或以上者;如方少药少,剂量轻,服用时间短,或仅服1~2个月者为小膏方。

以下示范三例:

1. 以调为主,方重于膏

更年期综合征病案

何姓女,50岁,2年前起月事不来,既往有甲减病史。

刻下:心慌不适,烘热汗出,夜寐甚差,疲乏无力,腰腹冰凉,大便干燥,腹胀矢气,白带甚少,咽中有痰,咯之不出。脉弦细略数,舌质偏红。

拟清心滋肾汤、杞菊地黄汤、越鞠丸、圣愈汤等加味成膏,慢慢调补之。

钩藤400g,莲子心250g,黄连150g,青龙齿400g,
太子参500g,浮小麦300g,广郁金300g,炙龟板400g,
茯苓神各300g,紫贝齿300g,广木香300g,炒川断300g,
山萸肉300g,怀牛膝400g,合欢皮400g,枸杞子300g,
白蒺藜300g,潼蒺藜300g,黄芪400g,女贞子300g,
旱莲草300g,炙鳖甲400g,杜仲400g,菟丝子300g,
炒枣仁250g,白芍400g,制狗脊300g,稆豆衣300g,
炒丹皮300g,黑木耳300g,桑椹子300g,熟地黄400g,
生地黄300g,怀山药300g,甘菊花150g,夜交藤300g,
制首乌300g,娑罗子300g,木蝴蝶100g,仙灵脾300g,
西洋参400g,生晒参300g　生白术300g,广郁金200g,
银耳300g,黑芝麻300g,冰糖400g,阿胶400g,

鹿角胶 25g,龟甲胶 300g

按语:更年期综合征,是一个漫长而易反复发作的病证,故有更年早期,更年中期,更年晚期之分,综合征者,实际上是心 - 肾 - 子宫的综合征,尤以心神失宁、心血失常为主要证候,虽有轻、中、重,但轻者,一般不会赴医院求治。中、重者,必须诊治。本例由于烘热出汗非常明显,故为更年中期较重的综合征,系心 - 肾 - 子宫轴的失调,阴阳失衡所出现的火旺阴虚、肝脾失和的病症。火旺者,心火旺也,同时亦夹有肝经郁火,阴虚者,肾阴虚也,同时亦有肝阴肝血不足,肝脾失和者,肝经郁火,横克脾土,故导致气郁气虚的错杂病变。阴虚日久,必及其阳,但在火旺阴虚的前提下,掩盖了阳虚的一面。年逾半百,本已到肾气衰、天癸竭、冲任虚衰的境地,是以绝经 2 年,烘热出汗非常明显,夜寐甚差,不得不从清心、滋阴、疏肝、益气、助阳几个方面调治,考虑到病情较长,予以方膏调治之,其一清心结合清肝,方取清心滋肾汤为主方。此系静能生水之意,我们曾经多次提出:"心不静,则肾不实",亦即是心火不静,则肾阴肾水不能充实。水火不能相济,故清心火,兼顾肝火安定魂魄,乃第一要着。心火与肾火不同,心火在于清降,不在于滋养液。其二,滋阴,滋养肝肾,本病证虽与先天衰退的阴虚有关,但也与后天的心肝火旺、耗伤阴液有关,所谓"滋阴即能降火,降火必须滋阴,故有寒之不寒,是无水也""壮水之主,以制阳光。"故滋养肝肾,即能达到降肝肾之火,故用二至、二甲、杞菊地黄汤等调治之,本例以方膏调治,故滋养药物当扩充之;其三,疏肝解郁,在一定程度上亦要舒心,考虑到火旺阴虚的前提,故本方膏不宜使用温燥芳香等方药,如四七汤,七气汤,半夏厚朴汤等,均不合宜,只能用清轻之品,仿越鞠丸方意,而予广郁金、木蝴蝶、娑罗子、合欢皮等舒之解之;其四,益气助阳,用圣愈汤,即四物加参芪,并加入川断、杜仲、仙灵脾及少量鹿角胶等品以助之,整个方膏实际上包含四个层次的药物,重在心肾火水的交济,自问方路清楚,用药合适。故服用之后烘热出汗很快得到控制,睡眠亦有所好转,气郁各症均有所改善,达到方膏调治的目的。

2. 以补养为主,膏重于方

张姓女,40 岁,月经规则,经间期有锦丝样白带 3~4 天。

偶有心烦,面生细斑,略有腰酸,稍有怕热,周身关节酸痛(类风湿病史),时有脱发,二便尚调。脉弦细,舌质偏红。

素有肝肾不足之体,营阴亏耗,经络失和,瘀阻痰凝,以致关节疼痛,治当滋补肝肾,调养营阴,兼和络祛风,用归芍、二至、三甲、地黄汤、独活寄生汤及养血和络,化瘀祛风等品,膏方图治。

丹参400g,赤白芍^各400g,山药400g,山萸肉300g,

生熟地^各400g,女贞子300g,制首乌400g,桑椹子300g,

枸杞子300g,甘菊花150g,潼白蒺藜^各300g,鸡血藤400g,

全蝎150g,蜈蚣20条,干地龙300g,太子参400g,

制黄精300g,生黄芪400g,炒川断400g,杜仲400g,

怀牛膝400g,制狗脊300g,炒丹皮300g,茯苓神^各300g,

乌梢蛇300g,左牡蛎400g,炙鳖甲500g,五味子150g,

炙玉竹300g,生甘草250g,桑寄生300g,夜交藤400g,

生山楂300g,五灵脂300g,川独活150g,秦艽150g,

仙灵脾300g,制狗脊400g,阿胶400g,鹿角胶250g,

龟甲胶300g,西洋参400g,生晒参300g,三七粉150g,

桂圆肉150g,莲子肉300g,银耳400g,蜂蜜300g,

黑木耳400g,干贝300g

按语:本膏方以滋补为主,辅以治病,即所谓补重于调,患者腰酸、怕热、心烦,阴虚火旺,肝肾不足,既往有类风湿病史,关节酸痛,脉络失和;面生细斑,是为阴虚火旺、炼液成痰,痰瘀互结。治疗重在滋补肝肾之阴,佐以化瘀和络,养血祛风,方以二至、三甲、归芍地黄汤为主方,当归易丹参,重用炙鳖甲、龟甲、牡蛎意在滋阴潜阳,又能软坚散结,是滋阴药中的血肉有情之品,对化瘀和络有辅助协同的作用。前人所谓"治风先治血,血行风自灭",后人又云"治风先治血,血充风自灭"。我们还提出"治风先扶阳,阳充风自去",故方中先予以大量补养肝肾之药,又加入益气养血、助阳祛风之品,意在补养亦扶正疏邪之意耳。

3. 调与补并重,方与膏的结合

产后痿痹病案

黄某　年龄:40岁,生产后左侧肢体肌肉萎缩2年余,要求膏方调理,现肌肉萎缩略好转,仍有轻度酸楚不适。月经量中,前有血块,小腹凉,2-0-6-2,未上环。平时白带不多,冬日手脚易冰凉,时有胃胀不适,不耐食冷,不易消化,偶胀痛,时嗳气,偶头昏头痛,夜寐梦多,偶心慌不适。易疲劳,大便干。

舌象:舌质偏红苔黄腻。脉象:弦细。

诊断:产后痿痹证。

方药:二甲、归芍地黄汤、归脾汤、黄芪桂枝五物汤等加减入养血和血活络等品成膏缓缓调治。

处方:

丹参300g,鸡血藤400g,怀山药400g,山萸肉300g,

熟地300g,炒丹皮300g,茯苓300g,茯神300g,

炙龟板400g,炙鳖甲400g,川断300g,杜仲400g,

桑寄生400g,制狗脊300g,石楠叶300g,菟丝子400g,

党参400g,制苍术300g,制白术300g,广木香250g,

陈皮200g,莲肉400g,佛手150g,合欢皮300g,

玫瑰花100g,骨碎补250g,补骨脂300g,太子参400g,

夜交藤400g,仙灵脾300g,焦山楂300g,赤芍300g,

白芍300g,生黄芪400g,炒当归300g,干姜250g,

片姜黄250g,仙鹤草400g,怀牛膝400g,炒枣仁300g,

红花150g,莲子心100g,黄连100g,大蜈蚣15条,

炙桂枝200g,阿胶500g

贵重药品:冬虫夏草50g,生晒参300g。

其他入膏:桂圆肉150g,红枣300g,蜂蜜300g,赤砂糖300g。

按语:此黄姓案例,从深圳来,系产后痿痹证。要求膏方调治,考痿者,原系两足痿软不用,由湿热久恋,久而津液精血不足,一直两腿痿废,所以治疗上用壮骨丸,壮骨丸者,主要利下焦湿热,而壮筋健骨,故方药中用虎胫骨、牛膝、黄柏、薏苡仁、锁阳等品。但本证治萎在上中下左侧肌肉痿废不用,且伴麻木不仁,又与血痹相似。《金匮要略·血痹虚劳病脉证并治》把血痹与虚劳合在一处,本已说明血痹与虚劳相关,由阴阳血气之虚弱,特别是阳虚血阻,肌肉失养,久而形成此恙。本病症产后所致,如风痹状,是以补调结合。补者,在于补养气血,燮理阴阳,重在先后两天,故方中以二甲、二至、归芍地黄汤合归脾汤。调者,两个方面,其一是活血和血,所谓"治风先治血,血行风自灭",故行血和血非常重要,故通瘀煎合虫类药,如鸡血藤、红花、蜈蚣、赤芍、牛膝等药必须用之;其二是温阳和血,即血痹中的黄

芪桂枝五物汤,温阳和血,亦能祛风也,且温阳和血稍佐理气,并有调理脾胃后天的作用,加入补养的胶类药物,故服药后能收到较好的效果。

另外,近年来我始终主张治病当用汤药,冬令补益适当膏方,大量不孕症、月经病、盆腔炎甚至子宫内膜异位症等患者冬令有时候不一定适合膏方,故对现今一些地区临床大肆鼓励膏方调理持保留意见。

四、工艺改良初探

当今的膏方制作大体遵循古法工艺,但更加规范,整个制作流程包括中药饮片的审方与调配、浸泡、煎煮、压榨过滤、滤液精滤、浓缩、加入经预处理的糖基胶类浓缩收膏、成膏分装灭菌、包装等步骤。在实际制作过程中,药材的浸泡时间应根据药材质地、气候条件等进行调整,如块根类药材的浸泡时间可相对较长,而在湿热地区或季节,浸泡时间应适当缩短以防饮片发霉。真空包装袋由于具有包装小易携带及单剂量服用等特点,受到消费者的青睐,但在选用新型塑料袋小包装时,要注意灭菌以防止包装材料引入细菌污染膏方。

现代医药工作者在前人基础上,对浸泡、煎煮、浓缩、收膏等主要工序作了深入的比较研究,以量化工艺参数,促进中药膏方的发展。为促进中药膏方制备工艺的现代化,近年也有将机械搅拌、离心技术、真空薄膜浓缩及冷冻干燥等现代技术引入膏方制备过程的浸泡、煎煮液分离沉淀及浓缩等环节中。这些新技术的应用可以缩短膏方制作时间、提高制膏效率,为医院膏方制作工艺的研究提供了新思路和方法。

第五章　中医妇科运用动静升降方药之体会

　　中医妇科临床运用方药与内科一样,颇为讲究,运用得当,疗效显著,运用不当,疗效不显,甚则失败。故前人曾有"用药如用兵"之喻。明代补肾大家张景岳,更以八阵图来调遣和归纳方药。妇女由于有"经、孕、产、乳"的生理特点,身体内部呈现出一种血少气多的状态。血气者,来源于肝脾,受肝脾之主宰,肝主疏泄,脾胃是升降之枢纽,是以血气在肝的疏泄、脾胃升降下运行。但这一生理特点的存在,极易引起血气失调,肝脾失和,冲任损伤等一系列病理反应,因此,调理血气、协和肝脾、恢复冲任等方法和药物,是妇科的一大特点。

　　随着临床实践的深入,我发现月经一月一次,很有规律,与阴阳的消长转化,动静升降的节律性变化有关。阴半月阳半月保持总体上的协调平衡,但经后期、经间期、经前期、行经期四个时期内阴阳消长变化是很不平衡的,不平衡推动发展,相对性平衡维持稳定。但为了治疗的需要,女性生殖节律的演变需要遵循阳奇数规律,故月经周期更要从四期到五期,最终到七期,因此将经后期又要再分为初中末三个时期,实亦以阴长的动静升降的程度而分。经前期需分前半期和后半期,也是由阳长的动升程度而定。所以在经后初期,阴阳皆空虚,重在恢复,选方用药,静降为主;经后中期,开始阴长阳消,选方用药,静中求动,降中有升;经后末期,阴长近重,选方用药,阴阳相等,静动相伴,升降相合;经间期重阴转阳,选方阴阳并重,活血升阳;经前前半期,阳长至重,选方用药,补肾助阳,意在升动;经前后半期,重阳延续,肝郁气滞,选方用药助阳调肝;行经期重阳转阴,经血下行,选方用药,重在下行,调经祛瘀生新。总之,在调周治疗中,还要注意到心-肾-子宫轴调节的重要性,心者,动也,肾者,静也,子宫者,血气所在也,经后期、经前期重视肾阴阳,经间期、行经期重视心动也。

一、经后初期

经行干净后，尚未有带下的阶段，这一时期可长可短，短则 3~5 天，长则 10 余日，甚则始终处于这一时期，是阴血恢复阶段，谈不上阴长。阴者癸阴也，属于肾的范围，但与肾尚有区别。《傅青主女科》把它作为肾水也，虽有一定道理，但尚不贴切，滋阴主要在于"静、降"。血中养阴，一般常用归芍地黄汤，药如炒当归、白芍、山药、山萸肉、熟地、茯苓、丹皮等，但静、降的要求，在于心神合治，滋养肾阴，亦必须在"心神安静"的前提下，才有可能，如应用钩藤、莲子心、青龙齿等药物。而我们认为：龟板是经后初期较为重要的药物，考龟板，性甘咸寒，入肾心肝脾四经，主要作用在于滋养心肾，特点在于静降，有充实血海、固经摄血的功能。经后期血海空虚，故首选此药。

滋阴药亦可分为三类：一类是静降药，如龟板、女贞子、旱莲草、熟地、牡蛎、珍珠粉、山萸肉、怀山药等；一类是阴中阳药，有一定的流动性，如牛膝、炙鳖甲、稆豆、枸杞、楮实子等品；另一类是阴中水药，即养津液之品，如西洋参、麦冬、石斛、天冬、黄精、玉竹、燕窝、银耳、百合等品。根据我们的临床体会，凡临床上年龄偏大，经间排卵期锦丝状带下偏少，或甚少者，滋阴药合养液药并用，归芍地黄汤需合麦冬、石斛，甚则合用燕窝、银耳；如精卵发育欠佳者，滋阴重在取用肝阴类药物，如山萸肉、炙鳖甲、枸杞子等品；如血海空虚，子宫内膜菲薄者，滋阴重在填补血海，药如炙龟板、炙鳖甲、熟地、紫河车、白芍、阿胶等品；为了抗衰老，经后初期在滋阴的前提下，常须服用燕窝、珍珠粉、银耳、石斛、黄精、玉竹等品，可以长期服用。本着经后初期"静能生水"的要求，我们将清心安神、养心安神的钩藤、莲子心、柏子仁、青龙齿、紫贝齿、夜交藤等均列入了滋阴养肾的范围。

二、经后中期

是阴长阳消的真正开始时期，故有少量带下，静中求动，降中有升，是这一时期的特点，在选方用药时，要注意有适量的阴阳药及阴药中有动的性能药物，如炙鳖甲、怀牛膝、川断、菟丝子。亦即是滋肾生肝饮加减，其中鳖甲尤为重要。考鳖甲咸寒，入肝、肺、脾三经，主要为肝经阴药，有滋阴潜阳、软坚散结的作用,善能通行血络,静中有动,故为这时期的首选药物,复加川断、菟丝子阳中阴药,促进阴长之动,颇为合适。此外还要加入一些动升的药物,如荆芥、炒柴胡、桑叶等品 1~2 味,用量需轻,以免伤阴,但前提在于滋阴加重,如熟地、龟板合用,保证静降为主。

三、经后末期

阴长近重,这一时期,带下较多,并有少量的锦丝状带下,静动相对,降升并存,是这一时期的特点,而且为时短暂,迅快地进入经间排卵期,故在选方用药时,不仅阴阳并重,动静相合,而且迅疾进入经间排卵期,故需用补天种玉汤加味,药用丹参、赤白芍、山药、山萸肉、怀牛膝、熟地、川断、菟丝子、杜仲、鹿角霜、五灵脂、荆芥等,其中山萸肉、鹿角霜为要药,山萸肉为肝阴药,一般列入固涩药,因其具有固脱收敛的作用,性味酸涩温敛,故有涩精止汗止血的功能,亦有助长卵子发育趋向成熟的作用。《傅青主女科》之养精种玉汤,系四物汤去川芎,加入山萸肉而成,近代亦有人报道,用本品可以提高免疫功能,故在免疫性不孕中也是一味常用药物。鹿角霜系鹿角烧烤而成,故亦有补肾助阳的作用,但助阳力较小,为经间排卵期的过渡期用药。

四、经间期

此期为“重阴必阳”的阶段。重阴者,降中反升,因为只有上升激烈,出现氤氲孕育之气的转化反应,所以这一时期的用药,必须要保证三个方面,其一是重阴,在归芍地黄汤基础上,加入适量的滋阴药,如炙鳖甲、怀牛膝等品,以提高阴长水平;其二是相对等的阳药,如川断、菟丝子、杜仲、鹿角片,阳药不仅能促进阴长的提高,此乃阳生阴长的道理,使阴长达重,为重阴奠定基础,而且还有增强动态变化的作用,如鹿角片补肾助阳,生精益血,调理血脉,能入血分,具有较为动、升的作用,此外,还能为转阳后阳长服务;其三是活血促动,使重阴转化,让阳上升,药如川断、当归、丹参、赤芍、川芎、五灵脂、荆芥等,有活血化瘀作用。考五灵脂、赤芍化瘀通络,善入肝经少腹部。少腹部者,乃卵巢所在部位,卵子发育成熟,由卵巢排出,因此,赤芍、五灵脂是促发排卵的要药,我们多年来的临床体会,肾藏精亦包括生殖之精,故卵巢亦属于肾,与肾有关,但不等于肾脏本身,其精卵的排出,与心(脑)有关,是以肾更静、藏,心要动升,子宫的藏泻由心肾所主宰,子宫之藏与肾有关,子宫的开放,又与心(脑)有关,故经间期的排卵活动,是在心肾轴的调节下进行,用丹参、川芎等即是促动心(脑)而诱导排卵。此正是精卵发育成熟达到重阴而重阴上冲心(脑),心(脑)又下达排卵的正负反馈所致。

五、经前前半期

阳长动升极为明显,是以能迅速达重,一般在经前6~7天,亦即是在BBT高温相6~7天时,已经达重,故这一时期所用的方药,大多选用右归饮(丸)或毓麟珠等方药,右归饮者,即在六味地黄丸基础上加入补阳的药物,如熟地、山药、山萸肉、丹皮、茯苓、川断、菟丝子、鹿角片、杜仲,甚则还要加入附片、肉桂,此乃阴中求阳的方药。毓麟珠者,实际上是在八珍汤基础上加入补阳药物,如党参、白术、茯苓、白芍、川芎、炙甘草、当归、熟地、菟丝子、杜仲、鹿角霜、川椒,此乃血中补阳的方药。众所周知,女性以血为主,以阴血为用,所以在经前前半期时,一则以阴为主,阴中求阳,鹿角乃是经前期最为常用的药物,李时珍《本草纲目》中认为:鹿角生用散热行血,消肿辟邪,热用则益肾补虚强精活血,炼霜熬膏则专于滋补矣,因为在阴中或血中补阳,阳气旺则自然动、升明显,所谓"阴静阳动",是以在阳长的6~7天,即已达到重阳的水平,而且辅以川断、杜仲之品,使阳长血动,子宫温煦,为经行或受孕奠定良好基础。

六、经前后半期

阳长动升的延续期,亦即是重阳的延续期,是以这一时期心肝气火偏旺。故前人曾有"经前以理气为先"的说法,故一般以经前期补肾助阳的右归丸(饮)、毓麟珠的基础上加理气疏肝之品,故常配越鞠丸、逍遥散、七制香附丸等方药治之。其中香附、陈皮、合欢皮、绿梅花、娑罗子、台乌药、荆芥、柴胡,甚则荔枝核、大小茴香、青皮等亦可选用,目的在于助阳补肾,疏肝理气,保证气血运行顺畅,从而亦保证经行顺利,排经畅通。一般来说,此期香附较为重要,考香附,辛微苦,入肝经、三焦之经,具有理气解郁、调经止痛的作用,为月经不调的要药。李时珍认为:本药散时气寒疫,利三焦解六郁,消饮食积聚,痰饮痞满,跗肿腹胀,脚气,止心腹肢体、头目齿耳诸痛……吐血下血尿血,妇人崩漏带下,月经不调,胎前产后百病,曾有调治妇女病圣药的说法,但毕竟辛香之品,阴虚火旺者忌之,陆以湉《冷庐医话》对此抨击,认为阴虚气郁者,久服如砒霜之戒。荆芥、柴胡,俱是升散理气之品,亦符合这一时期用药。

七、行经期

这一时期,是重阳转阴的时期,也即是重阳下泄排出月经,血海空虚,让位阴长阴复,由于排经的需要,呈血气下行的状态,是以在行经期用药一般选用丹参、泽兰叶、川牛膝、茺蔚子、炒枳壳等下行调血之品,较为合适。但前人认为行经期排出的月经,不单是血,还有大量液体,所以前人称为"经水",由此排经者,尚需加入利水泄浊之品,如生薏苡仁、车前子、茯苓、泽兰叶等品。泽兰叶,考泽兰叶一药,苦微温,入肝脾二经,有行血消水、疏肝散郁的功能,治疗闭经,月经量少,身面浮肿等。李时珍认为本品走血分,故能治水肿,破瘀血,而为妇人要药,这里需要说明的是行经期,重阳转阴的时期,由于重阳下泄,排出经血,血海空虚,癸水阴阳均处于低与虚的时期,血气活动由动至静,由升至降,如若排经不畅,经血不得下行,不得不用温经活血,利水逐瘀方药时,我们认为王清任所制的血府逐瘀汤较为合适,因为行经时以调经为主,希望月经排泄达到"完全干净彻底全部",血府逐瘀汤是由桃红四物汤加入二升二降。二升者,柴胡、桔梗者也,二降者,牛膝、枳壳也,在降中有升,升降合度下,活血化瘀也,使经血得以顺利排尽也。

八、肝脾血气升降动静的用药特点

在调周七期用药中,已将动静升降的用药特点,简要阐明,虽然在经前后半期及行经期亦涉及肝脾血气升降方面的用药,但未尽其特点,故本处再论之。

首先是肝,肝藏血而司疏泄,藏血者,乃肝体本身的作用,疏泄者,即升降也,疏者,升也,亦即是肝气上升,逐其调达之性,如其不能上升,不能达到调达,即将形成肝郁,肝郁气滞,是妇科临床上颇为常见的病变,亦是四物汤、逍遥散的对证候,故有四物汤、逍遥散可以统治一切妇科病之说,亦可以说女性疾病肝郁所致者多。肝郁之后,会向虚实两方面发展。①实证方面:其一是单纯肝郁,一般需用四制香附丸,或七制香附丸,甚则可用泻的方药,如枳实导滞丸、木香槟榔丸等治之,记得在20世纪60年代以前,徐州有位老中医擅用行药,即泻下药物来治疗乳房胀痛,形体肥胖的月经量少,不孕不育病症,实际上他用的"行药"即小承气汤、厚朴三物汤等泻下的方药也。即是疏之不效,改用泄降的方法也。其二是肝郁化火,此乃肝气有余便化为火,或肝阴不足,肝郁极易化火,一般用丹栀逍遥散,清肝达郁汤。或者,疏升太过,必须清泄以制之,故金铃子散、化肝煎等亦可用,夹阴虚者,可用一贯煎。其三是肝郁凝痰,由于肝郁日久后凝聚痰脂。根据我们的临床体会,肝郁所凝聚的痰,乃阳痰也,实即是脂浊类痰,所以一般用越鞠丸、启宫丸;甚则防风通圣散等泄痰之法。其四,肝郁致瘀,肝郁日久,气滞血滞,一般用七制香附丸、血府逐瘀汤,甚则可用香棱丸、琥珀散等攻之。②虚证方面:其一是耗血,或者正由于血虚体阴不足,用阳不及,导致肝郁,一般可用四物汤合逍遥散,亦即是黑逍遥散加减;其二是伤阴,气郁日久,特别是肝郁化火后,更易伤阴,在出血类病种更易见此,一般伤阴主要是损伤肾阴,是以大多要用滋水清肝饮、滋肾生肝饮等方药治之;其三是损阳,肝气郁结,常易窒痹阳气,阳气不运,日久必虚,在顽固性病症,膜样痛经中多见此类证型,一般可用艾附暖宫丸、暖肝煎等方药;其四是克土,肝郁克伐脾胃之土,伐胃者,肝胃不和,抑肝和胃饮,伐脾者,痛泻不已,轻则痛泻药方,重者要加理中汤。泄者降也,肝气的疏泄主要反映在脾胃的运化方面,而肝气的泄降病变,主要表现在肝火方面,以及肝风肝阳,所用泄降药物这里从简。

脾胃者,居中焦,是后天生化之源。一般来说,脾主升清,胃主降浊,是升降之枢纽,亦即是上则心肺,下则肝肾之间的升降,有时亦赖脾胃升降以助之,特别是心肾之间的交合,仰赖脾胃,前人曾有童男(心)姹女(肾)相交,必须黄婆(土、脾胃)为之媒合。是以脾失升清,气虚下陷者,需要益气升清,补中益气汤治之,运用黄芪、升麻、柴胡之升阳,又用党参、黄芪、白术、甘草益气健脾,在子宫脱垂、长期崩漏中常有所用,轻则可用举元煎等方药。胃失和降,浊热内结,轻则黄连泻心汤,药用黄连、黄芩、陈皮、制半夏、炒枳壳等药,重则需用三承气汤,药用大黄、芒硝、川朴、枳实等类,妇科所用的玉烛散、三和饮,泄胃热以调治闭经。当然,脾胃升降失调,升降倒置,不仅影响升降方面的病变,而且主要影响后天生化血气的功能,是以在调理脾胃升降功能过程中,运用益气健脾和胃降逆的方药中最为常用的有归芍六君汤、香附六君汤、归脾汤等,一面用参苓白术或加黄芪、炙甘草,一面又用陈皮、制半夏、炒谷麦芽、广藿香等。妇科所见脾胃失和者,常夹阴虚,故我们喜欢应用参苓白术散,药用太子参、白术、茯苓、炒扁豆、建莲肉,甚则加入黄精、玉竹之类,或加入桔梗、陈皮、薏苡仁等品以升降之。但女子以血为主,是以调理脾胃,恢复升清降浊的生化功能,还需调治血分。众所周知,生化汤是妇产科较为常用的一张方子,其中药物有当归、川芎、桃仁、甘草、炮姜,南方使用时还要加入益母草、山楂等品。一般认为该方药作用是活血化瘀,恢复子宫收缩到正常状况,忽略了制方者原意在于生化,即通过血分恢复脾胃升清降浊的生化血气的作用。因为该方药有川芎之升,当归、桃仁之降,复有甘草、炮姜之温运,如能与六君子汤合用,则生化血气的功能自然更好。

第六章 基于"心-肾-子宫轴"探讨调周法联合辅助生殖诊治排卵障碍性不孕症的临床疗效

一、基于"心-肾-子宫轴"的调周法的应用

调节心-肾-子宫生理生殖轴,是一种整体调治的方法,实质上是以调理心肾阴阳,尤以肾阴癸水为主,使之达到"重阴"或接近重阴的水平,亦包括精卵发育成熟,或接近成熟,然后心肾活动促发排卵。心肾合一,心肾同治,很为重要。所以"重阴"是排卵的基础,也是排卵的前提,没有重阴的基础,也就谈不上排卵,没有前提,也就没有排卵的结果。在我们长期的临床观察中,重阴有所不足,精卵发育不佳,是影响排卵不利最为常见的因素,是以调理肾阴癸水,极为重要;但是肾阴癸水之阴达重者,又与肾阳癸水之阳有着密切的关系,前人所谓阳生阴长,没有旺盛的阳,就不可能有"重阴"及其"重阴必阳"的转化,阴愈长,愈要阳的支持,最为重要的是"重阴"冲击排卵,更需要得阳的支持,所谓"阴静阳动",阳不足,将影响阴长之动,特别是重阳的上升运动,非有旺盛的阳的支持不可。在经间期滋阴补肾,提高肾阴癸水的水平及精卵发育成熟程度的同时,务必注意到补肾助阳,提高肾阴阳癸水之阳的旺盛水平,特别是阴长运动的动态反应,亦需旺盛之阳支持,所以在经间排卵期,肾阴阳癸水阴阳,几乎是同等重要,处于一种需并调并补的状态。并调并补是一个渐进的过程,所以属于一种微调的方法。重点虽在于肾阴癸水,但又有阳虚,阴虚者尚有火旺,治疗也不得不顾,所以我们制定了补天种玉丹、益肾通经汤、健脾补肾促排卵汤等,以适应经间排卵期微调之需要,亦反映出我调周治疗的特色。

1. 燮理阴阳,补肾为主 经间排卵期时,因锦丝状带下偏少,并伴有头昏腰酸,烦躁寐差,B超探查:卵泡发育到即将成熟时,或已趋成熟,忽又萎缩,而致排卵期虽然来临,氤氲状活动已发动,但不能排出精卵,是以重点

在于补肾提高重阴水平,促进卵泡发育成熟,才能达到真正排卵。因此,当以补阴补阳并重,稍佐活血通络之品,应使用夏氏补天种玉丹,方药见下:

鹿茸^{先煎}6g,丹参、赤白芍、山药、山萸肉、熟地黄、丹皮、茯苓各10g,川断、菟丝子、杜仲各12g,五灵脂10g,合欢皮、荆芥各6g。每日1剂,水煎分两次服,按7天、5天、3天服用,入晚与睡眠时各服1次。

本方药亦为夏桂成临床验方。方是张景岳的补天五子种玉丹加减而来,鉴于这一时期的需要,治疗上不仅要注意肾阴阳包括癸水阴阳并重,而且还要注意这一时期氤氲状活动,所以在补阴或补阳药物的选择中,尽可能避免一些收敛固涩静降性的药物,尤其是补阳的药物。张景岳的补天五子种玉丹,原为治疗男子不孕不育的处方,方中以六味地黄丸为基础,合以五子衍宗丸,一补阴,一补阳,阴阳并补,鉴于五子衍宗丸中的五子,系菟丝子、覆盆子、枸杞子、五味子、车前子,亦有韭菜子易车前子,但枸杞子属于滋阴药,故常舍之。覆盆子、五味子、韭菜子收敛固涩,故亦不适合此时期应用,加入川续断、杜仲或鹿角等品较为合宜,因为这一时期不仅需要阳药,而且是动态的阳药,但毕竟是重阴时期,阴还是占主导地位,所以阴阳并重,仍然以阴为主,同时再加入适量的较轻的血气流动性药物,如荆芥、五灵脂等品,且用量宜轻,因为这一时期主要是肾阴阳癸水阴阳均处于高峰的时期,故本方药是以阴阳并重为主,此外还有心肾的活动,因此用丹参、合欢皮,符合心肾合治,也反映心-肾-子宫轴调治的特色。

2. 滋阴补肾,清热降火　根据我们临床实践的体会,在经间排卵期中属于阴虚者,有两种情况,一种是心肾阴虚,程度较轻,或者程度较重,但经治疗后,已经能进入经间排卵期,卵泡发育虽趋成熟,但质量甚差,所以滋养心肾之阴为主法;另一种是阴虚火旺,但亦能进入经间排卵期者,或者是由于雌激素偏高,出现火旺阴虚状者,当予滋阴清热,或清火养阴,双向调节的方法,以促使排卵顺利。

(1)益心肾之阴,佐以活血通络以促排卵。此法适用于锦丝状带下偏少,卵泡发育虽趋成熟,但质量差,或发育尚未趋成熟,并伴有头昏腰酸,胸闷心烦,夜寐甚差,口渴便艰者,对此,我们常用益肾通经汤,具体药物组成是:

柏子仁、丹参、熟地、川续断、杜仲各10g,合欢皮、川牛膝、赤白芍、泽兰叶、五灵脂^{包煎}、炙鳖甲^{先煎}各9g,或加生茜草15g,每日1剂,水煎分2次服,按 7 天、5 天、3 天的固有数律服药,以入晚与睡眠时服为佳。

本方药亦为夏桂成临床验方。本方是从张景岳的柏子仁丸加减而来,柏子仁丸原为治疗闭经的方药,主要是从心肾论治,有滋阴降火的作用,同时还有活血通络、促进氤氲状活动、促进转化的作用,既能通经,又能促排卵。本方药是以前人柏子仁丸为基础的方,之所以命名为柏子仁丸者,以柏子仁为主药,即心 - 肾 - 子宫轴三者合治,三者共调的方药,我们再加入杜仲、炙鳖甲等补养肝肾的药物,复入五灵脂、生茜草活血调冲,在临床实践中证实确有一定的促排卵作用。

（2）滋阴降火,佐以活血以促排卵。此法适用于头昏头痛,烦躁口渴,夜寐甚差,便艰尿黄,锦丝状带下较少,面部痤疮,或血查雌激素偏高者,我们常使用滋阴降火促排卵汤,具体药物组成：

炙知母 6~9g,炒黄柏 9g,地骨皮、赤芍、白芍、大生地、山药、炒丹皮、茯苓各 10g,莲子心 5g,泽泻 10g,川续断 10~12g,六一散[包煎]10g,五灵脂[包煎]10g,钩藤[后下]12g。每日 1 剂,水煎分 2 次服,按 7 天、5 天、3 天的数律服药,以入晚与睡眠时各服 1 次。

本方药是我们临床验方之一。方系从大补阴丸、知柏地黄丸加减而来。卵泡发育欠佳,但亦能接近成熟,或者卵泡发育过大而不易排出,临床上表现出阴虚火旺的证候,或者由于雌激素偏高,表现出阴虚火旺现象者,必须应用此方。滋阴降火,知柏地黄丸合清经散,但毕竟处于经间排卵期,所以要加入赤芍、五灵脂,同时鉴于此期重阴必阳的特点,故需加入川续断,或者菟丝子、杜仲等品,我们根据临床上阴虚者,常夹湿浊,故加入泽泻、六一散等品以渗利之。尚可能有极少数雌激素偏高者,可合用龙胆泻肝丸、越鞠二陈汤等。

3. 补肾助阳,健脾活血　根据我们临床上多年的观察,偏于阳虚者,常涉及脾,表现出脾肾阳虚者多,在程度上亦有区别。轻者,可用《傅青主女科》的健固汤加减；重者,需用我们的临床验方健脾补肾促排卵汤。

（1）健脾补肾以促排卵。此法适用于锦丝状带下偏少,但夹有湿浊性带下,腰酸腹胀,大便较稀,神疲乏力,形体畏寒,舌苔偏于浊腻者,对此,我们常使用健固汤加减,方药组成如下：

党参 15~20g,炒苍白术各 10~12g,茯苓 10g,炒川断 10g,杜仲 10g,鹿角霜[先煎]10g,薏苡仁 15~30g,炒五灵脂[包煎]12g,荆芥 6g,广木香 6~9g,合欢皮

10g。每日1剂,水煎分两次服,按7天、5天、3天的数律服药,以入晚与睡眠时各服1次。

本方药是我们临床上颇为常用的验方。一般常用于经后末期,方系《傅青主女科》之方,但原方着重健脾固带,治疗经前泄水,实际上是经前稀水,方中巴戟天补肾温阳,我们极爱用于脾虚阳虚属于轻度者,但仍应加入川断、杜仲或鹿角霜温阳补肾,复入五灵脂、荆芥等升动之品以促排卵,为经间期这一特定时期而设,将健固汤的方义转变为健温升动,全从排卵期重阴必阳的特点而施。同时考虑到心肾活动,故需加入合欢皮、茯苓等药。

(2)健脾温阳以促排卵。此方适用于卵泡发育欠佳,或卵泡成熟而易排出,可见锦丝状带下或少,腹胀矢气,大便溏泄,日行2~3次,腰酸腿软,神疲乏力,形寒肢冷者,对此我们常用的是健脾补肾促排卵汤。方药组成如下:

党参15~30g,炒白术10~15g,茯苓12g,怀山药10g,川续断10g,杜仲10g,紫石英^{先煎}10g、五灵脂^{包煎}10g,荆芥6g,省头草10g,广木香5g,砂仁^{后下}5g。每日1剂,水煎分2次服,按7天、5天、3天的数律服药,以入晚与睡眠时各服1次。

本方药是我们临床上常用验方。方药是我们根据临床上脾肾不足之证而设,虽与健固汤加减相似,但温肾助阳之力较之健固汤为明显,紫石英为补肾温阳的药物,且质重沉降,有暖宫种子的作用,省头草芳香化湿,有升散促排卵的作用,与荆芥、五灵脂相合,其促排卵的功能似为更好。当然健脾益气的参、术、茯苓的用量应较健固汤加减为大,如小腹偏冷,可加入肉桂^{后下}5g、补骨脂10g;腰脊酸软,小便频数者,可加入菟丝子、覆盆子、制狗脊各10g;胸闷烦躁,乳房乳头胀疼者,可加入广郁金10g、玫瑰花5g、佛手片6g等。

二、调周法联合辅助生殖助孕技术的应用

不孕症是妇科常见病、多发病、难治病。根据现有的人口统计学及流行病学资料,8%~15%的妇女具有生殖愿望而未能受孕,且近年来其发病率有上升趋势,而排卵功能障碍是引起女性不孕的主要原因之一,占女性不孕症患者的25%~40%。随着人类辅助生殖技术(ART)的发展,促排卵

成为治疗排卵障碍性不孕症的常规诊疗方法,当发现排卵数在某种程度上与妊娠率正相关时,曾一度使用各种方法增加周期卵子数目甚至冒卵巢过度刺激的风险来达到提高妊娠率的目的。近年来,随着人们对 ART 中促排卵结局的深入认识和理性思考,也逐步意识到促排卵所产生的诸多问题,大量的使用促排卵药物不仅增加了治疗费用也提高了某些并发症的发生率,如多胎妊娠和卵巢过度刺激(OHSS)。如何既保证适当妊娠率又将并发症降至最低限度,使控制性促卵技术更加安全、高效,即如何提高卵子绩效的问题就成为目前阻碍辅助生殖技术发展的瓶颈。

明代赵献可在《医贯·玄元肤论》中记有:"女人之经水,期月而满,满则溢,阴极而少阳生,始能受孕。"明确提出女性受孕的时机与阴阳之盛衰节律息息相关。夏桂成教授在长期的科研、临床实践中发现,肾中阴阳与气血的周期性活动规律对女性生殖功能有重要作用。他认为月经周期的规律性变化,与太极阴阳圆运动生物钟的节律有关。从行经期开始,祛旧生新,新周期的圆运动开始,进入经后期阴长阳消阶段,阴长至重,引起转化活动,这是经间排卵期;然后又进入阳长阴消的经前期,推动阳长至重,重阳必阴,又一次通过转化活动,纠正不平衡极度状态,进入行经期,开始新周期的运动,终而复始,循环往复。月经周期节律正是由阴阳消长转化的月节律所致,而阴阳消长转化亦受心-肾-子宫生殖生理轴的调节,阴阳消长转化是由阴长(阳消)→重阴转化为阳→阳长(阴消)→重阳转化为阴的四个时期组成,当然内在的气血变化,精、津、液、水等变化均在阴阳消长转化的运动中进行。

在月经周期的变化中夏桂成教授还提出了心-肾为核心的中医生殖轴学说,他认为,心(脑)位于上焦,主神明,为五脏六腑之大主,相当于下丘脑-垂体区间的作用。心主宰调控一身之血脉与胞脉、经孕胎产等。肾属下焦,主泌尿生殖,相当于卵巢-子宫区间的作用。心主火,肾主水。藏象学说将心肾关系概括为"心肾相交,水火既济",心肾相交,阴阳平衡,"阴平阳秘,精神乃治",说明心肾之间阴阳互根互动,支持着五脏六腑之间活动与生殖功能之间的联系,实现节律的变更。胞宫与心、肾相连,受心肾所主宰。子宫之藏,实乃肾之封藏也;子宫之泻,实乃心气之动。所以我们认为:生殖节律存在于生命节律之中,女性的疾病诊治,调经之本在于调节月经周期节律,周期的变化是由近日节律的积累,呈月节律的变动,而使生殖

节律受控于心 - 肾为核心的中医生殖轴。

在此理论下夏桂成教授倡导的调整月经周期节律法依照女性生殖系统在经后期、经间期、经前期、行经期四个时期气血的生理变化规律,制定了一套整体的、连续的治疗方案,与中药人工周期有所不同,注重肾之阴阳与月经周期的密切关系,采用滋(肾)阴养血 - 活血通络 - 补肾助阳 - 活血调经的方法,结合西医学的下丘脑 - 垂体 - 卵巢轴对不同时期卵泡及内膜发育的影响,以补肾为根本,给予周期性用药。

将调周序贯方法与控制性促排卵真正结合用于不孕症治疗始于 20 世纪 90 年代,谈勇继承其导师的学说在 20 世纪 90 年代就在防止控制性促排卵并发症以及改善卵巢反应性、提高安全妊娠率等方面进行了科学的探索。随着生殖辅助技术的日渐成熟,尤其是我们展开辅助生殖技术以来,对于一些无排卵疾病在采用控制性促排卵方案中出现的多卵泡发育、多卵泡排卵以及卵巢过度刺激现象,结合中医药的治疗方法,可以使过度刺激的卵巢得以逆转,使得原本要放弃的周期得以延续,为中医药切入辅助生殖技术并发症难题的解决做了有意义的探索。目前我们将中医学以人为本的整体观理念与西医助孕的微观技术相结合,使中医药治疗渗透到辅助生殖的各个环节,通过调整月经周期,平衡阴阳、改善体质状态、逆转卵巢敏感性、调理气血,突破衡定的低水平,改善卵巢功能、提高卵泡、胚胎质量、增进子宫内膜的容受性、减轻不良反应、预防早期流产等。

同时,为了研究调周法的临床疗效,我们开展了本方法治疗不孕症的前瞻性、随机、多中心临床试验,共纳入 277 例排卵障碍性不孕症患者,以调周组、西药促排组、调周加西药促排组 3 组比较病人治疗效果,结果表明中医生殖节律调节理论指导下的调周法对排卵障碍性不孕症具有积极的治疗作用,愈显率超过 50%,与西药合并运用具有明显增进疗效的作用,可明显改善生殖内分泌紊乱,重建月经周期节律。

实践证明,中医药参与常规辅助生殖促排卵过程中,对影响卵子利用率的负面因素如卵巢低反应、高反应、内膜容受性、卵子质量等进行治疗,在改善患者体质、促进卵巢功能的恢复等方面都具有积极的作用。因此,开展中医特色助孕技术,汲取中西医之长,互补不足,开展大样本的临床研究,通过中西医结合的方法为控制性促排卵技术的改良寻求新对策,有利于形成更为安全、高效、舒适的助孕方案。

第七章 调周法在顽固性月经病证中的应用

月经周期节律诱导法，是诱导排经排卵恢复月经周期的一种系统治疗方法。本法着重在经后期及经间排卵期的治疗，必须结合心理疏导，通过耐心的心理疏导及较好的药物治疗，并经反复节律诱导，有可能使已丧失的月经周期节律，特别是排卵节律重新焕发出来，以达到建立相对正常的月经周期。但是适用这种治疗方法的对象，一般以功能性月经失调，或者较顽固的闭经、多囊卵巢综合征（PCOS）、排除先天性及后天性器质性病变为主。此法要求医患之间团结协作，相互信任，并具有最大的耐心、恒心和信心，反复进行，才能获取较好的效果。

经后期阴长阳消，阴长是主要的，阳消为了阴长，阴长的目的有三：一是促进精卵的发育成长；二是促进血海的充盈，亦即是子宫内膜的增厚，为受孕奠定基础；三是促进水液的增多，使阴道内盆腔中湿润，精卵活动顺利，有利于孕育。所以阴精、血海、水液三者是一体的。故经后初期、中期的治疗要求是"静能生水"。静者，主要指"心"而言，是指心脑的安静、平和、下降。肾阴癸水的滋长，必须在"心神"安静的前提下，才有可能，是以在药物治疗下，还应配合气功治疗。静松功是常用的方法，简单易行，摒除杂念，澄清思虑，或站或坐，两手交叠，手心向上，两目闭合，意守丹田，行深呼吸，气机下沉，以符合经后期阴者主静主降的要求，每次 15~30 分钟不等，每日1~3 次，以午后和晚间行之为好。坚持到经间排卵期，一般需 6 个月 ~1 年。此外，古人尚有一种护津保阴法，即每晚静坐或静卧时，舌尖抵上腭，去除杂念，意守丹田，把口腔中的津液吞下，类似静松功加吞咽津液的方法，虽然不知本法是否能达到护津保阴的作用，但亦不失为一种心理调节方法。经后期"静能生水"的要求，是在滋阴补肾的基础上加入清心安神的药物，或镇降安神的药物，所以我们临床上常以归芍地黄汤合钩藤汤加减，药如丹参、白芍、山药、山萸肉、炙龟板、怀牛膝、莲子心、茯苓神、钩藤、合欢皮、炒枣仁等品为宜。待"阴"有所恢复，即加入经后中期的一些药物，也就是进入真正的阴长时期，临床上可以问到有带下分泌物。阴长者，必然要有动有升的意义，但亦又属于阴的时期，故静中求动，降中有升，是经后中期的特点。因此，在保证睡眠、不能晚睡、心情安宁的前提下，可在滋阴补肾、清心安神的基础上加入助阳升动之品，一般用加减滋肾生肝饮，药如丹参、白芍、山萸肉、怀山药、熟地、莲子心、茯苓神、川断、菟丝子、合欢皮、荆芥、炙鳖甲、生白术等品。如能顺利，阴长可达重，进入经后末期，其特点是升、动明显，已经不同于"静能生水"的经后初期、经后中期，在治疗上，可按经间排卵期论治。总之，这一时期，既要保证睡眠，又要有一定的兴奋性。在方药选择上，仍然要保证阴药为主，促进带下分泌增多增稠，同时又要加入相当多的阳药，以及适当的活血药。一般选用补天种玉丹（汤），要用丹参、赤白芍、山药、山萸肉、熟地、莲子心、茯苓神、川断、菟丝子、鹿角霜、五灵脂、紫河车、荆芥、炙鳖甲等加减。如不顺利，又将返回经后中期，甚至经后初期，再按初期、中期论治而诱导之。

经间排卵期的诱导治疗法。这一时期，实际上是月经周期中的重要转化时期，重阴转阳，气血显著活动，排出卵子，完成转化的生理运动要求。所以这一时期的节律诱导法，非常重要。要实施诱导法，必须掌握经间排卵期转化活动的生理特点，根据心理学与现代生殖医学中性腺轴正负反馈的调节机制运用药物治疗，施以心理疏导及有关部位的按摩或针刺，以激起大脑中枢宿有的节律反射，从而产生节律活动的兴奋波，逐渐恢复转化排卵活动功能。近代有学者认为，生物节律是生物体内自发震荡频率的表现，所以认为节律是先天的，具有遗传性，也有学者认为，生物体自身的节律，是对来自宇宙信号的反应，他们受外界的调节，如理化因素、天文因素等。我们认为，月经的周期节律，既有先天遗传的因素，又受外界的影响，周期节律本身就说明了时间与节律的密切关系，而节律的变化与精神心理有着一定的关系，所以抓住节律时间，实际上就是抓住机会，所谓时不再来，机不可失，也就是《女科证治准绳》引袁了凡所说："凡妇人一月经行一度，必有一日氤氲之候"，并指出，此"的候"也，乃生化之"真机"，顺而施之则成胎。其中所指出的"氤氲""的候""真机"均是指"节律"的震荡活动时间，故顺而施之就容易受孕。但这一时期很难到来，临床上少有经间期之兆者，就可以运用精神心理及药物治疗，以诱导排卵，首先要暗示患者心脑中枢具有排卵活动的意识,其次要保持愉快乐观稍呈亢奋的心情,可听较为亢奋的音乐或参与兴奋的舞蹈活动,使身心处于一种较亢奋的状态中。同时再采取以下三种较为有力的措施:一是按摩乳头与少腹部;二是针刺排卵;三是药物治疗。

1. 按摩乳头、少腹部以诱导排卵 乳房乳头也是女性生殖器官的有关组成部分,特别是乳头,更与性、生殖有关。一般按摩的方法,用手掌按摩乳头及两少腹,由下向上,反复施行,每日 2 次,以入晚及睡前为宜,每次10 分钟;或者亦可用电兴奋刺激之,方法同手掌按摩。

2. 针刺排卵法

取穴:三阴交、阴陵泉、血海、关元、气海。

手法:较强刺激法。

方法:按"3、5、7"奇数律而行之,即月经期 3 天,且很有规律者针刺 3天;经期 5 天,且很有规律者针刺 5 天;经期 7 天且很有规律者,针刺 7 天,宜于晚间进行,每日 1 次,每次 10~15 分钟。或者将任脉经穴位,与足三阴经足部穴位,分为三组,轮流使用较好。

3. 药物治疗,诱导排卵 轻者,补天种玉汤(经验方):药用丹参、赤白芍、山药、山萸肉、怀牛膝、炙鳖甲、合欢皮、茯苓神、川断、菟丝子、鹿茸片、五灵脂、荆芥。

服法:按经间期"7、5、3"奇数律服药,即 3 数律者服药 3 天;5 数律者服 5 天;7 数律者服 7 天,于晚间、临睡前服药。

重者,补肾促排卵汤(夏氏验方),药用丹参、赤白芍、山萸肉、怀牛膝、茯苓、鹿角片、五灵脂、川芎、红花、川断;或者具有上热下寒现象者,应去鹿角片,改用紫石英;大便偏稀者亦去鹿角片,改用巴戟天。

服法:见前轻者之服法与要求。

本方法实际上是我们所倡导的周期疗法的简化,着重在对经后期与经间排卵期的处理,同时加入心理调治,使之符合经后期及经间期的生理要求,有助于提高疗效。但是基本方法在治疗一些顽固性月经病及较难治的不孕不育病证时,尚需注意以下几点。

1. 选择对象 凡功能性闭止性月经病证,不孕不育病证,多囊卵巢综合征者为多,一般要求以往有月经周期者,同时需要排除器质性疾病及先天发育不良,要求年龄在 40 岁以下。病情虽重,但尚有基础,并愿意配合治疗,能与医师协作者,效果较好。

2. 使用方法 使用本法,必须持之以恒,同时要求掌握月经周期中 7 期生理特点,并按照其生理特点,施以药物心理诱导,而且要耐心、细心、精心、不可马虎,不可急躁,忍受失败,反复按本方法施行,直到疗程结束,3 个月周期为一个疗程,一般需 2 个疗程。虚者需要 4 个疗程,才能终止。

3. 几点说明

(1)本方法虽对一些顽固性月经病证有一定效果,但对一些复杂顽固病证尚不满意,特别是器质性疾患,如卵巢囊肿、子宫肌瘤、脑垂体肿瘤所致月经病者,疗效较差。

(2)疗效的取得,主要取决于病人对医师的信任,以及持之以恒的决心、信心及时间性;稍有懈怠,执行不力,急功近利,均将导致失败。

(3)药物必须道地,加工炮制必须到位,否则在一定程度上亦将影响疗效。

第八章　多囊卵巢综合征调经、助孕、安胎的特点探析

　　我们调治多囊卵巢综合征(PCOS)是以易学太极中阴阳消长转化的观点,分析女性生殖轴的圆运动生物钟节律,提出心肾交济、平衡阴阳为主,协调肝脾气血为辅的理念,从而燮理月经周期的变化,治疗月经紊乱。生殖周期圆运动节律的紊乱是PCOS病发之源。核心脏腑功能失调是PCOS病发之关键,具体包括:癸水缺乏使生精无源;心肾失交,节律紊乱;肝阴不充,阴虚阳亢;中焦脾胃,病酿痰脂。奇恒之腑藏泻的失司是PCOS月经失调的表观因素。

　　随着天癸泌至,女性生殖功能呈现出生物钟圆运动的周期规律,以行经期、经后期、经间期、经前期依次递进的变化规律进行演变,固定的节律展现月经周期的生理功能。根据太极阴阳图中阴阳转化的特点,女子月经周期的行经期为重阳转阴的转化期,经后期为阴长阳消期,经间期为重阴转阳的转化期,经前期则为阳长阴消期。两次消长期较长,是为累积物质基础作准备;转化期较短,是阴阳消长达到极致的程度后纠正极度不平衡状态而出现的结果,这是自然生物钟支配下的规律变化,是心-肾-子宫轴主控的过程。PCOS的病理阶段在卵泡期,亦可谓经后期,阴长的失调使得周期多停滞在卵泡初期或中期阶段,故导致经后期延长。长期难以形成重阴的冲击,不能必阳,因此没有排卵的出现;久则阴虚及阳,阴长动力失常,势必出现卵泡发育不良,排卵功能障碍,行经期天数或经量较以往减少等问题。重阴的条件不足,转阳无果,故见基础体温长期单相,月经后期或稀发,甚而闭经,圆运动无法向前推进,"7、5、3"奇数律的阴长运动模式消失,进而影响整个周期的规律演变。

　　PCOS病发之关键:①癸水缺乏、生精无源;②心肾失交、节律紊乱;③肝阴不充、阴虚阳亢;④脾胃失调、病酿痰脂。天癸是女子生殖中重要的精微

物质,唯天癸至,肾中精气乃臻至成熟。张景岳《景岳全书》中提出:"经候不调,病皆在肾经",又《傅青主女科》提出"经水出诸肾""经本于肾"的观点,皆为月经失调从肾论治提供了理论依据。PCOS之月经周期失调,关键在于肾中阴阳消长失去规律。由于肾阴偏虚,癸水不足。阴不足则精不熟,津液乏少,锦丝状带下难现,消长转化困难,久病及阳,阳虚则痰浊内生,阴虚则心肝气郁,郁久化火,扰乱冲任,故月经失调或不得孕育。依据其临床病理特点,肾中阴阳失衡是其根本,经后期阴长运动失常,进而病及经间期的重阴转化,最终导致月经周期失常,衍生诸症。《女科经纶》引虞天民云:"妇人百病皆自心生。"李东垣《兰室秘藏》谓:"或因劳心,心火上行,月事不来"。劳心用脑过度,心气不降,亦可发为闭经。肝与肾同居下焦,精血互资;心为肝之子,居上焦,肝藏血以上供其统领、调配之用。盖肝之体阴,受益脾胃后天气血之源与肾水之滋,故上可养心安神;得肾阳之力,阳旺则气旺,亦有助于肝气之舒发。肝之用阳,若失阴血之濡则易过亢,上亢则累及心。故综合PCOS肝郁诸症,皆须从心、肾合治也。脾胃位居中焦,是太极阴阳圆运动之枢纽,后天资血之源也。脾主升清,胃主降浊,经脉相连,互为表里,居五脏之中也。然心与脾胃,火生土也,中焦精微化赤能养心。女子以血为本,冲脉又隶属于阳明,若阳明生化乏源,血海不得按时盈溢,久则冲任失调,所以月事不得依时而下。故张景岳亦曰:"调经之要,贵在补脾胃以滋血之源,养肾气以安血之室。"

基于PCOS主要的病理是经后期"阴长运动失常",肾阴、癸水不足,精卵子不能发育成熟;阴长运动不及,肾阴癸水难以达到"重阴",以致"必阳"未能实现,阴虚日久及阳,阳虚则痰瘀蕴阻,卵巢呈多囊样改变,月经周期紊乱,冲任气血失常,缠绵日久,形成顽疾,难以治愈。因此,在治疗上需注重PCOS病变的核心,从周期重建着手,以燮理阴阳为关键,志在攻克难治之疾:①滋阴重在经后期,静生水顾阴精;②阴中需求阳,促动沉疴以唤醒促发排卵;③健运脾气,杜绝病理产物,是复阴之本。

月经周期中经后期是一个重要的奠定基础阶段,可以分经后初、中、末3个阶段,属于阴长演进的过程,我们常以带下的分泌来衡量阴分水平的增长程度。经后初期,尚无带下,整个经后期的初、中期是比较长的,甚至很长,PCOS由于阴精的不足,阴虚及阳,阳亦不足,使经后期不得演进,始终停留在经后初期,或中期阶段。经后初期的治疗中心是养血滋阴,以阴药滋阴,但需血中养阴,养阴的目的尤在于养精卵。肝肾同居下焦,乙癸同源,一般补阴在于滋肾生肝,临床上养阴可选用二至丸、四物汤、六味地黄汤等,均为常规滋阴方药。对于 PCOS 这类疾病,滋阴要兼顾诸脏,常选择用滋肾生肝饮、补天五子种玉丹、归芍地黄汤,冀"静能生水",用滋阴养阴填精之品,奠定基础,使阴精得以恢复。

对于 PCOS 这类顽固的闭经病症,需分两个阶段治疗,第一阶段最为重要,就是经后期的阴长,期望经后初期能进入经后中期,打破这种低水平的内环境阴阳平衡,这时滋阴奠基,极为重要,然后再由中期进入末期,亦即是在临床上患者诉带下分泌增多,出现少量的锦丝状带下,也就可以按第二阶段论治。此时促转化,促排卵,如能成功,才算有效。所以我们提出的一些治法方药,有着严格的要求,临床上如无带下,或带下尚不多,缺乏锦丝状带下者,只能按第一阶段,亦即是经后初期论治,要作长期反复论治的打算。同时要做好患者思想工作,取得良好配合,以达到预期的要求。重建周期经后期阴长固然重要,但根据阴阳气血的协调关系,恢复阴精必须要有动有升,故静中求动,降中有升,是经后中期的特点。经后中期经治疗可分泌一定量的带下,说明阴长运动已进入静中有动的时期,因此这时的治疗特点,夏桂成教授常常抓住时机,滋阴结合促动,运用助阳、疏肝、活血的方法,使肾阳温煦,肝气疏泄,血流畅,阴阳调和。

PCOS 患者绝大多数伴有多脂肥胖、毛发偏多现象,卵巢功能障碍是"痰浊"壅塞"胞宫"的结果,卵巢局部发生胰岛素抵抗的表现,即是"痰浊"。体内津液代谢失常,湿浊内停,令阳气凝滞不达,阻遏脾气,湿浊凝聚生痰化瘀,阻滞血脉,是痰浊致病壅塞胞宫的结果。夏桂成教授认为这是现象根本的原因,还在于肾虚阴弱、癸阴之水不足,即使在经后初期,必须要治痰湿。PCOS 患者绝大多数伴有程度不同的痰湿病变,需要结合化痰燥湿的药物。虽然经后初期在"静能生水"的治疗要求下,可以不用或少用化痰湿药物,进入到经后中期,阴静而动,就需要结合化痰湿药物。每个周期开始都是行经期在首,意味着旧周期结束,新周期开始,是除旧生新、排出痰浊、清利痰湿、气血活动最显著的时期,也是治疗痰湿标证的重要时期,必须保持经水的排畅与排尽,故治疗时利水化痰首先与调经药相并重,如茯苓、薏苡仁、泽兰叶,甚则可加入车前子、马鞭草、晚蚕沙、瞿麦、滑石等,取因势利导、顺水推舟之法。其次痰湿之清利,又赖乎气化之顺利。就行经期而言,气化之顺降,又在乎心肝,与心更有关,因胞脉胞络属于心,心气不得下降,月事衰少不来,是以在一般调经利湿药中,夏桂成教授加入柏子仁、合欢皮、琥珀、广郁金、炒枳壳等品为最好,尽可能使应泄之痰湿瘀浊排出,以利于新周期的形成。在行经期的服药时间上,不能因其量少、时短而减少服药,必须按照周期固有的"7、5、3"时数律而服用上述药物,即以往行经期一贯7天者,称7数律,应服药7天,以往行经期一贯5天者,称5数律,应服药5天,以往行经期一贯3天者,称3数律,应服药3天,这是月圆运动生物钟节律所决定的,顺应节律活动,借助节律的自我调整效应重建周期。

第九章 阴精癸水不足与复发性流产相关性及诊治经验

复发性流产,中医称为"胎漏、胎动不安",中医妇科学历来将本病病因病机责之为冲任虚损、胎元不固。其主要在于母体多有肾虚、气血虚弱、血瘀之因素,胎元则由父母先天禀赋决定,先天肾虚精弱,以致胎元不健,易于屡孕屡堕。我们认为,该病主要原因有肾虚子宫封藏失固,故屡孕屡堕,也有心肾失济、阴阳失衡,心肝之火扰乱胞宫,胞宫不宁而致屡孕屡堕,还有因肾气虚累及脾气亦虚,脾肾亏虚,后天不能及时补养先天而致屡孕屡堕。其次,精神刺激、工作压力以及家庭境遇等均可能作为导致脏腑功能失调的病因,使得胎失所系,胎堕难留。中医药的保胎治疗具有悠久的历史,积累了丰富的经验。

夏桂成教授认为,妊娠胎漏、胎动不安患者,在停经 30、50、70 天(包括 90 天)时发生流产堕胎的概率较大,3、5、7 奇数时刻是发病的关口,也是安胎的关键时期,即其所说的"3、5、7 奇数律"理论。《妇婴至宝》有记载:"凡遇三、五、七月份尤易堕胎,下次复堕,辄亦如期。"《景岳全书·妇人规》在"数堕胎"门中亦提出:"所以屡见小产、堕胎者,多在三个月及五月、七月之间,而下次之堕必如期复然。"因此,我们在临床安胎治疗时,凡在停经逢 3、5、7 奇数时,尤其要关注妊娠患者的阴道出血量、色、质及伴随的腹痛、腰酸、恶心呕吐等症状以及心理情志变化,要注意激素水平的波动,调整安胎方药。一般加减药味、药量,严密观察激素水平的波动,若激素递减时,最好采取措施避开危险期,同时要进一步强调患者绝对卧床,安心静养,切记避免外界不良因素干扰。

一、益肾疏肝清心，养血宁神，润泽胎元

《傅青主女科》中云："大凡妇人之怀妊也，赖肾水以荫胎，水源不足，则火易沸腾……水火两病，胎不能固而堕矣。"因此，我们强调妊娠需要肾精充实、血海满盈、阴津润泽、阳气健旺等，才能协助构精成胎；若肾气虚弱，肾阴亏损，则精卵不实；冲任受损，血海不能满盈，自然不足以养胎安胎。治疗宜重补肝肾，大补奇经，涵养冲任，充盈血海。常用大补奇经之法，方如滋阴固宫汤等，善用炙鳖甲、炙龟板、牡蛎、阿胶、紫河车等，酌情选择2~3味。这些药物有时过于滋腻碍胃，应当注意运化脾胃，务使药达病所，发挥作用。

二、益肾宁心，交济心肾，静养胎元

心藏神而主血脉，心属火，位于上焦；肾主水，位于下焦。然《素问·评热病论》云："胞脉者，属心而络于胞中。"《傅青主女科》中也多次提到："胞脉者上系于心""胞脉者系于肾""胞脉者上通于心而下系于肾"。可知在经络上胞脉与心肾相连，在功能上相互为用，须心肾相交，水火相济，胞宫才能正常藏泄，胞脉胞络才有制约，妊娠后胞宫方得安宁，胚胎才能生长发育。我们在临床上也观察到胎漏患者大多有多次流产病史，所以受孕后心理特别紧张，心烦不安，夜不能寐，以致心肾不能相济，子宫失于固藏。可见心-肾-子宫轴系统的平衡和协调，是安胎的前提，若这一系统功能失常，则发生胎漏、胎动不安和滑胎，且在安胎治疗过程中，如不能调整好心肾与子宫的关系，不能保持良好的心态，保胎也难以成功。因此夏桂成教授提出心-肾-子宫轴功能失常是流产病机的关键。

养血补肾安胎必与心主血和心藏神功能相关。孕后阴血下聚胞宫，以养胎元，心血相对不足，心血不足则心火上炎，心神不宁，心肾不能相交，水火不能相济，则子宫失于固藏，临床见大多患者孕后心情紧张，胸闷心慌，心烦不寐，时见阴道少量出血、小腹抽痛、腰酸等流产先兆。故夏桂成教授强调，在养血补肾同时，注意宁心安神、调节情志、稳定心理，使心肾相交、水火相济，胎元才能得以安固。他创清心固宫汤，即在补肾同时加入钩藤、莲子心、黄连、炒枣仁、茯神、青龙齿等宁心安神之品，在服药同时尤其注重

心理疏导、情志调节,心身同治。

三、通因通用,祛瘀生新,固摄胎元

中医对于瘀血理论的认识,除有瘀血阻络之痛证以外,还有瘀血占据血室的出血性疾病,这类有悖于常态,属于"瘀血未净,新血不能归经"的出血。所采用的治疗方法多以"通因通用"祛瘀生新的方法,反复流产的病例,化瘀之法一般禁忌运用,故属于稀有病例。胎漏、胎动不安系出血性疾病,常法应该止血为要,某患者妊娠后,保胎治疗过程中,前后出血近1月,经多种止血方药应用,均未能奏效。夏桂成教授会诊见其妊娠出血量不多,但淋漓约1月余,而B超又查见孕囊周边积血,实属宿瘀不祛,新血难安之状,采用通因通用之法,用大黄炭、大小蓟等化瘀止血,患者服药当晚阴道出血量多,紧张之余请教夏桂成教授,他说"有故无殒,亦无殒也",当血止后胎漏得以控制,再重温此案,其独到之处实在耐人寻味。

总之,夏桂成教授对于复发性流产、滑胎的调治,在重视益肾补气的同时不忘滋阴养血安胎;更加注重宁心安神,调节情志,心肾相济,以稳固胎元;顽固性胎漏,审因论治,通因通用,常采用寿胎丸、胶艾四物汤、泰山盘石散、胎元饮等方变通,保胎患者无论是否具有脾虚症状,均需适当加入健脾和胃之品,既可旺后天生化之源,以补养先天,又有利于心肾交济,还有助于药食的充分消化吸收。我们常加用的健脾和胃药物有党参、黄芪、白术、茯苓、砂仁、苏梗、佛手等,根据脾胃虚弱的轻重程度选择其中1~3味加入方中则疗效更佳。

第十章 妊娠相关疾病的中医药调治经验与实践

妊娠病又称胎前病,女性生理不足于血,有余于气,妊娠之后,血聚养胎,耗伤精血,阴血愈虚,气火易旺,从而引起一系列相关妊娠疾病。辨别妊娠病需注意外因、内因、母病和子病几方面。母体重点在于虚的病理变化,主要为肾虚、脾肾不足,致胎失所系或胎元失养;胎儿则在于气火旺的实的病理变化,俗云"胎前一盆火",就是指妊娠后气火偏亢易引起一些相关性疾病,如妊娠恶阻、子嗽等。同时,用药宜于安胎治病并重,发病急者,当遵守"有故无殒,亦无殒也"的原则,急则治标。大多数情况下,以安胎为先,顾护母体,用药中正平和,不伤正气,尚需注意妊娠药禁,免于伤胎伤正。

一、妊娠小便不通

妊娠小便不通,古称转胞,缘于妊娠后脾肾易于亏虚,脾虚者,中气易于不足,肾虚者,系胎无力,胎压膀胱,气化不利,水道闭塞。兼之腹中胎儿阻碍气机升降,运化不利,易酿生痰湿等病理产物,从而导致小便不利、不通的发生,临床处理虚证时需要顾护脾肾之气。另外,痰湿、湿热等病理产物易于壅聚下焦,导致气化不利,所谓"胞移热于膀胱,则癃""热在下焦,填塞不通",因此,清化湿热是为要策。妊娠小便不通,与一般清化不同的是不以通利为治疗法则,而是处处顾及母胎安全,化湿利水不能伤正,以淡渗为主,可以酌情选用茯苓、泽泻、六一散等缓通清利之品,使得清化不伤正,升降同调,顺气通畅。

二、妊娠恶阻

妊娠恶阻治疗同样需要审证求因,平肝降逆、顺气解郁、消食化痰等法皆要结合病情以及女性妊娠期特殊的生理状态,遣方用药亦当轻柔,但在病情较重时,对于一些降气之品,仍可以应用,但需要注意中病即止,以免伤及胎元,此时用药贵在时刻注意加强安胎,保证胎元健康,母体安全。临证治疗多用丁香柿蒂汤、旋覆代赭汤加强重镇降逆之意,佐以抑肝和胃之品。

妊娠恶阻主要责之于妊娠后血聚养胎,阴血不足,不能上荣头目,胎气壅阻,冲肝之气上逆犯胃,胃气失于和降。可兼情志不畅,肝气郁结,更加重了肝气的逆犯。故治疗当以养血补肾、抑肝和胃为主,兼以条达肝气、宁心安神。使用钩藤、柿蒂、代赭石、青龙齿等清心肝镇降之品。方以滋肾汤为主方加减,镇降为标,实则养血补肾为本。

三、妊娠皮肤瘙痒

妊娠身痒一般出现在妊娠中晚期,夜晚易于加剧,可伴有皮肤等部位色黄。《陈素庵妇科补解·胎前杂证门卷之三》指出:"孕妇患此必致腹胀胎腐……"相当于西医学的妊娠期肝内胆汁淤积症。我们认为本病多以心肝(胆)郁火湿热为其发病的主要原因,因此在临床处理中,把清肝解郁与利湿止痒结合在一处,常用的基本方剂为丹栀逍遥散合茵陈蒿汤,基本药物为炒山栀、炒丹皮、当归、白芍、钩藤、茵陈、泽泻、炒柴胡、茯苓、地肤子等。如偏于郁火,以火热为主者,在治疗上必须清热占主导,可加入生地、黄连,甚则大黄亦可加入,凉血泄热,才能达到止痒的目的;如偏于湿热,以湿为主者,治疗上必须燥湿占主导,可加入制苍白术、防风、藿香、佩兰等,温燥化湿,才能达到除湿的目的;在治疗过程中,还要认识到瘀滞的重要性,因为肝经郁火,有郁必然有瘀滞,有瘀滞就得化滞通瘀,所以常在上述基本方药中,据证加入赤芍、丹参、虎杖等活血之品,这类活血化瘀的药物性质较为缓和,但毕竟偏于活血,要慎重使用,但"有故无殒",又不得不用,用之得当,效果颇佳;如果肝肾阴虚,藏血不足,待郁火湿热解除后,就应侧重滋阴养血,以保护肝脏;脾胃薄弱者,湿热清除后,以健脾和胃,恢复后天生化之源,亦为保肝之措施,更为养胎之要着,有着积极的临床意义。

四、妊娠合并子宫肌瘤

对于子宫肌瘤合并妊娠者,夏桂成教授临床安胎策略重在"固、提、养、静"四字,即固摄冲任,益气升提,资生养胎,镇静安神。合并较大子宫肌瘤的患者受孕不易,且孕后担心流产,心绪较为焦虑。胞胎者系于心肾之间,心神不宁,忧思过度,势必影响胚胎健康生长。注意加强心理疏导,安定心神,常在安胎方中加入钩藤、莲子心、黄连、茯神等宁心之品,使得心宁肾实,胎元得安。在用药上秉承"有故无殒,亦无殒也",谨慎防止子宫肌瘤碍及胎儿生长发育。

子宫肌瘤合并妊娠者易出现出血的症状,需要仔细辨别。脾肾不足,气虚下陷,易影响冲任督带的固摄作用,引起出血,临床需要益气升提,固摄冲任。若阴虚火旺,热伏冲任,离经之血妄行,则宜滋阴清热、固冲安胎;若有明显血瘀症状,如小腹隐痛,出血色黑,甚或有小血块者,宜化瘀和络、止血安胎。止血之中药除了地榆炭、血余炭、仙鹤草、白及粉等传统妊娠止血药物外,尚有一些特殊药,临证加减,有时能获取良效,如苎麻根、蚕茧壳、南瓜蒂、黄牛鼻等。

第十一章　关于矛盾错杂病证的处理及体会

临床上的病证,单纯的典型的固有所在,但大多数的病证是复杂的,甚至是矛盾错杂的。慢性病证,特别是更年期病证,如更年期综合征、卵巢早衰证、更年期崩漏证、顽固性痛经、子宫内膜异位症等,常可见到上热下寒、寒热错杂、本虚标实、虚实夹杂、升降失调、升降倒置中的一个、甚至两个证型,又兼夹 2~3 个,甚至 4~5 个证型。是以有的表现出头昏,烘热出汗,口苦口干,但又伴有小腹腰背酸冷,大便溏泄或易溏;或者恶寒身痛,但又胸闷、烦躁、口苦口渴;或者头疼烦热,乳房胀疼,但又伴小腹冷痛,大便易溏;或者腰背酸软,带下偏少,但又伴崩漏、量多、血块,阵发性出血等血瘀证;或者头晕腰酸,但又伴小腹癥瘕、痛经等病证;或者头晕头疼,面红,肝火上升,但又伴小腹胀坠,子宫脱垂等病证;或者带下淋漓、色黄、质稠,少腹疼,但又伴头昏腰酸,午后腹胀,大便易溏等病证等,不仅证型复杂,且矛盾错杂、证型对立,处理起来颇为困难,选方用药颇难确当,经过我们多年来的临床摸索,其较好的处理方法有五。

一、统筹兼顾,容矛盾药物为一方,注意协同性,避免对抗性及不良影响

如寒热矛盾者,可以将清上温下的药物组成一方,我们临床上常用的清心温肾汤,药用钩藤、莲子心、黄连、青龙齿、仙灵脾、仙茅、巴戟天、川断、茯苓神等;若有明显浮肿者,加入防己、黄芪、制附片等。本方原名温肾宁心汤,原方尚有党参、白术、广木香等品,关键在于清心(肝)之火,不能影响到肾阳,考虑钩藤、莲子心、黄连乃心经之药,可入肝胆经也,反过来说,二仙、巴戟天乃肾家之阳药,虽有入肝脾的作用,但毕竟以肾为主,所以在临床实践中,未发现有激动心肝之火的影响,试观近人所制的二仙汤治疗肾

阳虚的更年期高血压有效。清心健脾汤,亦主要是治疗更年期综合征中脾土薄弱者,临床上表现为头昏头晕,烘热出汗,烦躁失眠,但又腹胀矢气,大便溏泄,腰腿酸冷,是以方中药物有钩藤、莲子心、黄连、青龙齿、党参、炒白术、广木香、砂仁、茯苓神,或加入炮姜等,把清心(肝)之药物与温运脾土之药有机结合在一处,避免了对抗性。还有心(肝)火旺与胃寒相兼者,临床上虽不多见,但亦有之,可用清心(肝)暖胃汤,药用钩藤、莲子心、黄连,然后加入广陈皮、干姜、广木香、佛手片、太子参、白术、茯苓等品,胃寒甚者可加入高良姜、制附片;或感寒凉者,似乎用黄连不合适,但在实践中连理汤亦是治胃家寒热错杂的要方,是以黄连与干姜相合,苦辛通降,用黄连之降含干姜之辛散,是合适胃的生理特点的,所以不存在过多的影响,反而有相得益彰的作用。此外,还有外则营卫失和,形寒怕冷,关节酸痛,内则烦躁失眠,口苦便艰之郁火明显,故我们将桂枝汤合丹栀逍遥散合为一方,并命名为解郁和营汤,是外寒内热、寒热错杂的用方。

其次,还有升降矛盾的病变处理,亦即是上则心肝郁火,迫肝阳上亢,出现头晕头痛,面红,肝火上升,烦躁失眠,同时观气虚下陷,腹胀便溏,小腹坠胀,子宫脱垂,肛门下坠等症。处理这些病变就容纳矛盾药物为一方而言,亦有两法,一是升降并用,注意冲突性,尽可能利用协同性,可用钩藤汤(夏桂成临床验方),药用钩藤、白蒺藜、莲子心、珍珠母、茯苓神、白芍、紫贝齿、合欢皮与补中益气汤加减,药用黄芪、党参、白术、茯苓、广木香、炒柴胡、荆芥、陈皮等;二是遵照前人所谓"上下俱病,治其中"的指示,调治中焦为主,中焦者,脾胃所居也,脾胃有升降枢纽之说,肝阳上亢者,可通过胃降而降之,气虚下陷者,可通过脾升而升之,故可选用六君子汤加入钩藤、竹茹、广木香、荆芥、黄芪等药物调治之。

二、治疗主证型,照顾兼证型,确当地处理错杂顽固证型

凡临床上所出现的顽固证型,不仅有主证型,而且有兼夹证型,或兼其他病证。而且在兼夹证型者中,根据我们临床上的体会,有两种顽固证型兼夹在一处,颇难处理,一是阴虚夹湿热,或湿热夹阴虚,二是脾虚夹阴虚,或阴虚夹脾弱。一般来说,滋阴则将助湿碍脾,燥湿运脾又将耗

阴。而且阴虚者,非一日所成,湿热者亦是较长时期才能形成,湿性黏稠,久而湿蕴生热,湿与热合更易黏合不化,是以慢性湿热者,本不易治,而与阴虚兼夹,更不易治,处理这类顽固证型者,其一,疗程长或很长;其二,注意协同性与冲突性,选药尤为重要。阴虚夹湿热者,一般选用六味地黄丸(汤),或选用归芍地黄汤合四妙汤,有机地把滋阴与利湿组合在一起,其中熟地、当归必须慎用。脾虚夹湿热者,选用资生健脾汤。其他主次证型兼夹者,可按保证重点、照顾一般来治疗,如血热性月经量多,又兼夹血瘀、湿浊者,治疗上应以血热为主,用凉血清热法,可选用荆芩四物汤,加入失笑散、大小蓟、益母草等,然后再加茯苓、薏苡仁;如果兼夹证型中,湿浊占第二位,血瘀占第三位,则凉血清热,利湿化浊结合起来,方法上以清利为主,佐以化瘀,可用固经丸加入利湿化瘀之品,药用炙龟板、炒黄柏、炒黄芩、椿根白皮、碧玉散、茯苓、薏苡仁、制苍术、炒荆芥、大小蓟、炒蒲黄等即可。但月经过多之病证,在血热、血瘀、湿浊三者之间,又大多伴有阴血虚者,是以二至丸亦常为所用。如血瘀型月经过多,血瘀为主证型,兼有血热、湿浊证型者,则治疗上当以化瘀为主,佐以清热利湿,可用加味失笑散,化瘀止血为主,加入丹皮、马鞭草、大小蓟、茯苓等即可。因马鞭草、大小蓟有清热利湿作用,当所表现的证候比较急重,或十分明显时,不得不将方药集中解除主证型,对次要证型及再次证型,留作下一步照顾,或加入极少量药物照顾,如血瘀型月经过多,出血多,阵发性出血,血块多,瘀性严重,不得不先用化瘀性的方药,如膈下逐瘀汤、逐瘀止崩汤等,待血有所控制后,再予清热利湿等法治之。临床上夹杂矛盾证型,很多虚实夹杂者,如肾虚夹血瘀、肾虚夹湿者,在滋阴补肾化瘀止血法的结合下,用二至地黄汤合加味失笑散,药用女贞子、旱莲草、山药、山萸肉、熟地、丹皮、茯苓、五灵脂、蒲黄、大小蓟、薏苡仁、川断等;如属闭止性月经病者,滋阴补肾,化瘀通经,可用归肾丸合四妙丸、血府逐瘀汤等,常用药物有当归、赤白芍、熟地、牛膝、山萸肉、杜仲、黄柏、薏苡仁、制苍术、桃仁、红花等品。总之,治疗主证型者,还应包括药物在治主证型方剂量上的重用。如《傅青主女科》在主证型治疗的主药方面,剂量很大,如熟地、白芍、白术、菟丝子、党参等,有时用量超过其他药物的5~15倍,体现了治主证型的重要性。

三、急则治标,缓则治本

本中顾标,标中顾本。一般来说,肾虚血瘀,肾虚为本,血瘀为标,当其血崩发作时,大多与血瘀有关。所以一般多表现为阵发性出血,出血时血块特多且大,有时呈内膜状,西医学认为:真正的崩漏,系子宫内膜增生过长,所以刮宫乃是最为有效的止血方法,但毕竟与肾虚有关,标而本之,亦即是标中顾本。我们认为,加入一定量的滋阴助阳药物,其止血效果又有所提高,控制出血后,证情缓和,按平时治本,予以补肾调周,只有把肾中阴阳,协调到相对性平衡,恢复正常周期,恢复正常的排卵功能,才能治愈崩漏。又如顽固性痛经,主要指子宫内膜异位性痛经、膜样性痛经,均系肾虚血瘀,但瘀血的性质程度不同。但发时治标,以化瘀止痛为主,我们常用通经汤、内异止痛汤,虽有一定效果,但不理想。平时治本,根据我们临床的体会,主要是经间排卵期的补肾调气血,重在助阳,本而标之,亦即是在本之中兼顾标证,故在补肾促排卵汤中加入适量活血化瘀药,如赤芍、生山楂、天山雪莲等品。特别是子宫内膜异位性痛经,亦即是腺肌症或腺肌瘤性的痛经,加入适量活血化瘀药,更有必要。痛经在治标的时候,亦应考虑标而本之,即标中顾本,在活血化瘀的同时,加入温阳补肾之品,如肉桂、牛膝、川断等品,也是很有必要的。我们在临床上还体会到急则治标,标中之标、急中之急的处理,如崩漏中出血过多,或大出血时,突然面色苍白、冷汗淋漓、脉微欲绝,行将虚脱(休克)时,紧急处理,补气固脱,用独参汤急救之,稍缓再化瘀止血,缓则治本,本中之本,缓中之缓,即养血以复其旧。此外,还应恢复正常的周期节律,促进重阴必阳、排卵恢复,需要较长时期的调治。

四、按期按时服药,根据期时特点处理矛盾

所谓按期者,是指按照月经周期的阶段特点服药,所谓"阴时服阴药,阳时服阳药。"经后期滋阴为主,是以经后期应在午后入晚的阴时服药;经前期助阳为主,是以经前期应在白天的阳时服药;经间期重阴转阳,转化者,实即是排卵也,重阴者,夜半也,故这时期服药,应在夜间;行经期重阳必阴,排出经血,除旧生新,故这时期服药,应在白天。当错杂矛盾的证型,

较难处理时,可按周期阶段特点处理之。如肾虚偏阴、夹有血瘀型的崩漏病证,根据按期论治,在行经期以血瘀为主,用化瘀止血的方法,可选用加味失笑散,或逐瘀止崩汤治之。经后期是滋阴补肾,也是本病证治疗最为重要的时期,可用归芍地黄汤加减治之。又如肾虚偏阳、夹有血瘀的病证,在行经期用化瘀止痛的方法,选用痛经汤、膈下逐瘀汤。但治疗的重点,应在经间期使重阴转阳,可选用补肾促排卵汤,然后再重视经间期助阳补肾的治疗,可选用右归饮、补肾助孕汤等,使肾阳旺盛,自然能有效地控制痛经。

　　按时者,即按照时相规律的特点服药。以日相而言,子时为夜半,为阴中之阴,午时为日中,为阳中之阳,卯时为黎明,是阳出于阴,酉时为入晚,是阴出于阳。故卯时午时为阳时,酉时子时为阴时,阳时服阳药,阴时服阴药。根据《奇效良方·诸虚门》所载强阳补肾方药 71 首中,出注平旦空腹服之者达 55 首,占总数的 73%,可见补阳药主张在清晨服用是最多的。阅李东垣《脾胃论》《内外伤辨惑论》《兰室秘藏》,均可发现其治脾虚气陷诸症所制的补中益气汤、参术调中汤等八首益气升阳方,都强调在午前服药。罗天益还进一步指出益气升阳药之所以午前服用,乃"使人阳气易达故也"。明代薛立斋用六味地黄丸养阴,有一显著特点,是强调入夜时进药,李东垣以当归六黄汤治阴虚盗汗,王肯堂以麦煎散、连柏益阴丸治阴虚劳热,亦主张夜睡时服之,我们所用补肾促排卵汤及各种排卵汤均须在夜间服用。此外,虚实寒热,升降出现矛盾时,亦可按时辰节律分别处理之。如患者一面有心肝郁火,引发肝阳上亢的眩晕头痛,即高血压,但又有脾虚气弱所致的子宫脱垂证。如把治疗高血压的滋阴息风方(杞菊地黄汤)合治子宫脱垂的补气升阳方(补中益气汤)合为一方,显然是不合适的,不仅药物之间的冲突性大,而且升降之间很不协调,故清晨时服补中益气汤,亦符合阳时服阳药的要求,且经过一夜休息后,肝阳上亢亦有所减,不会影响其升,入晚时服杞菊地黄汤,亦符合阴时服阴药的要求,且经过一天的劳累后,肝经郁火、肝阳上亢,更为明显,亦符合急则治标的要求,是以分时服药,亦即"因时而补易为力"之道理。

五、前人有关治法服法的启迪

　　前人有关治法服法的论述很多,这里仅举一二,以启迪之。

1. **因病情需要而分服不同方药** 如痰浊蕴阻,气血不足,肾阴阳亦虚,在治疗上,需分服不同方药者。喻嘉言《寓意草·论闻君求血证兼痰证治法》:"闻君求有失血疾,时一举发,其出颇多,咳嗽生痰上气,面青少泽,其脉厥阴肝部独伤,源于忿怒之火无疑,合色脉谛详,总是阴血不足也……不知此证而欲除痰,痰未必除,气已先尽,不得之数也。从来痰药入腹,其痰不过暂开复闭,劳而无功。吾于此每用乘机利导之法,先以微阳药开其痰,继以纯阴峻投,如决水转石,亟过痰之关隘,迨至痰之开者复闭,所用生血之药,早已从天而下。日续一日,久久而血生,血生而气返血室,如浪子归家,转能兴家。"此种先服微阳化痰之方药,继用纯阴大补之剂的方法,值得临床效法。由此,我们联想到妇科临床上的多囊卵巢综合征,亦属于肾阴亏虚所致的阳虚痰蕴,而用大补肝肾阴分的药,之前先用微阳开其痰,反复治疗,可获较好效果。

2. **汤剂合药粥、散或丹以治危证** 喻嘉言《寓意草·李思萱乃室膈气危症治验》:"李思萱室人有孕,冬月感寒,至春而发,初不觉也。连食鸡面鸡子,遂成夹食伤寒,一月才愈。又伤食物,吐泻交作,前后七十日,共反五次,遂成膈症,滴饮不入。延诊时,其脉上涌而乱,重按全无,呕哕连绵不绝,声细如虫鸣,久久方大呕一声。余曰:病者胃中全无水谷,已翻空向外,此不可救之症也。思萱必求良治,以免余憾。余筹画良久,因曰:万不得已,必多用人参。但才入胃中,即从肠出,有日费斗金,不勾西风一浪之譬,奈何?渠曰:尽在十两之内,尚可勉备。余曰:足矣!乃煎人参汤,调赤石脂末,以坠安其翻出之胃。病者气若稍回,少顷大便,气即脱去。凡三日服过人参五两,赤石脂末一斤,俱从大肠泻出。得食仍呕,但不呕药耳。因思必以药之渣滓,如糊粥之类与服,方可望其少停胃中,顷之传下,又可望其少停肠中。于是以人参、陈橘皮二味,剪如芥子大,和粟米同煎作粥,与服半盏,不呕,良久又与半盏。如是再三日,始得胃舍稍安。但大肠之空尚未填实,复以赤石脂末为丸,每用人参汤吞两许。如是再三日,大便亦稀。此三日参橘粥内,已加入陈仓米,每进一盏,日进十余次,人事遂大安矣。仍用四君子汤、丸调理,通共用人参九两,痊愈。然此亦因其胎尚未堕,有一线生气可续,故为此法以续其生耳!不然者,用参虽多,安能回元气于无何有之乡哉!后生一子,小甚,缘母病百日,失荫之故。"这种水、散或药粥,以及汤剂吞服药末、药块等的方法,不仅符合病情需要,亦有一定巧思,故能获取良效。

3. 昏厥外治法　《古今医案按》:"奉化陆严治新昌徐氏妇,病产后暴死,但胸膈微热。陆诊之曰:此血闷也。用红花数十斤,以大锅煮之,候汤沸,以木桶盛汤,将病者寝其上熏之。汤气微,复进之。有顷,妇人指动,半日遂醒。"此法与许允宗治王太后之意同。

《唐书》载:"许允宗初仕陈,为新蔡王外兵参军,时柳太后感风不能言,脉沉而口噤。允宗曰:口不下药,宜以汤气蒸之,令药入腠理,周时可瘥。遂造黄芪防风汤,煮数十斛,置床下,气如烟雾,熏蒸之而得语,遂超拜义兴太守。"

在《中医妇科学》中,早就记载产后血晕可用醋熏法,待苏醒后,再考虑内服药的方法。此外,还有搐鼻取嚏,使昏厥者苏醒后,再改内服药的方法。

4. 内服外治,可愈顽症　《古今医案按》:"俞子容治一妇,寡居,郁结成疾,经事不行,体热如炙,忽吐血若泉涌,医用止血药,不效。俞以茅草根捣汁,浓磨沉香,服至五钱许,日以酽醋贮瓶内,火上炙热,气冲两鼻孔,血始得降下,遂不复吐,经事乃行。震按:此是倒经,故降其气而血自降,茅根汁磨最妙,尤妙在热醋熏鼻,但经倒犹可生,经枯则必死耳。"曾记得我们在数年前治一盆腔脓肿,发热少腹疼痛,神疲乏力,脉数苔黄腻,已服用红藤败酱散、大黄牡丹汤等稍有改善,但仍不满意,曾经做过盆腔穿刺放脓,脓去之后发热疼痛有减,未几又有所发,少腹疼痛,低热频作,不得不采取内服外治法,内服予以败酱薏苡仁附子汤加赤白芍、穿山甲片、生黄芪、桔梗等品,外治取鲜毛茛绒,用两层纱布,将药放置其上,再加一层纱布敷贴脓肿部位,24 小时换 1 次,连用 1~2 周,治疗深部脓疡有较好的疗效,如是治疗3 个月得愈。

5. 下病上取,上病下取的方法　就妇产科而言,病变大多在腰带以下,故古人有"带下医"名之。在明代张景岳所著的《妇人规》中"产门不开,不闭,子宫不收"中有"一方,子宫脱出,用蓖麻仁十四枚研烂,涂顶心(或有记载,谓头顶百会穴),入即洗去"。也有记载更年期妇女,头疼头晕,血压高,但又出现上热下寒的病证,可用生附片打烂贴足心涌泉穴,这种下病上取、上病下取的方法,属于外治法范畴。

此外尚有冬病夏治、夏病冬治、热服、冷服、频服、催吐法、泻下法等,均有其意义,值得我们深思而运用之。

第十二章　从清经散和两地汤的比较来谈《傅青主女科》的学术特点及学习体会

　　前面文章已经述及我个人读书和治学的一些经验和体会，我们认为，运用对比研究的方法读书能够迅速细致地发现事物的异同点，从而更容易对学习内容进行把握运用。现将我在学习过程中关于中医经典著作的比较研究举一案例予以详细解析。我们知道，清经散和两地汤是《傅青主女科》中治疗月经先期量多和先期量少的两张方剂，历来医家对此二方有较多的评议，这里我想通过这两张方剂的研究对于中医妇科典籍的学习提出一些看法。

　　首先，对于月经先期的认识，历代医家对其不断进行了发展，丹溪先生曰："先期而至者，血热也；后期而至者，血虚也。窃谓先期而至者，有因脾经血燥，有因脾经郁火，有因肝经怒火，有因血分有热，有因劳役动火……主治之法，脾经血燥者，加味逍遥散；脾经郁滞者，归脾汤；肝经怒火者，加味小柴胡汤；血分有热者，加味四物汤；劳役动火者，补中益气汤。"还未认识到肾阴阳对于月经周期调节的作用。《景岳全书·血热经早》中指出："若微火阴虚而经多早者，治宜滋阴清火，用保阴煎之类主之。所谓经早者，当以每月大概论。所谓血热者，当以通身脏象论。勿以素多不调，而偶见先期者为早；勿以脉证无火，而单以经早者为热。若脉证无火，而经早不及期者，乃其心脾气虚，不能固摄而然，宜大营煎、大补丸煎，或五福饮加杜仲、五味子之类主之。此辈极多，若作火治，必误之矣。"指出阴虚火旺导致月经先期的病机。

　　到了清代，傅青主同样是治疗月经先期，根据出血量之多寡，则引出肾中水火的论述，制定清经散和两地汤两张方药。肾中之水火，体现出傅青主对于月经来源的认识，他指出："古昔圣贤创呼经水之名者，原以水出于肾，乃癸干之化，故以名之。""夫癸者，天之水，干名也"。从而得出故"经水出诸肾"的结论。《黄帝内经·素问》中则指出："故天有宿度,地有经水,人有经脉。天地温和,则经水安静;天寒地冻,则经水凝泣;天暑地热,则经水沸溢;卒风暴起,则经水波涌而陇起。"这里的经水指经脉的细小者,有蓄积气血的作用,并以天地作类比,有得热则行、得寒则凝的特点。至明代薛立斋《女科撮要》则言:"夫经水阴血也,属冲任二脉主,上为乳汁,下为月水,其为患有因脾虚而不能生血者;有因脾郁伤而血耗损者;有因胃火而血消烁者;有因脾胃损而血少者;有因劳伤心而血少者;有因怒伤肝而血少者;有因肾水不能生肝而血少者;有因肺气虚不能行血而闭者。"指出经水为阴血,既能化乳汁,又能化月水,而且和肾水相关,是通过水生木、肝藏血的途径而生经水。傅青主则将经水和肾水明显相关联起来,认为肾水是经水的主要物质,并和肾火具有相互作用。以肾水火论月经,较古人具有一定的先进性,对月经量多少、先后期的影响似乎解释更加合理。

《妇人大全良方·王子亨方论第四》中说:"阳太过则先期而至,阴不及则后时而来。"因此,月经先期和阳有余很有相关性,也就是《傅青主女科》中所述之火旺,但是傅青主没有单独论述肾中火旺,而是将水和火作为对立而又统一的两个元素辨证地来对待,区分出"水火俱旺"和"水亏火旺"两个病理状态,即其所云之"故先期而来多者,火热而水有余也;先期而来少者,火热而水不足也。"此较之古人更加仔细,按常理,根据中医的治法指导原则,在该病机分析下,应当设立两种治法,水火俱旺者,法当泻水火;水亏火旺者,补水泻火。而傅青主却指出:水火俱旺者,"然而火不可任其有余,而水断不可使之不足。治之法但少清其热,不必泄其水也。"对于水亏火旺者,"治之法不必泄火,只专补水,水既足而火自消矣,亦既济之道也。"由此看出,傅青主对于肾中水火的独特理解,肾水,即肾中真阴对人体至关重要,正如张景岳所说:"然真阴所居,惟肾为主。盖肾为精血之海,而人之生气,即同天地之阳气,无非自下而上,所以肾为五脏之本。故肾水亏,则肝失所滋而血燥生;肾水亏,则水不归源而脾痰起;肾水亏,则心肾不交而神色败;肾水亏,则盗伤肺气而喘嗽频;肾水亏,则孤阳无主而虚火炽。"由此可见,肾水当顾护,不能随便泻之,而火则有实火虚火之分。实火法当清之,虚火则应"壮水之主以制阳光",由此可见,傅青主对肾阴阳的理解是在继承前人基础上有所前进的。

通过对比分析,我们可以看出清经散和两地汤具有一些相似和不同点,详见表6。

表6 清经散及两地汤的比较

方名	适应证	适应病机	药物明细							备注
清经散	先期量多	肾中水火太旺	熟地	白芍	地骨皮	青蒿	丹皮	茯苓	黄柏	虽是清火之品,然仍是滋水之味,火泄而水不与俱泄,损而益也
两地汤	先期量少	肾中火旺而阴水亏	大生地	白芍	地骨皮	麦冬	玄参	阿胶		此方之用地骨、生地,能清骨中之热。骨中之热,由于肾经之热,清其骨髓,则肾气自清,而又不损伤胃气,此治之巧也。况所用诸药,又纯是补水之味,水盛而火自平理也

一、相同点

清经散与两地汤的相同点,根据我们长期的临床观察及从理论上的分析,一般具有以下六点。

1. 清经名方 清经散者,顾名思义就是清经也,所谓阳有余则先期而至,是以清经就是清血分之火热,阳有余者,亦即是火热有余,火热迫血妄行,是以先期。今清热以控制先期量多,是清经散的主要作用。两地汤者,是根据地骨皮、生地两味主药而命名,生地、地骨皮均为清经之品,故清经是本方药的主要目的,只有清经,才能控制先期。

2. 清虚热为主 清经散与两地汤中的药物,主药在于地骨皮。考地骨皮,甘寒,入肺、肝、肾,有凉血泻火、除骨蒸的作用。王好古认为:泻肾火,除肺中伏火,去胞中或退热补正气;李时珍亦认为:去下焦肝肾虚热。我们认为:肾中之火,一般来说,乃虚火也,五脏皆有火,五脏皆有泻,独肾脏无泻,因为实则泻其子,虚则补其母,肾之子为肝,肝脏不能泻,只能泻其腑,肝脏之腑为胆,胆为清净之腑,无泻。故肾家之火皆为虚火,只能用清虚火的方法,以达到控制先期的目的,也是《傅青主女科》(下称《女科》)用药的特点。

3. 水火对抗的病变 在清经散适应证中提到"妇人有先期经来者,其经甚多,人以为血热之极也,谁知是肾中水火太旺乎!"两地汤适应证中亦提到"又有先期经来只一、二点者,人以为血热之极也,谁知肾中火旺而阴水亏乎?"一般来说,水火存在着对抗状态,所谓水火不相容。火旺则水消,水旺则火降。故《女科》中又提到先期者,火气之冲,多寡者,水气之验。是以火旺水不宁是其共同的特点。

4. 水火未济的病变　在清经散的适应证中提到"太过者损之,亦既济之道也",亦有的《女科》中作"过者损之,谓非既济之道乎"既济与未济,乃《易经》中六十三卦与六十四卦的内容。六十三卦上坎下离,即水在火上,水性下注,火性炎上,使水火达到既济,原本是指离心火与坎肾水的交济,今《女科》把肾中水火相济,亦作为既济,实质上是指水火间的协调,亦即是互根依赖、互相渗透、互相拥抱的协调关系。水火既存在对立、对抗、消长的关系,同时亦存在互根统一的关系,是以水火俱旺,缺乏协调亦将致病。

5. 血中滋阴　清经散与两地汤中均有地黄、白芍,此乃四物汤中较为重要的药物,亦为血中滋阴要药。一般来说,"女子以血为主",故有女子以肝为先天之说。曾经有人认为四物汤、逍遥散可以统治一切妇科疾病。虽然有些言之过偏,但也反映了妇科以血为主的特点,考地黄、白芍两药,均有养血滋阴的作用,熟地者,由生地黄蒸制而成,生地黄偏于凉血清热,熟地由于蒸制性偏温,专于滋补。白芍酸寒偏凉,亦为养血滋阴的要药,是偏于肝的药物,熟地是肾家要药,故滋养肾阴的名方,六味地黄丸以此为主药,用量特大,故血中滋阴者,实则肝肾同补也。

6. 阴中养水,或亦可称水中养水　两地汤中有着明显的阴中养水的药物,如麦冬、玄参、白芍等品。养水者,亦即是滋养津液也。清经散中虽无明显反映出阴中养水的药物,但清经散中的白芍亦为要药,考白芍苦酸微寒,入肝脾肺三经,具有柔肝止痛、养血敛阴的作用。所谓养血敛阴,就是指补养营血,收敛阴液,我们在临床上对口渴甚者,常以酸梅汤来解渴,即是靠酸来敛养阴液也。

二、不同点

既有相同点,亦有不同点,相同点中存在不同点。此外,运用药物的剂量存在很大差异性,也是《女科》的一大特点。

1. 清经的程度的差异　众所周知,清经散与两地汤在清热调控月经周期方面存在很大的差别性,即以主药而言,清经散除地骨皮外,还有青蒿、丹皮,外加黄柏。考青蒿,苦寒,入肝胆经,有除阴分伏热的作用,主治骨蒸劳热盗汗,原本是治疗疟疾发寒热的要药;丹皮辛苦微寒,入心、肝、肾、心包四经,清血热,散瘀血,善治热入营分以致吐衄便血、劳热骨蒸等证,李时珍认为:本药凉血,治血中伏火,除烦热。黄柏者,苦寒,是肾与膀胱二经的药物,功能泻肾家相火,清下焦湿热,曾有"黄芩清上焦,黄连清中焦,黄柏清下焦"之说,是以龟板合黄柏是清热固经要药,故地骨皮合青蒿、丹皮、黄柏四药,其清热调控周期力量较大。两地汤仅地骨皮、生地二药,其清经之力量较轻。

2. 滋阴力之差异　清经散意在清热调控月经周期及其出血量,两地汤着重在滋阴,故全方用玄参、麦冬、阿胶,还有大生地、白芍等药。玄参又名乌玄参,有滋养肾阴、润肠通便的作用,而且还有滋阴补肾的作用。清经散虽有熟地、白芍,且也有滋阴补肾的作用,但二药用量极轻,熟地仅用一钱。根据我们对《女科》的认识,凡是主药者,用量都在一两(约30g),或五钱(约15g)以上,所以清经散的滋阴力量很小很轻,不能与两地汤相较。

3. 水火对抗程度的不同　一般来说,月经先期,均系火气之冲,亦即是火旺迫血妄行,火旺,则必克伐水,是以火气肆虐,不管水即阴的充足与否,亦将导致月经先期,但在火旺的程度上,清经散之火旺远较两地汤之火旺为甚,所以清经散之水火对抗更为明显,是以清经散用清火药物多,亦说明了这一点。

4. 水火未济的差异　两地汤中的水亏火旺是明显的水火不能交济,阴阳不得平衡,是以壮水之主,以制阳光。水足则火自灭,但清经散中的水火俱旺,水火者,亦阴阳平衡也,阴阳相平衡即能互相交济,但缘何形成病变,殊不知,此火非正火也,有邪火的成分,是以仍然出现水火之间的未济状态,形成病变。

5. 血中养阴的差异　清经散与两地汤,均有地黄、白芍,说明两方药均属于血中养阴的方药,但两方药的要求不同,清经散所用地、芍者,乃是佐使性药物、预防性药物,故用量亦少亦轻,而两地汤所用地、芍,乃是主要性药物,亦即是君药也,故用量大,就地黄而言,两地汤用大生地至一两,亦即30g,而清经散仅用一钱,亦即3g,仅两地汤中的1/10,不可同日而语。

6. 阴中养水的差异 清经散与两地汤中的白芍用量亦有明显差异。清经散中白芍用三钱,相当于 10g,而两地汤中的白芍用量在五钱,相当于15g。因为清经散着重在清热,两地汤则重在滋阴养水,再加上玄参、麦冬等大量滋阴养津之品,可见两方药的着重点不同。

7. 药物剂量应用的多少 《女科》一书,在组成方剂方面的药物剂量差距很大,一般主药,或扶正药用量很大,次要药、佐使药用量很轻,其差距在 10g,甚至 20~30g 之多。就以清经散而言,主药地骨皮用量在五钱,即15g,而两地汤中的地骨皮用量在三钱,即 10g,为什么地骨皮在两方中用量不同,因为清经散者,重在清热也,地骨皮寒凉入骨髓,善清骨髓中之热,正如《女科》在两地汤方后所说"凉其骨髓,则肾气自寒"。而两地汤中的主药生地、玄参用量都在一两,即 30g,可见两地汤的目的在于滋阴,正体现出《女科》是一本扶正为主的书籍。

三、几点体会

1. 生、熟地在两方中运用的认识 清经散方中用熟地,两地汤中用生地。临床医师有不同见解。记得曾有医师对我说,清经散中该用生地为好,因为生地者清热凉血也,既要清经,就必须凉血,地黄应选生者为宜,而两地汤者,重在滋阴养水,应以选用熟地者为佳。我们认为《女科》清经散者,清经的药物很多,除重用地骨皮外,还有丹皮、青蒿、黄柏等,大队清热药物,如果再用生地黄,不嫌太过吗?且寒凉过甚,必致伤阳,故用少量之熟地,不仅在于保阴护阴,而且正由于熟地之偏温,亦有一定的护阳作用。此乃扶正观中阴阳统一的关系,至于两地汤中之用生地黄,且用量大,正是鉴于两地汤的清经作用不强,用此以达到滋阴前提下仍要清经的意义。生地不仅有良好的清热凉血、调控月经周期的作用,同时还有滋阴生津的扶正作用,与玄参相合滋养肾水润肠通便之功明显,同时加入麦冬、白芍,则不仅有血中养阴、阴中养水(津液)、调控月经周期的功能,而且还有更为深层的内涵,即抗早衰的意义。

2. 阿胶应用的深意 两地汤中应用阿胶,因为月经先期,其经水止一二点者,从临床角度来看,除早衰病证外,尚有一种刮宫术损伤子宫内膜,以致内膜菲薄者,亦常易见此。中医学认为,此乃血海空虚,无血可下,轻则月经量少,重则闭经不行,与此相似,血海空虚者,不仅需要恢复癸水之阴,而且更要填补血海。阿胶者甘平,入肺、肝、肾三经,具有补血滋阴、润肺止血的作用,故凡血虚阴虚者均可用此。《名医别录》认为"主丈夫小腹痛,虚劳羸瘦,阴分不足,脚酸不能久立,养肝气。"虚劳羸瘦,脚酸,不能久立,此乃下元肝肾不足之证候也,血海空虚,亦为肝肾不足之病证,故阿胶用之,似有恢复血海空虚之效,再合以白芍、玄参,如能加入龟板、鳖甲、怀牛膝似为更好。

3. 结合临床,传承创新 《女科》所提出的肾中水火不平衡与月经关系的观点。赵献可指出:"阴虚有二,有阴中之水虚,有阴中之火虚……命门君主之火,乃水中之火,相根据而永不相离也。火之有余,缘真水之不足也,毫不敢去火,只补水以配火。壮水之主,以镇阳光,火之不足,因见水之有余也,亦不必泻水,就于水中补火,益火之原,以消阴翳……先天水火,原属同宫,火以水为主,水以火为原,故取之阴者,火中求水,其精不竭,取之阳者,水中寻火,其明不熄。"水火者,阳明也,阴阳有对立统一,亦即互根消长的变化,因而我们不能僵化地来看待阴阳,应当动态地辨证地观察其变化,从而获得有利于临床辨证,提高临床治疗效果,最终为临床服务。有如肾中水火俱旺,历代医家未有阐释,通过长期临床观察,我们发现确有一些雌激素偏高的患者,亦即是雌激素偏高导致阴盛火旺的出血病变,需用清经散、知柏地黄汤,甚则固经丸(汤),始能有效。临床上还发现雄性激素偏高,亦将导致火旺出血的病证,此火乃湿热邪火,非水中之火,乃阳盛之火也,当予清化清利方法治之。亦有乳房乳头胀痛,烦躁头痛,心肝郁火所致月经失调者,非阴盛火旺,阳盛化火所能比拟,应用清肝抑肝,柔肝法治之,所以阴阳水火观结合临床,才能提高临床水平。

第十三章 调周法中应用八卦学说之既济卦的体会

八卦学说,是《易经》中的主要内容。《易经》是中华民族古老的传统文化,是反映华夏儿女古老文明的一本圣经。《易经》的理论对宇宙的起源,天体形成,万物的产生和人类社会的发展做出了科学的论断,是人类社会一部百科全书。中医学亦不例外地根源于易学,是以在今天科学突飞猛进的时刻,要发展中医学,仍然要继承之,在临床实践中发展之。

一、八卦学说中的既济与未济的重要意义

《易经》中的既济卦与未济卦的原文说:"水在火上,既济",为吉象。"火在水上,未济",为凶象。郑钦安的《医经真传》曰:"离为火,属阳,气也,而真阴寄焉。中二爻,即地也。地二生火,在人为心,一点真阴,藏于二阳之中,居于正南之位,有人君之象,为十二官之尊,万神之宰,人身之主也。故曰:'心藏神。'坎中真阳,肇自乾元,一也;离中真阴,肇自坤元,二也。一而二,二而一,彼此互为其根""坎为水,属阴,血也,而真阳寓焉。中一爻,即天也。天一生水,在人身为肾,一点真阳,含于二阴之中,居于至阴之地,乃人立命之根,真种子也。""故子时一阳发动,起真水上交于心,午时一阴初生,降心火下交于肾。一升一降,往来不穷,性命于是乎立。""盖位下者,以上升为顺,位上者,以下降为和,而况火性炎上,水性下沉,自然之理也。"此乃生殖生理相关的学说。是以在调周法中必须运用既济,即调整阴阳平衡,未济促进阴阳的不平衡乃推动月经周期发展的必要因素。但今天主要讲既济,亦即是调节阴阳相对性平衡的一面,亦即是上下水火,心肾坎离的交合。我们提出"心不静,肾不实,心安静,肾乃实"的观点,在调周法中很为重要。肾实者,即阴阳相对性平衡也。

首先来看既济卦的内容,在《易经》中,既济卦:上水下火。原文为:既济亨,小者亨也,利贞,刚柔正而位当也。初吉,柔得中也,终止则乱,其道穷也。下面简要分析该句的内容,既济指江河已经渡过,直言目的已经达到,事物处于稳定状态。上水下火,即水在火之上,水火既济,从中医学角度可以理解为肾水从上而下濡润全身,使得心火不至于亢盛,一定程度上也使得心火下降以暖肾,并且心火暖胃土也需要这个过程,否则,火炎上,不能暖下,即为未济,是凶卦,对身体不利。亨的意思为顺利通达,小者亨也,是指小事情上多为顺利,刚柔各正其位,各当其职,但是随着事情的发展强盛,往往容易陷入固守僵化,从而导致发展停止,停止前进则会陷入混乱。从中医角度来理解,则为阴阳发展的由少及多,起初是和谐的,达到重盛之后往往会停滞,再陷入混乱,需要重新建立平衡。这里含有事物周而复始,从小到大,由盛而衰的普遍性规律在里面。以此发展的眼光结合月经周期理解,经间期和行经期都是阴阳转化急剧变化不平衡的时间节点,经后期和经前期都是事物力量由小及大、由弱至强,再突破高水平平衡,从而建立新的发展阶段,周而复始的过程。

由此可见,既济卦很好地诠释了月经周期中各个阶段的发展平衡和突破平衡的问题,注重既济在月经周期调节里面的意义,有助于我们理解月经周期的调节。从不平衡的对抗消长到相对性平衡,而不平衡的消长对抗是绝对的,推动发展的。以心肾坎离交济为代表的既济卦在月经周期调节中具有重要的指导意义,下面,着重介绍既济在月经周期疗法中经后期以及经前期的临床应用。

二、既济在经后期中的应用

经后期是继行经期重阳转阴后的一个阴长时期,行经期去瘀生新,阳去阴生,让位于阴长。阴长的过程实际上是肾水滋长的过程,肾水的增长才能够孕育肾精包括精卵的形成,在此过程中,心肾既济有助于肾水的增加,古人云:"静能生水",经后期尤其初、中期以静为主,这里的静指心神安宁、肾气自实,故有欲补肾者先宁心之说。经后期心肾的自我调节,涵盖了心火下降、肾阴上济以及心肾合治三个方面。

（一）心肾坎离的调节

1. 心（离）火的下降法，有清、养、镇、舒四法

（1）清法，即清降法，常选用清心莲子饮加减。心者，君主之官，神明出焉。现代女性，越来越多地参与到社会竞争中去，工作压力大，经常睡眠不足，常常处于心火亢盛的状态，运用清心莲子饮加减。清心莲子饮出自《太平惠民和剂局方》，主要药物有：黄芩、麦门冬（去心）、地骨皮、车前子、甘草（炙）各半两，石莲肉（去心）、白茯苓、黄芪（蜜炙）、人参各七两半，上剉散。每三钱，麦门冬十粒。主治心火妄动，气阴两虚。其中，莲子常常和莲子心共用，即带心莲子肉，有补有清，效果较好。《本草纲目》指出，莲子肉："乃脾之果也，脾者，黄宫，所以交媾水火，会合木金也……昔人治心肾不交、劳伤白浊，有清心莲子饮，补心肾、益精血，有瑞莲丸，皆得此理。"而《本草图解》也指出："安靖上下君相火邪，使心肾交而成既济之妙。"临床我们还常用六一散，虽为清暑利湿之品，但是却有轻泻心火之功，可清心除烦，火气随小便而除，不伤阴分。

（2）养法，即滋养法。常用柏子仁丸、天王补心丹、归脾丸加减。

经云：心主一身之脉，心主血。心神有赖心血的滋养而正常运作，心血不足，则心神无所依。《景岳全书》指出："营主血，血虚则无以养心，心虚则神不守舍，故或为惊惕，或为恐畏，或若有所系恋，或无因而偏多妄思，以致终夜不寐，及忽寐忽醒，而为神魂不安等证。皆宜以养营养气为主治。"而《何氏虚劳心传》中指出："心不妄役，则其血日生，惟劳心过度，心血日耗，由是脏腑无所润，筋脉无所养，营气衰少，邪热随作，所谓阴虚生内热者是也。若肾水不虚，犹能上交，心火不至灼肺为害，虚则心火无制，亢甚刑金为咳而喘，肺阴消灼，身体羸瘦，而危亡可立待矣。"临床常用柏子仁丸、天王补心丹、归脾丸等治疗，盖"因于思虑者，清心养血为主，而保阴之属，仍不可废，所谓水壮而火熄，弗急急于泻心是也。因于劳倦者，培补脾阴为主，而佐以保阴之剂。"其中真珠、柏子仁为要药。

真珠，又名珍珠，甘咸寒，入心肝二经，有清热益阴、镇心安神、坠痰定惊、明目解毒的作用，是降心火使之下交于肾的药物。《开宝本草》认为："主镇心，点目去肤翳障膜，涂面，令人好颜色。"柏子仁，《本草纲目》："养心气，润肾燥。"《本草经疏》："心藏神，肾藏精与志，心肾两虚，则病惊悸，入心故养神，入肾故定志，神志得所养而宁定，则其症自除矣。"我们用之常常运用

于验方益肾通经汤,有交通心肾,使得心气下降,月经来潮的作用。该药润滑,脾虚便溏者应慎用。天王补心丹,在《何氏虚劳心传》中谓之"此生津养血,清热安神,镇心之剂,劳心之人所宜服之。"该方集养、清、镇为一体,功效较确切。思虑伤心,怔忡心悸,归脾丸为要方,此方补气养血安神,入心、脾、肝三经,从肝补心,从心补脾。值得指出的是,诸多方剂中配有茯苓一味,虽为平淡,但《本草经疏》云:"入手足少阴……忧恚惊邪,皆心气不足也;恐悸者,肾志不足也。"《医方集解》指出其能"通肾交心"。

（3）镇法,即镇降法。常用二齿安神汤、龙牡救逆汤、朱砂安神丸。

镇心之法,古来多在心悸怔忡中所论及。《景岳全书》言:"此证惟阴虚劳损之人乃有之,盖阴虚于下,则宗气无根,而气不归源,所以在上则浮撼于胸臆,在下则振动于脐旁,虚微者动亦微,虚甚者动亦甚。"故本虚标实,所谓镇降,乃治疗其标,入青龙齿、紫贝齿、牡蛎、龙骨等镇降安神,以镇摄浮动无根之气。因此,在治标的基础上,不忘加入养阴敛藏的药物,以纳气归源,培补本元。临床上,我们还常用石决明、玄晶石等镇降之品,既能清热,又能降逆,颇能镇摄浮阳。

（4）舒法,即静心解郁法,有远志菖蒲饮。

女子以肝为先天,血少气多,性喜抑郁。丹溪先生云:"气血冲和,万病不生,一有怫郁,诸病生焉。故人身诸病,多生于郁。"古往今来,论肝郁者甚众,立逍遥散、越鞠丸、柴胡疏肝散等名方,理气解郁。而对于心郁论述却不多,"心者,君主之官也,神明出焉。"《慎斋遗书》云:"欲补心者须实肾,使肾得升,欲补肾者须宁心,使心得降。"《何氏虚劳心传》更指出:"不知心有妄动,气随心散,气散不聚,精随气亡。故广成子曰:必静必清,毋劳尔形,无摇尔精,乃可长生。"因此,静心宁心舒解,对于补肾亦具有重大意义。临床上常用远志菖蒲饮,实即菖蒲饮,盖远志一味配合菖蒲,静心解郁功效较佳。远志,《本草正义》:"功专心肾……以其气升,故同人参、甘草、枣仁,极能举陷摄精,交接水火。"《医方集解》:"通肾气以交心"（桑螵蛸散）,"通肾气上达于心"（孔圣枕中丹、人参养荣汤）,若配菖蒲"通心气以交肾"（还少丹）。《本草正义》:"远志能交通心肾之说,则心阳不振,清气下陷,及肾气虚寒不能上升,以远志之温升,举其下陷,而引起肾阳,本是正治。"而对于石菖蒲,《证类本草》:"味辛,温……聪耳目,不忘,不迷惑,延年,益心智,高志不老。"配远志,《医方集解》:"通心气以交肾"（还少丹）。

2. 肾（坎）阴上济法,有血中养阴、阳中求阴、降火滋阴、健脾滋阴法 《慎斋遗书》:"心肾相交,全凭升降,而心气之降,由于肾气之升,肾气之升,又因心气之降。夫肾属水,火性炎上,如何而降? 盖因火中有真阴,故火亦随阴而降至于肾,则生肾中之水,升降者水火,其所以使之升降者,水火中之真阴真阳也。"肾阴上济于心,方能使得心火不亢,故多方法使得肾阴上济,实际上也是使心肾交合,起到滋养肾阴的作用。

（1）血中养阴法,常用归芍地黄汤、养精种玉汤。

前已经述及,"心之后天,肾之先天也。欲补心者须实肾,使肾得升,欲补肾者须宁心,使心得降",并且又指出:"六味丸,丹皮、茯苓,所以宁心也。地黄、山药,所以实肾也,乃交心肾之法也。"我们在六味地黄丸的基础上,加入当归、白芍组成归芍地黄汤,在滋补肾阴的基础上注重阴血的滋长,从而血中养阴。养精种玉汤是傅青主的一个治疗不孕症的经典方剂,顾名思义,就是滋养精血以种子,《傅青主女科》明言之:"治法必须大补肾水而平肝木,水旺则血旺,血旺则火消,便成水在火上之卦。"在四物汤去川芎的基础上加入山萸肉,山萸肉,《本草备要》指出:"辛温酸涩,补肾温肝（入二经气分）,固精秘气,强阴助阳,安五脏,通九窍。"其入四物汤,突出血中养精的要旨,重在酸敛固精,大补肝肾之阴以育精。

（2）阳中求阴法,亦火中补水法。如左归丸（饮）、滋阴奠基汤。

张景岳在《景岳全书·补略》中提出:"善补阴者,必于阳中求阴,则阴得阳升,而源泉不竭。"其代表方剂左归丸:"治真阴肾水不足,不能滋养营卫,渐至衰弱……或口燥舌干,或腰酸腿软,凡精髓内亏,津液枯涸等证,俱速宜壮水之主,以培左肾之元阴,而精血自充矣。"在大队滋补肾阴的药物中添加菟丝子、鹿角胶等补阳之品,阳中求阴,更加能够使得肾阴源泉不竭。滋阴奠基汤是我们临床常用的一个验方,主要药物有:当归、赤白芍、山药、干地黄、女贞子、丹皮、茯苓各 10g,炙鳖甲、紫河车各 9g,川断、菟丝子各 12g。是在归芍地黄汤基础上加入助阳之品,组方亦为阳中求阴,"治阴不忘阳",更是添加炙鳖甲、紫河车等血肉有情之品,补养真精。

（3）滋阴降火法,常用的有知柏地黄丸、大补阴丸。

丹溪常言:"阳常有余,阴常不足",借此提出"相火论",张景岳则认为"阳非有余"但"真阴不足"。因此,滋阴论是古代医家医论的一个重要内容,这也是千百年来六味地黄丸兴盛不衰的原因所在。"阳虚则外寒,阴虚则内热"，阴愈虚则火愈旺，因此，王太仆指出："壮水之主，以制阳光"，知柏地黄丸和大补阴丸是滋阴降火之代表方剂，为临床所常用。需要注意的是知母黄柏苦寒之品，中病即止，以防伤及脾胃，而加入龟板、炙鳖甲等滋阴潜阳之品，更能相宜，镇静降火，可谓"培其本、清其源"。

（4）健脾滋阴法，常用的有参苓白术散、资生健脾丸。

现代女性直接参与社会竞争，压力较大，往往夜寐较晚，饮食不节，阴虚脾弱者，不在少数。滋阴法作为经后期治疗的重要方法，对于阴虚脾弱者，往往难以奏效，因此，经后期需要健脾滋阴，在健脾运脾的基础上以达到滋阴的目的，脾运正常，则水谷精微便于输布全身，自然能起到濡养全身的作用，也是滋阴的一大法门。参苓白术散、资生健脾丸为我们临床上所常用，主要在于参苓白术散"补其虚，除其湿，行其滞，调其气""不寒不热，性味和平"，资生健脾丸从参苓白术散化裁而来，临床常常用于脾胃气虚，又兼有食积化热者疗效较佳。

3. 心肾（坎离）合治法，坎离交济法。常用的有坎离既济丹、坎离交济丹、坎离互根汤、交泰丸等。

心肾（坎离）合治法为运用药物，上下承接，交通心肾，使得心火下降，肾水上蒸，从而达到宁心敛精、肾阴滋长的功效。主要大法还是清上温下，交济互通，临床常用坎离既济丹、坎离交济丹、坎离互根汤、交泰丸等。常用药物为黄连、肉桂、远志、麦冬、五味子、炙龟板等。其中《韩氏医通》之交泰丸，运用黄连、肉桂两味，简明扼要地传达出医家的坎离交济的思想，心肾合治，治疗失眠、梦多、心慌心悸等，运用广泛。《本草新编》："黄连，入心与胞络，最泻火，亦能入肝，大约同引经之药，俱能入之，而入心尤专任也。宜少用而不宜多用，可治实热而不可治虚热也。盖虚火宜补，而实火宜泻，以黄连泻火者，正治也，以肉桂治火者，从治也，故黄连、肉桂寒热实相反，似乎不可并用，而实有并用而成功者，盖黄连入心，肉桂入肾也。凡人日夜之间，必心肾两交，而后水火始得既济，水火两分，而心肾不交矣。心不交于肾，则日不能寐，肾不交于心，则夜不能寐矣，黄连与肉桂同用，则心肾交于顷刻，又何梦之不安乎？"我们在经后期提倡心肾合治，根本思想还是宁心安神，心宁肾实，以便达到阴长达"重"的目的。

（二）肝脾的媒介作用

在有些情况下，要借肝脾的媒介作用，才能达到心肾的既济。我在著述中多次提到肝脾在心肾之间的媒介作用,这里体现在脾胃生化和肝胆母子作用两个方面。

(1)脾胃的生化作用。偏于脾升者,如归脾汤、半夏秫米汤等。

脾主升清,胃主降浊,脾胃的生化存在着升降的调节。我们常用归脾汤、半夏秫米汤借助脾胃的升降来达到心肾既济的目的。以归脾汤为例,脾主统血,心主血脉,补益脾胃,生化气血,以达到养心血、守神舍的作用。全方以健脾升清为主,心脾两顾,又有远志交通心肾,《古今名医方论》:"方中龙眼、枣仁、当归,所以补心也;参、芪、苓、术、草,所以补脾也。立斋加入远志,有以肾药之通乎心者补之,是两经兼肾合治矣。"并且进一步指出:"故脾阳苟不运,心肾必不交,彼黄婆者,若不为之煤合,则已不能摄肾气归心,而心阴何所赖以养,此取坎填离者,所以必归之脾也……"而半夏秫米汤则是通过调节脾胃,化痰祛湿,以斡旋中焦之力,清上焦之浊来达到安定心神的作用。

(2)肝胆的母子作用。如酸枣仁汤、逍遥散等。

肝为心之母,母虚则子不安,肝血亏耗,血不荣心,则心神失养。运用酸枣仁汤,养肝清热安神,以期达到心肾交合的目的。《景岳全书》引《秘传》:"治心肾水火不交,精血虚耗,痰饮内蓄,怔忡恍惚,夜卧不安。"喻昌亦主张:"可见虚劳虚烦,为心肾不交之病,肾水不上交心火,心火无制,故烦而不得眠,不独夏月为然矣。方用酸枣仁为君,而兼知母之滋肾为佐,茯苓、甘草调和其间,芎劳入血分而解心火之躁烦也。"

三、既济在经前期中的应用

(一)心肾坎离的调节

1. 心(坎)火的调节,基本上同经后期　但经前期以阳长阴消为主,阳长亦必须心静,亦即是在心火下降的前提下进行,但阳长有两个特点,一是阴中之阳,亦即是水中之火,因为阳长较阴长为快,基本上在一周左右即达到重的地步,所以水中之火为多,故清心法、养心法用之较多,清法中,我们所制的钩藤汤,亦即是用钩藤、白蒺藜、莲子心、合欢皮、黛灯心、茯苓神等;养法中我们所制的柏子仁养心汤,亦即是药用柏子仁、丹参、合欢皮、太子参、炙甘草、西洋参等品,最好加入珠粉或珍珠。只有这样,才能保证阳长的迅速而达重,此法以经前前半期应用为主。二是气中之阳,亦即是脾肾双补。一般在经前后半期使用,其心火的调节,主要在镇心法、舒心法的应用,镇心法,仍可用二齿安神汤、龙牡救逆汤,但脾肾阳气虚者,寒凉重镇之品,对脾阳虚不利,是以在心神安宁的药物选择上,也必须注意到这一点,龙齿龙骨既能安定心神,又对脾胃影响不大,琥珀甘平,亦是宁心安神要药,并有通淋化瘀作用,所以在经前后半期用此很为合适。舒心法者,除远志菖蒲饮外,根据临床实际经前后半期气郁者常多肝气郁阻,故一般尚需加入制香附、广郁金等品,以疏解之,但如心肝火旺者,仍当在补肾助阳或健脾补肾的基础上,加入清心肝安神魂的钩藤汤合治之,此亦是既济之道也。

2. 肾阳(坎)上济法 这里讲肾阳上济,其实意在肾阴充实的基础上达到阳气旺盛的目的,肾阴若不能充足,则无力托运阳气,无法发挥其应有的功能。然而,肾阳和心亦存在紧密的联系,心阳下降,有助肾阳温煦肾水,使之不过于寒的作用。《蜉溪医论选》指出:"心肾不交,毕竟是肾水下涸,心火上炎,由于阴虚者多,但亦偶有阳虚证……不独阴虚之证也。"因此,肾阳不足对于心肾亦有影响,肾阳气旺盛有助于心阳的正常温煦。

(1)血中养阳法,常用的有毓麟珠。

毓麟珠是《景岳全书》的一张验方,在八珍汤的基础上加入温补肾阳的药物,起到血中养阳的作用。毓麟珠为我们临床在经前期化裁使用的常用方,原方加入鹿角霜,我们有时将鹿角霜改为鹿角片、鹿角胶,进一步加强补益肾阳精血的作用。

(2)阴中求阳法,肾气丸、右归丸。

肾气丸、右归丸为经典补阳方剂,也体现了典型的阴中求阳的配伍理念,前已述及,肾阳必须在肾阴充实的基础上才能够发挥正常的作用。临床上,典型的阴虚患者,其经前期虽然可有火旺症状,看似阳气旺盛,但是其肾阳总量的不足依然是存在的,也是不能够帮助达到受孕的目的的,故其 BBT 高相有时依然不能够达到平稳的高度,即使达到相应高度也维持时间偏短。归根结底,还在于阴虚必然实质上导致阳弱,低水平的平衡而已。

(3)气中补阳法,真武汤、健脾汤、温胞饮。

我们认为,经间排卵期过后七日,血中之阳达到顶峰,七日过后,血中阳气开始衰退,但是为何体温能够维持高相,并呈现阳旺之象。此源于气中之阳旺盛,维持血中之阳的作用,与血中之阳不同,气中之阳能够出现明显气火偏旺的症状,故"经前以理气为先"。但是,通过我们临床观察,经前期以阳气不足为主要表现者亦不在少数,其经前期依然手脚冰凉,腰腹怕冷,怕风。我们适当采用气中补阳的方法来维持阳气作用,运用真武汤、健脾汤、温胞饮等分别从温补肾阳气、补脾益气等方面来达到扶助阳气的目的。

（4）助阳暖宫法,补肾助孕汤、艾附暖宫丸。

暖宫调经种子历来为医家所重视,直接着眼于子宫,祛宫中之寒,温下焦之经,以艾附暖宫丸为代表,以艾叶、附子、官桂等补肾助阳温经暖宫。另外我们临床上经前期常用经验方补肾助孕汤,来起到维持经前期阳长的作用,其在毓麟珠基础上进一步加入补肾助阳暖宫之品,如紫石英、紫河车、鹿角胶等,温养下焦,补益精血,温煦子宫。

3. **心肾合治法**　清心温肾汤、二仙汤等。

这里心肾合治是指上治心肝郁火,下治脾肾阳虚而言,清心温肾汤是我们临床治疗更年期脾肾阳虚证的一张验方,而这里在经前期提及主要是因为经前期有些患者心火偏旺而肾阳不足的情况亦不少见。现代女性,因为体质偏弱,缺少锻炼,脾胃虚弱者不在少数,脾肾阳虚者临床亦可见,但是往往随着工作压力的增大,焦虑紧张的心情导致心肝郁火偏旺的情况存在,上热下寒,故用清心温肾汤,寒热并用,补理兼施,以奏坎离交泰、心肾交济之功。清心温肾汤从二仙汤化裁而来,较之更注重心肾的交通。

（二）肝脾的媒介作用

1. 脾胃的升降枢纽作用

（1）偏于脾者,补中益气汤加味。前已述及,脾主升清,经前期以阳气旺盛、阳长达"重"为要,若脾气虚馁,清阳不升,势必导致阳气难以达到应有的水平。运用补中益气汤,以黄芪、白术甘温益气,柴胡、升麻提升清气,鼓动阳气的上升,可以帮助恢复阳气,使得经前期快速达到阳长。

（2）偏于胃者,清胃散、黄连理中汤,甚者三承气汤泻之。经前期阳长旺盛,心肝易于郁热,不少患者出现胃家有热的症状,可以表现为肺胃积热、肝气犯胃等证。治疗以清胃热为顺,方取清胃散、黄连理中汤,前者取其清泄阳明之功,后者取其温中寓清之用,其要药当为黄连,朱震亨:"黄连,去中焦湿热而泻心火",能兼清心胃之火。

2. 肝胆的疏泄作用　如黄连温胆汤、越鞠丸等。

夏桂成教授认为,肝主疏泄,协同心肾,能够共同调节子宫的藏泻,即我们提出的心-肾-子宫轴之说。在经前期,肝胆郁热、气火偏旺者不在少数,故古人提出"经前以理气为先"之说。张介宾《类经》曾指出:"情志之伤,虽五脏各有所属,然求其所由,则无不从心而发。""怒动于心则肝应。"我们运用黄连温胆汤、越鞠丸,意在调畅情志、疏解肝胆之气的基础上,促进心气的平复和静敛,从而促进心肾相交。